DOR CERVICAL
E NO BRAÇO

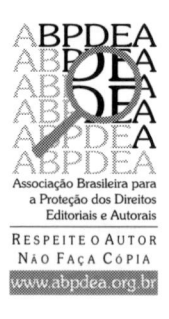

C134d   Cailliet, Rene
         Dor cervical e no braço / Rene Cailliet; trad. Jacques
     Vissoky – 3.ed. – Porto Alegre : Artmed, 2003.

         1. Fisioterapia – Reabilitação – Cervical – Dor. 2. Fisio-
     terapia – Reabilitação – Braço – Dor. I. Título.

                         CDU 615.82/.825.611.93
                              615.82/.825:611.97

Catalogação na publicação: Mônica Ballejo Canto – CRB 10/1023
                  ISBN 85-363-0103-1

DOR CERVICAL E NO BRAÇO

RENE CAILLIET
*Professor Emeritus and Chairman, Department
of Physical Medicine and Rehabilitation, University
of Southern California School of Medicine,
Los Angeles, California*

Tradução:
Jacques Vissoky
Ortopedista.

Consultoria, supervisão e revisão técnica desta edição:
Sérgio Zylbersztejn
Professor assistente da Disciplina de Ortopedia e Traumatologia da
Fundação Faculdade Federal de Ciências Médicas de Porto Alegre.
Mestre em Ortopedia e Traumatologia pela
Faculdade de Medicina da Universidade de São Paulo.
Especialista em Metodologia do Ensino Superior pela
Universidade Federal do Rio Grande do Sul.

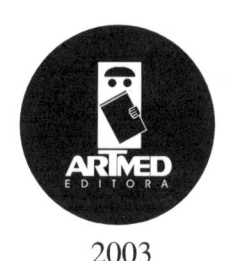

2003

Obra originalmente publicada sob o título
Neck and arm pain
© F.A. Davis Company, 1991
ISBN: 0-8036-1610-4

Capa: *Mário Röhnelt*

Preparação do original: *Ivaniza O. de Souza*

Leitura final: *Clóvis Victória Junior*

Supervisão editorial: *Cláudia Bittencourt*

Editoração eletrônica: *Formato Artes Gráficas*

Nota: A medicina é uma ciência em constante evolução. Conforme novas pesquisas e estudos clínicos ampliam nosso conhecimento, fazem-se necessárias mudanças no tratamento e na farmacoterapia. Os autores e o editor deste trabalho pesquisaram junto a fontes fidedignas, a fim de proporcionar informações completas e condizentes com os padrões aceitos na ocasião da publicação. No entanto, tais informações poderão ser suscetíveis a mudanças em função dos avanços na área. Recomenda-se ao leitor que se intere da bula e receituário dos medicamentos conforme instruções do fabricante atualmente em vigor. Essa recomendação é especialmente importante em relação aos fármacos novos ou raramente empregados.

Reservados todos os direitos de publicação, em língua portuguesa, à
ARTMED® EDITORA S.A.
Av. Jerônimo de Ornelas, 670 – Santana
90040-340 Porto Alegre RS
Fone (51) 3330-3444 Fax (51) 3330-2378

É proibida a duplicação ou reprodução deste volume, no todo ou em parte, sob quaisquer formas ou por quaisquer meios (eletrônico, mecânico, gravação, fotocópia, distribuição na Web e outros), sem permissão expressa da Editora.

SÃO PAULO
Av. Rebouças, 1073 – Jardins
05401-150 São Paulo SP
Fone (11) 3062-3757 Fax (11) 3062-2487

SAC 0800-703-3444

IMPRESSO NO BRASIL
PRINTED IN BRAZIL

PREFÁCIO À TERCEIRA EDIÇÃO

As queixas de dor cervical, ou de dor no braço originada da coluna cervical, constituem importante porção das queixas que confrontam o clínico, o fisioterapeuta e o terapeuta ocupacional, o técnico de seguros, o técnico em compensação trabalhista e o advogado.

Com o passar dos anos, esforços contínuos de pesquisa buscam confirmar as alterações patológicas que ocorrem nessas estruturas. Os tecidos implicados na produção de dor e prejuízo estão constantemente sendo mais bem identificados e compreendidos. Numerosas técnicas, tanto conservadoras quanto cirúrgicas, passam por aperfeiçoamento.

Os novos procedimentos diagnósticos, tais como tomografia computadorizada (TC), ressonância magnética (RM), eletromiografia com potenciais evocados e técnicas mais recentes de mielografia e termografia oferecem novos conceitos de patologia e procedimentos diagnósticos mais precoces e minuciosos. O paciente também se beneficia de medidas terapêuticas mais precisas e efetivas.

Os aspectos legais das lesões cervicais (pós-traumática, decorrente de acidente veicular ou ocasionada no trabalho) são mais bem documentados, e os resultados partilhados da melhor forma possível.

A anamnese e o exame físico do paciente permanecem como a base para o diagnóstico clínico apropriado. Aquele adágio que recomenda reproduzir a dor característica pela posição apropriada e pelo movimento em nenhuma situação é mais bem aplicado do que no tratamento da coluna cervical. A reprodução de sintoma preciso por movimento e/ou posição específica, aliada ao domínio do significado anatômico e de seu impacto nos tecidos nociceptores apropriados, garante um diagnóstico anatômico adequado.

Os conceitos de dor – aguda, recorrente ou crônica – evoluem rapidamente. Não é mais suficiente apenas determinar o tecido exato envolvido no processo doloroso. O mecanismo de lesão tecidual também deve ser determinado. O aspecto que leva à progressão de dor aguda para dor crônica, na fase aguda, assim como os fatores que levam à cronicidade, devem ser determinados e prevenidos, além de obtidos precocemente.

Por isso, esta edição foi *completamente reescrita*, não apenas modificada.

A seção de anatomia funcional foi revisada para ressaltar seu significado clínico, com divisão em segmentos cervicais superior e inferior, tornando claras as diferenciações diagnósticas e patológicas. A sintomatologia de cada segmento foi elucidada. Foram diferenciados os sintomas que decorrem de patologias do segmento superior, em comparação com aqueles dos segmentos mais inferiores.

As estruturas ligamentares receberam atenção completa e estão ilustradas com novos desenhos.

O suprimento neurológico à coluna cervical recebeu nova abordagem para explicar o significado de um exame completo e os sintomas obtidos em uma anamnese cuidadosa. Enfatizou-se também a revisão completa de um exame neurológico criterioso.

A neuralgia occipital (cefalalgia), ou cefaléia, mereceu consideração significativa. A relação do sistema nervoso simpático com o sistema nervoso parassimpático foi esclarecida. A diferenciação da sintomatologia, assim, ficou mais compreensível.

A ênfase na postura, relacionada com a patologia cervical e occipital sintomática, foi considerada digna de um capítulo completo.

Os novos conceitos de produção da dor, tanto periférica quanto centralmente, passaram por atualização com base na teoria dos nociceptores. Isso se torna mais significativo quando a dor é considerada crônica de etiologia cervical.

A *tensão* cervical, nesta discussão, eleva-se à categoria de entidade clínica compreensível e tratável. O controle do sistema nervoso autônomo, via sistema fusal, é introduzido como uma consideração nas patologias cervicais.

A lesão do chicote é amplamente documentada em relação à sua etiologia, mecanismo, irritação de nociceptores e tratamento significativo. A base para esse diagnóstico é justificada e explicada ao médico, ao terapeuta e ao sistema judiciário e de seguros.

O *trauma* na coluna cervical diferencia-se em (1) lesão em hiperextensão-hiperflexão, (2) postura e (3) tensão. A fisiopatologia é completamente discutida, permitindo que as abordagens terapêuticas sejam fisiológicas e efetivas.

Todas as modalidades de tratamento são discutidas e ilustradas. Um programa de tratamento completo, significativo e efetivo é delineado, justificado e ilustrado para o uso do diagnosticador, do terapeuta e do paciente. Várias novas ilustrações são oferecidas nesta edição, além da nova abordagem de como tratar.

O disco e seu lugar na sintomatologia cervical são amplamente discutidos e explicados. A discussão e a amplificação desse tópico deixa claro muito do que antes era considerado uma incógnita.

A *artrite* é discutida, dando sentido ao papel da degeneração e sua causa patológica de dor e incapacidade.

Também foram amplamente discutidas as enfermidades de partes moles extravertebrais, como a dor miofascial, entidades escalênicas e assim por diante.

Esta nova edição é atualizada com extensa bibliografia. Também está amplamente suprida com muitas novas ilustrações do estilo e da qualidade das edições anteriores.

PREFÁCIO DA SEGUNDA EDIÇÃO

Com o passar dos anos, desde a primeira edição do *Dor Cervical e no Braço*, houve numerosos acréscimos e mudanças nos procedimentos diagnósticos e nos conceitos de tratamento dessas síndromes. A segunda edição é apresentada como uma tentativa de atualizar esses novos conceitos.

A mielopatia cervical ficou fora da edição anterior, o que negligenciou uma consideração muito importante dos aspectos dolorosos e incapacitantes da doença da coluna cervical. A freqüência de espondilose, causando mielopatia ainda não-reconhecida, encorajou-me a acrescentar esse importante capítulo à segunda edição.

Numerosos conceitos de tratamento, tanto cirúrgicos quanto não-cirúrgicos, sempre se beneficiam de revisão cuidadosa. Muitas teorias de dor local e referida passam sempre por revisão clínica e em laboratórios de pesquisa; isso porque sua pertinência na aplicação precisa ser revisada para o profissional atarefado, que dispõe de pouco tempo para assimilar e tornar aplicáveis essas muitas faces de uma síndrome clínica comum.

Os aspectos médico-legais das condições dolorosas e incapacitantes exigem continuamente melhor avaliação médica e cuidados ao paciente. A população de pacientes mais esclarecida também espera aporte médico mais informado, bem como a explanação acerca de condições dolorosas e incapacitantes.

A seguinte afirmação, feita por um especialista legal em uma revista médica, resume adequadamente tais abordagens:

> O trauma cervical é uma dessas áreas de lesão física, tal como nas lesões da cabeça e das costas, que freqüentemente leva a queixas subjetivas extremamente difíceis para os tribunais, para os responsáveis trabalhistas, para os especialistas de seguradoras e para os advogados avaliarem apropriadamente. Importantes especialistas em neurocirurgia e ortopedia dizem-nos que ainda há muito a ser descoberto na patologia do trauma cervical, pois, com freqüência, eles não sabem

exatamente o que buscar em lesões dessa área; em razão disso, eles habitualmente não podem negar queixas subjetivas em vista da falta de informações precisas.*

Esta revisão é uma tentativa de ampliar este conhecimento. Baseia-se na idéia de que os especialistas se beneficiem. O mais importante, porém, é que os estudantes, os internos, os residentes de todas as especialidades e os profissionais de todos os campos da medicina adquiram uma base de conhecimento suficiente para avaliar e tratar o paciente que sofre de patologia na coluna cervical. Eis o propósito da segunda edição de *Dor Cervical e no Braço*.

---

* Allen, WS: Medical-legal aspects of cervical trauma. Clin Neurosurg 2:106-13, 1954.

Sumário

ILUSTRAÇÕES	13
INTRODUÇÃO	19

CAPÍTULO 1

ANATOMIA FUNCIONAL	21
Coluna vertebral normal	21
Coluna cervical	21
Unidades funcionais da coluna cervical	23
Referências bibliográficas	43

CAPÍTULO 2

OS NERVOS CERVICAIS	45
Nervo occipital maior	45
O sistema nervoso simpático	56
Referências bibliográficas	58

CAPÍTULO 3

POSTURA	61
Desenvolvimento cronológico da postura	61
Conceitos neurológicos de postura	63
Conceitos do desenvolvimento da postura	65
A sensação de postura adequada: conceito do desenvolvimento	65
Influências posturais adquiridas	66
Referências bibliográficas	67

CAPÍTULO 4
DOR NO PESCOÇO E NO BRAÇO: LOCAIS E MECANISMOS TECIDUAIS ... 69
    Referências bibliográficas 74

CAPÍTULO 5
MECANISMOS DE DOR NO PESCOÇO E A PARTIR DO PESCOÇO 77
    Trauma 77
    Trauma por tensão 80
    Trauma por postura 90
    Referências bibliográficas 96

CAPÍTULO 6
SUBLUXAÇÕES DA COLUNA CERVICAL:
A LESÃO DO CHICOTE 99
    Avaliação do trauma mecânico na coluna cervical 103
    A lesão do chicote: anamnese e exame físico 105
        Lesão aguda leve 109
        Lesão de hiperextensão aguda grave 120
        Lesões em hiperflexão 121
        Cefaléia pós-traumática 127
        Vertigem pós-traumática 131
        Lesão medular central aguda 131
    Referências bibliográficas 134

CAPÍTULO 7
DOENÇA DO DISCO CERVICAL
NA PRODUÇÃO DE DOR E INCAPACIDADE 137
    Dor radicular neurogênica 141
    Núcleo pulposo extruso 146
    Localização do nível radicular pelo exame clínico 146
        Resumo do nível radicular 153
    Tratamento do disco cervical herniado 155
        Tratamento não-cirúrgico do disco cervical herniado 157
    Referências bibliográficas 172

CAPÍTULO 8
ESPONDILOSE: DOENÇA DISCAL DEGENERATIVA 175
    Osteofitose 177
    Sintomatologia da espondilose cervical 178
    Radiculopatia a partir da espondilose 183
        Patologia nervo-raiz 186
    Diagnóstico e tratamento da espondilose sintomática 188
    Referências bibliográficas 190

CAPÍTULO 9
MIELOPATIA ESPONDILÓTICA CERVICAL (MEC) 193
Sintomas de MEC 198
Prognóstico 199
Exame 199
Confirmação laboratorial 200
Tratamento 201
Tratamento conservador 201
Referências bibliográficas 202

CAPÍTULO 10
DIAGNÓSTICO DIFERENCIAL DA DOR CERVICAL
NO BRAÇO E NA MÃO 205
Síndrome do escaleno anterior 208
    Tratamento de síndrome do desfiladeiro torácico (SDT) 211
Síndrome claviculocostal 215
Síndrome do peitoral menor 215
Síndrome escapulocostal 216
    Tratamento da síndrome escapulocostal 217
Síndromes de dor musculoesquelética crônica 218
    Síndrome de fibromialgia primária 218
    Síndrome da dor miofascial 221
    Síndrome de dor e disfunção temporomandibular 222
Dor no ombro por pericapsulite 222
Síndrome do túnel do carpo 225
Neurite do plexo braquial 226
Síndrome ombro-mão-dedo 227
Resumo 227
Referências bibliográficas 228

ÍNDICE 231

Ilustrações

1.1 Coluna estática, centro da gravidade 22
1.2 Alinhamento vertebral, vista ântero-posterior 23
1.3 Unidade funcional típica da coluna cervical 24
1.4 Curvas comparativas: cervical e lombar 25
1.5 Vértebra típica: vista superior 26
1.6 Ânulo fibroso 26
1.7 Disco intervertebral: ligamento anular 26
1.8 Mecanismo hidráulico do disco intervertebral 27
1.9 Elasticidade das fibras anulares nos movimentos vertebrais 28
1.10 Estrutura de uma fibra de colágeno 29
1.11 Movimentos compostos da coluna cervical 30
1.12 Rotação estrutural da vértebra C2 sobre C3 31
1.13 Flexão de uma típica unidade funcional 32
1.14 Deslizamento translatório na flexão cervical 32
1.15 Movimento de deslizamento na coluna em flexão 33
1.16 Fechamento foraminal durante a flexão 33
1.17 Alteração no comprimento do canal vertebral 34
1.18 Reação da dura na flexão e extensão do pescoço 35
1.19 Movimento atlantoccipital 35
1.20 Atlas: a primeira vértebra cervical 36
1.21 Áxis: a segunda vértebra cervical 37
1.22 Rotação do atlas 38
1.23 Rotação da vértebra C2 sobre C3 38
1.24 Ligamentos occipitoatlantoaxiais 38

1.25 Ligamento transverso 39
1.26 Ligamentos acessórios atlantoaxiais 40
1.27 Deslizamento translatório na flexão cervical 40
1.28 Ligamento nucal 40
1.29 Musculatura da cabeça e do pescoço 42
1.30 Locais de maior massa muscular na coluna cervical 42

2.1 Fibras componentes de um nervo cervical 46
2.2 Formação da raiz nervosa: seção transversal da medula espinal 46
2.3 Emergência do nervo occipital maior 47
2.4 Unidades funcionais cervicais superiores (occipitoatlantoaxial) 48
2.5 Emergência occipital do nervo occipital maior 48
2.6 Direção dos sulcos foraminais 49
2.7 Fronteiras anatômicas do forame intervertebral 50
2.8 Formação e localização das raízes nervosas cervicais 51
2.9 Localização da raiz nervosa em relação ao nível discal 51
2.10 Bainha da dura aracnóide da raiz nervosa 52
2.11 Seção transversa esquemática do conteúdo do forame intervertebral 53
2.12 Bainha nervosa perirradicular 54
2.13 Alteração no comprimento do canal vertebral 55
2.14 Relação da raiz nervosa dentro do forame 56
2.15 Sistema nervoso simpático 57
2.16 Via da artéria vertebral 58

3.1 Representação cômica da postura ereta 62
3.2 Desenvolvimento cronológico da lordose cervical 62
3.3 Conceito neurológico de postura 64
3.4 Efeito da gravidade na postura da cabeça para a frente 67

4.1 Locais nociceptores 70
4.2 Mecanismo postulado da dor discal 72
4.3 Produção de dor por estiramento miofascial-periosteal
    e por isquemia muscular 74

5.1 Vias dos sistemas fusal e de Golgi para a medula 82
5.2 Circuito de controle nervoso do sistema muscular 82
5.3 Coordenação do sistema fusal do comprimento muscular,
    das taxas de contração e de tensão 83
5.4 Controle do sistema nervoso central e do sistema fusal-Golgi 83
5.5 Interação autonômico-somática em nível medular 86
5.6 Ciclo da dor causando espasmo 87
5.7 Postura para a frente da cabeça 91

5.8 Peso da cabeça na postura da cabeça para a frente 92
5.9 Locais de maior formação de osteófitos 93
5.10 Seqüelas dolorosas da estratégia de rejuvenescimento da
 postura para a frente da cabeça 94
5.11 Postura errada ao sentar 95
5.12 Postura errada ao ficar de pé 95
5.13 Exercícios de hiperextensão prejudiciais à coluna cervical 96

6.1 Tecidos envolvidos no entorse em hiperflexão do pescoço 100
6.2 Lesão por hiperextensão-hiperflexão 101
6.3 Deformação da parte superior do corpo e do pescoço em colisão traseira.. 105
6.4 Fusos musculares 106
6.5 Reação muscular na lesão do chicote 108
6.6 Impacto traseiro com hiperextensão do pescoço 108
6.7 Colar cervical mole 110
6.8 Padrão para confecção de colar cervical 111
6.9 Registro de amplitude de movimento 112
6.10 Exercício de alongamento do pescoço 113
6.11 Alongamento de flexores do pescoço 113
6.12 Exercício de translação 114
6.13 Exercício de fortalecimento do pescoço (1) 114
6.14 Exercícios de fortalecimento do pescoço (2) 114
6.15 Postura ereta 115
6.16 Exercício de postura: agachamentos 116
6.17 Postura apropriada para sentar 116
6.18 Alongamento dos ombros 117
6.19 A pausa de um minuto: barra em pé 117
6.20 Amplitude de movimento da omoplata 118
6.21 A pausa de um minuto: alongamento de ombro 1 118
6.22 A pausa de um minuto: alongamento de ombro 2 119
6.23 A pausa de um minuto: alongamento de ombro 3 119
6.24 Lesão veicular por flexão 121
6.25 Mecanismo de lesão por hiperflexão do pescoço 122
6.26 Subluxação unilateral por rotação excessiva 122
6.27 Efeito da lesão por desaceleração 123
6.28 Teoria da compressão na lesão do chicote 124
6.29 Lesões de compressão mais torque 124
6.30 Locais de fraturas-luxações 125
6.31 O sistema fusal 126
6.32 Limites fasciais ao alongamento muscular 126
6.33 Pontos-gatilho e dor referida 128
6.34 Distribuição dermatômica dos nervos occipitais 128

6.35 Zonas referidas de níveis radiculares 129
6.36 Nervo occipital maior 129
6.37 Pontos-gatilho e dor referida 130
6.38 Suprimento vascular da medula cervical 133

7.1 Vistas laterais comparativas das unidades funcionais cervical e lombar 139
7.2 Curvas comparativas da coluna cervical e lombar 139
7.3 Corpos vertebrais das regiões cervical e lombar 139
7.4 Locais referidos de dor elucidadas por discografia intranuclear 141
7.5 Comparação do conteúdo discal lombar e cervical 142
7.6 Disco e núcleo intactos 143
7.7 Extrusão central do núcleo 144
7.8 Possíveis resultados da direção da hérnia discal 144
7.9 Movimento das raízes nervosas sobre seu ponto de inserção 148
7.10 Dermátomos das raízes nervosas cervicais de C5 a C8 148
7.11 Teste da compressão do pescoço para radiculite: teste de Spurling 149
7.12 Teste da tração manual e abdução do braço para radiculite cervical 150
7.13 Exame muscular do tríceps C7 151
7.14 Teste de rotação externa da raiz C5 151
7.15 Teste do reflexo braquiorradial 152
7.16 Teste do reflexo pronador 152
7.17 Tabela de nível radicular específico 153
7.18 Irritação da sexta raiz nervosa cervical 153
7.19 Irritação da sétima raiz nervosa cervical 154
7.20 Irritação da oitava raiz nervosa cervical 154
7.21 Colar cervical mole 159
7.22 Órtese cervical tipo SOMI 160
7.23 Tração cervical aplicada ao paciente supino 162
7.24 Ângulo de tração para a laçada da cabeça 163
7.25 Tração cervical no leito, tipo hospitalar 164
7.26 Tração cervical doméstica ineficaz 165
7.27 Tração cervical doméstica recomendada 165
7.28 Travesseiro cervical 166
7.29 Exercício para diminuir a lordose e postura
      para a frente da cabeça 166
7.30 Exercício de fortalecimento do pescoço 1 166
7.31 Exercícios de fortalecimento do pescoço 2 167
7.32 Exercício de postura: distração 167
7.33 Exercício de postura 168
7.34 Exercício de alongamento do pescoço 168
7.35 Postura da cabeça para a frente 169
7.36 Postura da cabeça para a frente e hiperlordose lombar 169
7.37 Boa postura, má postura 170

7.38	Postura sentada a evitar	170
7.39	Postura em pé a evitar	171
7.40	Postura ideal para sentar	171
8.1	Estágios evolutivos da degeneração discal	177
8.2	Mecanismo da espondilose	178
8.3	Degeneração discal com formação de espondilose	179
8.4	Nutrição e lubrificação normais da articulação posterior	179
8.5	Mecanismo das alterações osteoartríticas nas articulações facetárias	180
8.6	Variações da abertura foraminal	181
8.7	Locais de maior formação de osteófitos	182
8.8	Efeito da postura na coluna cervical	183
8.9	Fronteiras anatômicas do forame intervertebral	185
8.10	Nervo periférico (esquemático)	187
8.11	Diâmetro sagital do canal vertebral cervical	188
8.12	Tração cervical supina	189
9.1	Estenose do canal vertebral na flexão do pescoço	195
9.2	Estenose do canal vertebral na extensão do pescoço	195
9.3	Tratos sensitivo e motor da medula espinal	196
9.4	Suprimento arterial da medula espinal	197
9.5	Suprimento arterial medular	197
9.6	Largura do canal vertebral	200
9.7	Mensuração da subluxação	200
10.1	Plexo braquial (esquemático)	206
10.2	Espaço supraclavicular	207
10.3	Síndrome do músculo escaleno anterior	209
10.4	Efeito da gravidade sobre a coluna cervical	210
10.5	Efeito da postura sobre a coluna cervical	211
10.6	Postura com a cabeça para a frente	212
10.7	Exercício de distração para melhorar a postura	213
10.8	Exercício de distração para treinamento da postura	213
10.9	Exercícios de elevação escapular de pé	214
10.10	Exercício de elevação escapular	214
10.11	Síndrome claviculocostal e síndrome do peitoral menor	216
10.12	Síndrome escapulocostal	217
10.13	Pontos-gatilho e dor referida	222
10.14	Relação tecidual da articulação glenoumeral	223
10.15	Movimento glenoumeral	223
10.16	Ritmo escapuloumeral do movimento no ombro	224
10.17	Síndrome do túnel do carpo	226

Introdução

As condições incapacitantes dolorosas da coluna cervical – e mesmo a intervenção cirúrgica para a doença cervical – têm raízes na Antigüidade. As condições incapacitantes dolorosas da coluna cervical foram observadas e descritas em tempos antigos. O *Papiro*, escrito há 4.600 anos, é considerado o documento ortopédico original. Ele contém descrições de muitas condições ósseas da coluna cervical. O *Papiro* foi vendido a Edwin Smith em 1862 e traduzido por Breasted em 1930.

Dentre os tópicos listados no *Papiro*, estavam as luxações e entorses vertebrais. Essa dissertação realmente diferenciava as lesões medulares em níveis cervicais superior e inferior, com envolvimento radicular apropriado do nível cervical específico.

Na Antigüidade, Tutankamon descreveu possivelmente a primeira laminectomia cervical. Em 460 a.C., Hipócrates postulou a ocorrência de paralisia a partir de lesões vertebrais. Ele foi um dos criadores da tração cervical. A assertiva "nenhuma lesão da cabeça, mesmo branda, deve ser levada a sério" é atribuída a ele. Essa advertência também se aplicava às lesões da coluna cervical.

Bontecou, em 1187, reduziu fraturas por tração, supridas por fita adesiva colada à face do paciente. Crutchfield introduziu pinças para tração em 1923.

No século II d.C., Galeno, então o médico do imperador Marco Aurélio, incisou a medula cervical nos espaços interlaminares e notou as perdas sensitivas e motoras específicas e os níveis radiculares. Paulo de Aegina (625-690 d.C.), um médico grego, executou laminectomias cervicais para as lesões da medula espinal causadas por protrusões ósseas dentro do canal.

Mais tarde, Ambroise Paré (1559) reduziu luxações vertebrais com tração e removeu cirurgicamente osteófitos que causavam compressão da medula espinal. Fabricus

Hildanus (1646) reduziu fraturas/luxações com tração aplicada à coluna cervical via pinças aplicadas no pescoço.

A literatura médica apresenta um número crescente de artigos relacionados com a coluna cervical desde essas datas. O traumatismo da cabeça-pescoço, denominado lesão do chicote, foi batizado por Crowe em 1928. Essa condição foi atribuída a lesões de partes moles (ligamentos) como uma seqüela de hiperextensão do pescoço além dos limites fisiológicos do movimento cabeça-pescoço.

Essas condições ainda são pertinentes na sociedade de hoje. E algumas foram agravadas pelo acréscimo de veículos motores e equipamentos mecânicos ocupacionais. A ciência médica tem feito avanços no diagnóstico e no tratamento. Há muito ainda a aprender, mas é a avaliação inicial da condição que leva ao diagnóstico e a testes apropriados. Deve-se seguir o tratamento relevante, com base no conhecimento completo da anatomia funcional prejudicada. O local tecidual da produção da dor deve ser reconhecido.

Os procedimentos diagnósticos mais recentes suplementam a abordagem diagnóstica, mas nunca substituem a interpretação adequada e cuidadosa de uma história, a reprodução dos sintomas durante o exame ou a execução de exames ortopédico e neurológico completos.

Este texto objetiva resumir todas essas considerações, com o intuito de assegurar o manejo apropriado do paciente com dor no pescoço ou originada deste. A dor aguda deve ser remediada, a dor recorrente, prevenida, enquanto a dor crônica, evitada.

Capítulo 1

Anatomia funcional

COLUNA VERTEBRAL NORMAL

A coluna vertebral tem quatro curvas superpostas. As curvas são lordose ou cifose, dependendo se a convexidade for anterior ou posterior. A lordose é encontrada nos segmentos cervical e lombar em que a convexidade é anterior. A cifose é encontrada na coluna torácica e nas vértebras fusionadas do sacro, cuja convexidade é posterior.

Todas as quatro curvas são subservientes ao centro de gravidade (Figura 1.1). Uma linha de prumo, o centro da gravidade, passa do meato externo do ouvido, atravessa o processo odontóide do áxis (C2) e então atravessa os corpos de T1 e T12. O centro de gravidade passa então através do promontório sacral, segue levemente posterior ao centro da articulação do quadril, desce anterior ao centro da articulação do joelho, pela articulação calcaneocubóidea do pé, e passa levemente anterior aos maléolos laterais.

Verifica-se relação similar da coluna vertebral quando ela é vista de frente para trás. A linha de prumo do centro de gravidade desce a partir do centro do forame magno do crânio, passa junto aos processos espinhosos posteriores de cada vértebra e passa a ponta do sacrocóccix até um ponto a meio caminho entre os dois ossos naviculares dos pés (Figura 1.2).

COLUNA CERVICAL

Vista lateralmente de C1 a C7, a coluna cervical forma uma curva parcialmente simétrica, a lordose. Pode haver curva mais aguda no nível C5 a C7. Acima do atlas, C1, a cabeça no nível occipitocervical forma ângulo agudo para permitir que a cabeça esteja em um plano horizontal.

Quando vista no plano ântero-posterior, a coluna cervical pode inclinar levemente a cabeça para um lado. Isso ocorre em razão de as facetas do occipital, do atlas e do áxis serem levemente assimétricas.

Visto lateralmente, o alinhamento composto de todas as quatro curvas vertebrais mostra a postura ereta do indivíduo. O assunto postura será amplamente discutido no Capítulo 3.

A coluna cervical sustenta a cabeça, permitindo movimento e posicionamento precisos. Todos os centros nervosos vitais estão na cabeça, permitindo o controle da visão, do equilíbrio vestibular, da direção auditiva e dos nervos olfatórios; essencialmente, ela controla todas as funções neuromusculares conscientes. A cabeça, acima da coluna cervical, é sustentada na posição apropriada para permitir o movimento específico e alcançar as suas funções.

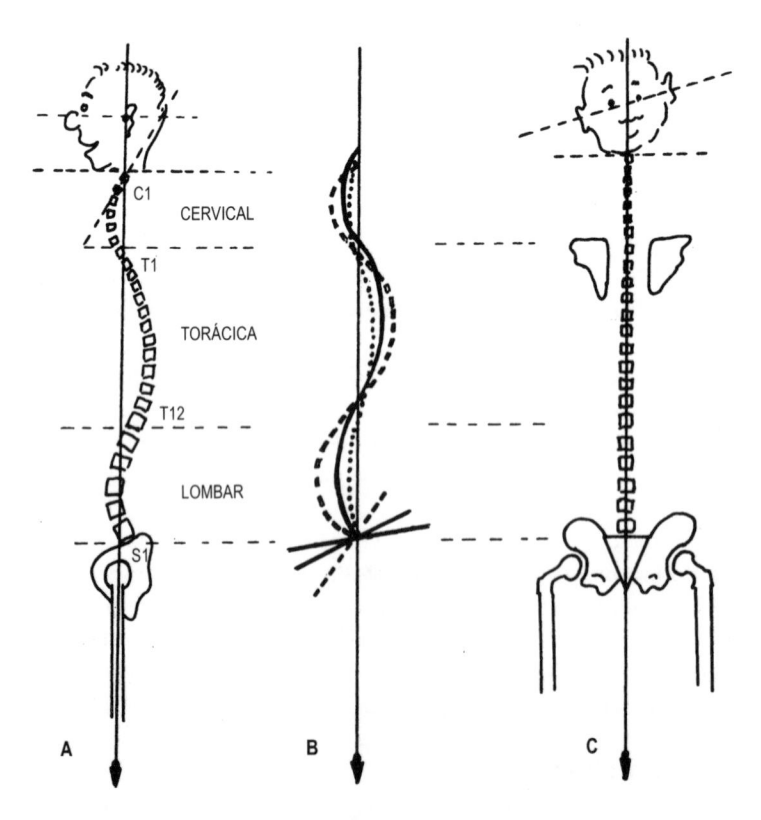

Figura 1.1 Postura ereta considerada na coluna estática (relação das curvas fisiológicas em uma linha de prumo). (A) Vista lateral da postura ereta, (B) mudança das curvas superpostas influenciada pela mudança do ângulo sacral, (C) vista ântero-posterior da linha de prumo com a cabeça levemente inclinada para o lado.

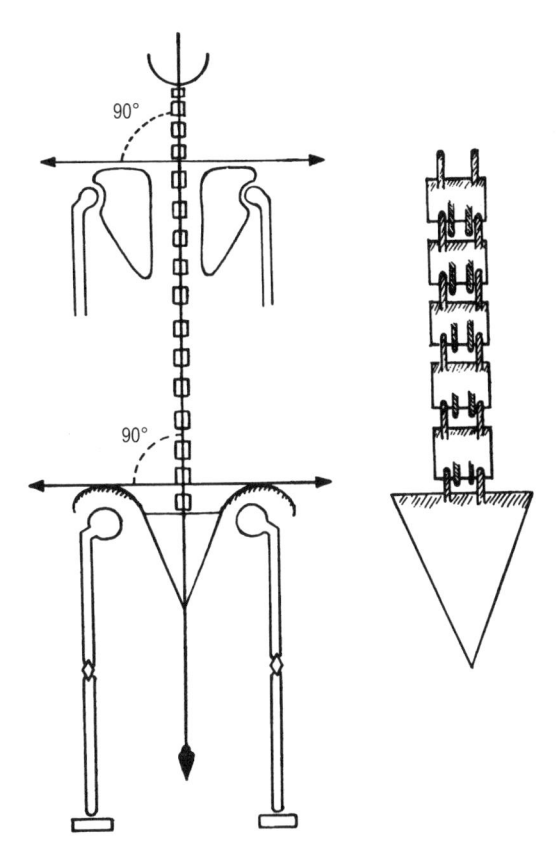

Figura 1.2 Alinhamento vertebral no aspecto ântero-posterior. Vista ântero-posterior da coluna humana ereta. Com ambas as pernas de igual comprimento, a coluna sustenta a pelve em um plano horizontal nivelado, e a coluna, a partir de um ângulo reto (90°), ascende em linha reta. As facetas mostradas no desenho aumentado na direita ilustram seu alinhamento paralelo e a simetria apropriada nessa posição ereta.

Unidades funcionais da coluna cervical

A coluna cervical é um agregado de *unidades funcionais* superpostas, cada uma compreendendo dois corpos vertebrais adjacentes. Abaixo da segunda vértebra, C2, o áxis, cada unidade tem vértebras adjacentes separadas por discos intervertebrais. A terceira, a quarta, a quinta e a sexta vértebras são similares e agrupam-se no que pode ser chamado de unidades funcionais *típicas*. As unidades vertebrais remanescentes são únicas.

Para ser avaliada funcionalmente, a coluna cervical divide-se em segmento cervical superior (acima de C3) e segmento cervical inferior (de C3 a C7). Cada um desses segmentos funciona diferentemente.

A unidade funcional da coluna cervical pode ser dividida em duas colunas: a coluna anterior, composta das vértebras, de seus ligamentos longitudinais e dos discos interpostos; e a coluna posterior, contendo o canal neural ósseo, os ligamentos posteriores, as articulações dos processos articulares (zigoapofisárias) e os músculos eretores da espinha (Holdsworth, White e Panjabi).

Anatomicamente, os forames intervertebrais estão localizados entre essas duas colunas sagitais. Conceitualmente, os músculos cervicais anteriores (flexores) não estão incluídos nessa designação, mas pertencem à coluna anterior.

Outro quadro postula que a coluna vertebral divide-se em três colunas (Louis). A anterior é composta das vértebras e dos discos, enquanto que a coluna posterior é dividida em lâminas, pedículos e processos espinhosos das vértebras; e a outra é composta das articulações dos processos articulares (facetárias).

O propósito dessa divisão é tornar claro o movimento fisiológico e discernir os desvios patológicos que resultam em dor e disfunção.

A coluna cervical desloca-se fisiologicamente em direções específicas, conforme ditado pelos planos das articulações, movendo-se pelas coordenadas do centro de gravidade (White e Panjabi). O movimento pode ser listado como flexão, extensão, flexão lateral e rotação. As forças de compressão vertical também devem ser equacionadas. Assim, cada segmento da coluna cervical tem movimentos fisiológicos possíveis e movimento restrito pelo desenho de sua estrutura intrínseca, especialmente nos planos articulares. Há também restrições impostas sobre o movimento articular, em direção e extensão, por fibras anulares, ligamentos, músculos e cápsulas articulares.

Vértebras cervicais: segmento cervical inferior. Cada vértebra cervical típica (C3 a C7) tem características específicas. A largura anterior é maior que a posterior. A largura do disco intervertebral é similar: ele é mais largo anteriormente que posteriormente (Figura 1.3). A diferença na largura é responsável, em parte, pela curva lordótica cervical (Figura 1.4).

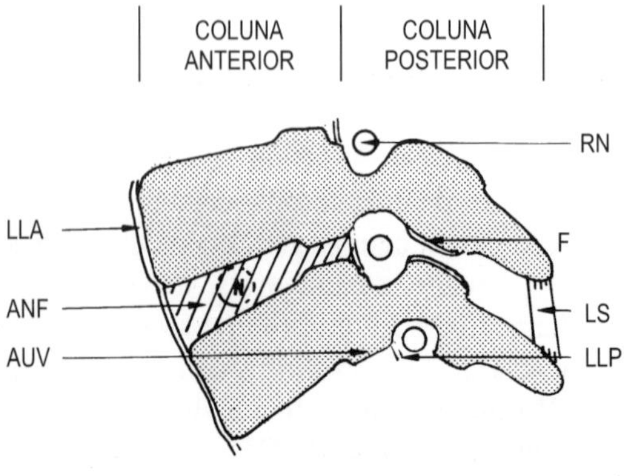

Figura 1.3 Vista lateral de uma unidade funcional da coluna cervical, de C3 a C7. A coluna é dividida em colunas anterior e posterior. As partes componentes são o LLA = ligamento longitudinal anterior; ANF = ânulo fibroso; AUV = articulação uncovertebral; RN = raiz nervosa; F = faceta; LS = ligamento supra-espinal; LLP = ligamento longitudinal posterior.

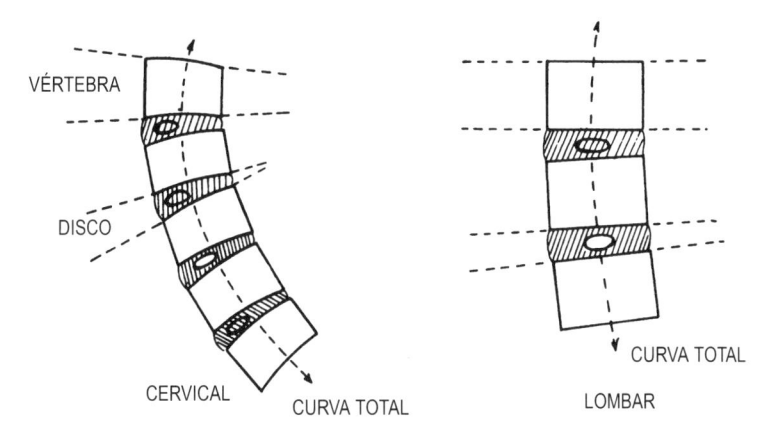

Figura 1.4 Curvas comparativas da coluna cervical e da lombar em relação aos formatos dos discos.

O corpo vertebral cervical é 50% mais largo transversalmente do que ânteroposteriormente. A superfície superior é côncava de um lado a outro, em parte por causa da presença dos processos uncinados (unco do corpo da vértebra). Esses processos são também chamados de *articulações de Luschka*. A superfície inferior do corpo vertebral é côncava no sentido ântero-posterior e convexa lateralmente (Figura 1.5). Os processos transversos estão localizados em ambos os lados dos corpos vertebrais. Eles são considerados costelas em desenvolvimento. Dentro de cada processo transverso, está um forame, pelo qual atravessam as artérias vertebrais (Figura 1.5). Os corpos transversos contêm incisuras por onde os nervos espinais atravessam; essas goteiras correm lateral e anteriormente.

Entre duas vértebras adjacentes, caudalmente a partir de C2, são encontrados discos intervertebrais. Esses discos, como foi notado, são mais largos anteriormente do que posteriormente. Cada disco é composto de um ânulo e de um núcleo (Figura 1.6). Cada disco apresenta uma estrutura interna, o núcleo pulposo, agora simplesmente chamado de núcleo. Ele é circundado por 12 lamelas de aproximadamente 1 mm de espessura. As lâminas são formadas por folhas de fibras de colágeno que se inserem nas placas vertebrais adjacentes e vão diagonalmente até as placas vertebrais opostas. As fibras anulares correm em angulações na periferia do disco, diferente daquelas no centro perto do núcleo (Figura 1.7). A fronteira entre a camada anular interna e o núcleo não é claramente definida e forma uma zona de transição (Hukins). As bordas superior e inferior do disco são as placas cartilaginosas das vértebras adjacentes. Cada disco tem aproximadamente 1 cm de espessura, ao passo que cada placa tem 1 mm de espessura. Cada lamela anular está firmemente presa aos corpos vertebrais e às suas placas terminais.

Os discos intervertebrais dispõem de suprimento vascular desde o nascimento até aproximadamente a segunda década de vida, quando os vasos sangüíneos obliteram-se por calcificação das placas vertebrais. Pela terceira década, o disco está avascular.

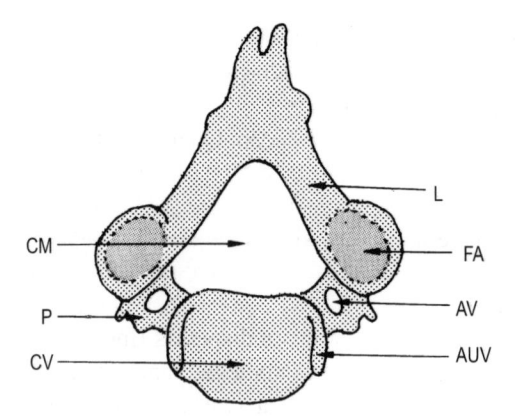

Figura 1.5 Quando vista de cima (vista superior), a vértebra cervical típica (de C3 a C7) é composta dos seguintes elementos: L = lâmina; FA = faceta articular; AV = artéria vertebral (forame); AUV = articulação unco do corpo da vértebra (Luschka); CM = canal medular; P = pedículo; CV = corpo vertebral.

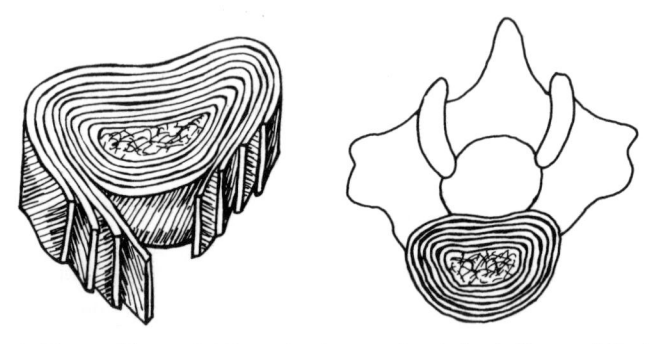

Figura 1.6 Ânulo fibroso. (Esquerda) Conceito de camadas do ânulo fibroso. (Direita) Fibras anulares circunferenciais ao redor da polpa do núcleo central (núcleo pulposo).

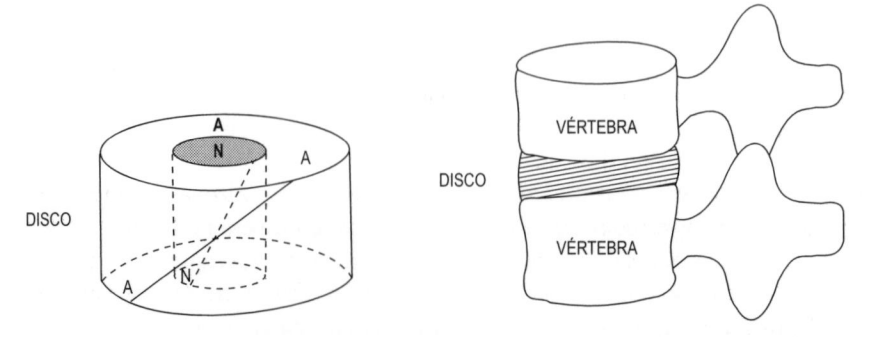

Figura 1.7 Fibra anular (à esquerda), uma análise esquemática do disco intervertebral dentro da unidade funcional (à direita). A = ânulo; e N = núcleo. Há o mesmo número de fibras de colágeno no folheto externo (A ↔ A) e no folheto interno (N ↔ N). A diferença está na sua angulação e no seu comprimento.

Com o aparecimento da avascularidade, a nutrição do disco dá-se por difusão dos dialisados por meio das placas e da inibição dos gradientes osmóticos dos íons dissolvidos dentro da substância do disco.

Há também um fator mecânico à inibição. Quando o disco se comprime, exprime fluido; no momento em que este último é liberado, embebe-se. Essa compressão-relaxamento alternada permite ao disco embeber-se tal como uma esponja. A elasticidade das fibras anulares e a compressibilidade do núcleo permitem essa ação de embebição mecânica.

O núcleo é um gel altamente hidratado (80% de água) de proteoglicanos, contendo algumas fibras de colágeno finamente dispersas (menos que 5%). Esse gel de proteoglicanos contém muitos grupos sulfato negativamente carregados que atraem e ligam-se à água e previnem a difusão externa. O núcleo é completamente contido em um tubo anular que mantém sua pressão intrínseca (Figura 1.8).

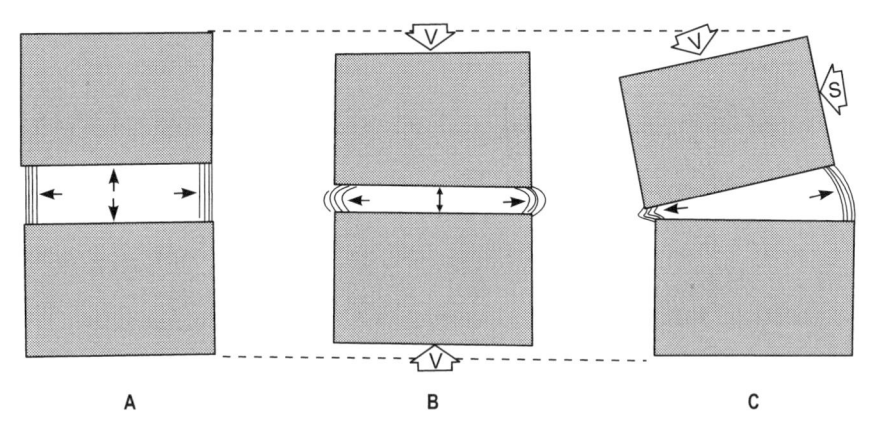

Figura 1.8 Mecanismo hidráulico do disco intervertebral. (A) Disco normal em repouso. A pressão interna está equalizada em todas as direções; fibras anulares retesadas, vértebras descomprimidas. (B) Disco comprimido a partir de forças externas ou tensão muscular; o núcleo deforma, e as fibras anulares protruem. (C) Flexão da unidade funcional. O disco é comprimido no lado côncavo e separado no lado convexo. As fibras anulares se alongam para permitir esse movimento. A vértebra superior cisalha levemente em flexão (seta S).

O núcleo hidratado autocontido conforma-se às leis dos fluidos sob pressão. O gel não pode ser comprimido; porém, pode ser meramente reformado, desde que o continente seja elástico. Qualquer pressão externa aplicada a um líquido em qualquer ponto é transmitida igualmente em todas as direções (no ânulo, nesse caso), de acordo com a lei de Pascal (1623-1662).

O ânulo é composto de folhas de fibras colágenas paralelas. A direção oblíqua das fibras de colágeno, formando as camadas externas, corre na direção oposta à das fibras de colágeno, da próxima camada interna. Cada camada (folha) direciona-se alternadamente em relação às fibras de colágeno nas folhas. As fibras de colágeno estão circundadas, essencialmente contidas, dentro das camadas de gel hidratado de proteoglicanos, que lubrificam e sustentam nutritivamente as fibrilas de colágeno.

A maneira como as fibras anulares prendem-se às placas e à interface com cada camada permite o movimento das vértebras adjacentes dentro de uma unidade funcional, possibilitando flexão, extensão e um leve grau de rotação (Figura 1.9).

Cada fibra de colágeno é uma cadeia trielicoidal de numerosos aminoácidos. Cada aminoácido é conectado a seu ácido componente adjacente, formando uma fibra em forma de mola. Essa fibra permite o alongamento; desde que permita somente o alongamento da fibra espiralada, tem sua extensibilidade limitada (Figura 1.10).

O movimento do pescoço, resultado do movimento de cada unidade funcional cervical, está restrito pela elasticidade limitada das fibras anulares de cada ânulo intervertebral. A mobilidade da unidade funcional é limitada também pela presença dos ligamentos longitudinais, que se prendem a partir do crânio para cada vértebra e para baixo até o sacro. O ligamento longitudinal anterior está firmemente aderido a cada vértebra e o ligamento longitudinal posterior está aderido mais espaçadamente. Esses ligamentos longos são essencialmente as camadas externas de cada ânulo do disco intervertebral.

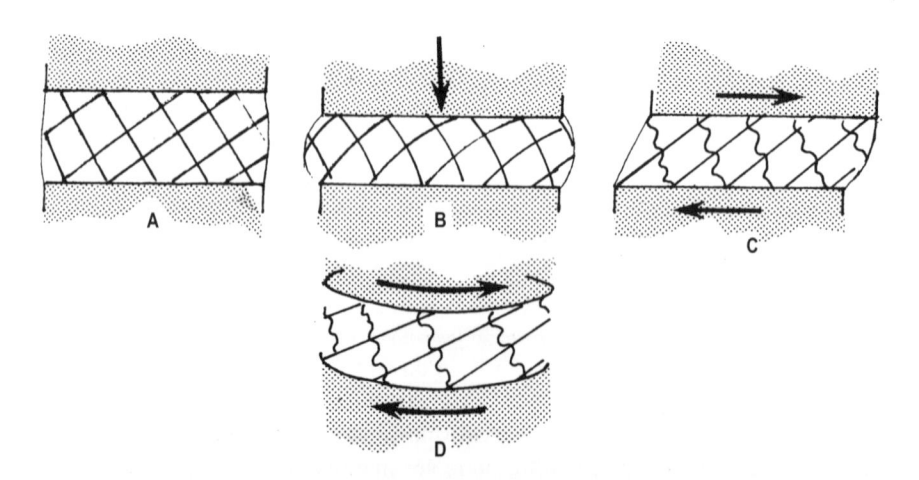

Figura 1.9 Elasticidade das fibras anulares nos movimentos vertebrais. (A) Sem movimento e com as vértebras separadas, todas as camadas das fibras anulares estão retesadas. (B) Com compressão externa, o disco protrui, mas as fibras permanecem retesadas, embora curvadas. (C) Com cisalhamento transicional, as fibras na direção do cisalhamento ficam estiradas, e as fibras opostas a ele permanecem relaxadas. (D) Com rotação, as fibras na direção da rotação se tornam alongadas, e as outras camadas de fibras afrouxam. Todas as fibras anulares se alongam em sua respectiva elasticidade.

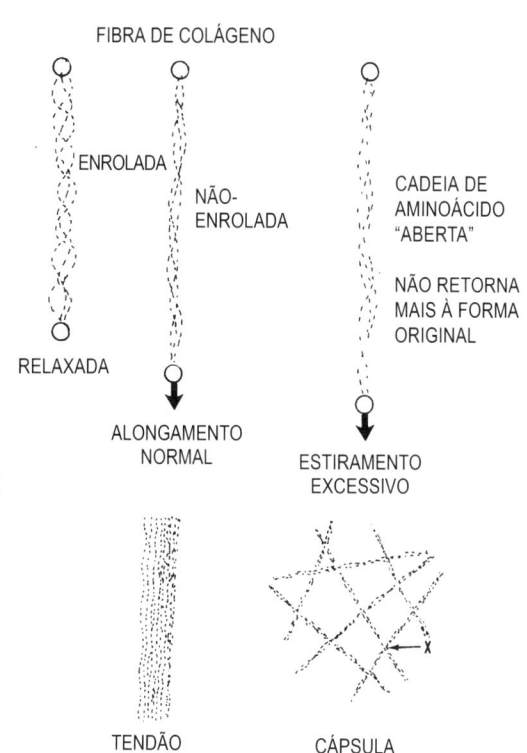

Figura 1.10 Fibra de colágeno. Cada fibra de colágeno é uma cadeia trielicoidal de aminoácidos quimicamente (eletricamente) ligados entre si. As fibras se desenrolam no seu comprimento fisiológico, então se enrolam novamente quando a força de alongamento é liberada. Se a fibra de colágeno for alongada além de seu comprimento fisiológico, as cadeias de aminoácidos são rompidas, e a fibra não mais retorna ao comprimento em repouso. Um tendão consiste de bandas paralelas de fibras de colágeno. Na cápsula, as fibras de colágeno cruzam e deslizam entre si na sua interseção (X). A cápsula aqui mostrada alonga-se tanto quanto cada fibra de colágeno permitir.

Os ligamentos são compostos de camadas paralelas de fibras de colágeno com pouca matriz de proteoglicanos. As fibras de colágeno desses ligamentos são menos tortuosas e, por sua inserção paralela, têm menos potencial de alongamento.

A flexão está limitada pelo ligamento longitudinal posterior, pelos ligamentos intervertebrais posteriores que se prendem nos processos transversos e na espinha ilíaca póstero-superior e também pela elasticidade restrita da fáscia da musculatura extensora.

A extensão excessiva das unidades funcionais é limitada pelo contato direto das lâminas, das facetas e do processo espinhoso da vértebra.

A função primária da coluna cervical é sustentar a cabeça e permitir o movimento em todas as direções necessárias para suas funções neurofisiológicas. Estruturalmente, a coluna cervical é bem construída para executar todas essas funções.

Todos os movimentos da coluna cervical formam um composto de movimento segmentar primário (Figura 1.11). Está bem-documentado que o movimento em apenas um plano não é possível, mas sim a combinação de movimentos em várias direções. Por exemplo, a flexão e a extensão também têm deslizamento, movimento lateral e incluem rotação.

Dentro do segmento cervical superior, é possível maior movimento no segmento occipitoatlantoaxial. O movimento total do pescoço, contudo, demanda participação de *todos* os segmentos cervicais. Cada articulação emprega o movimento total permitido pela configuração articular, pela elasticidade dos ligamentos, dos músculos e das fibras anulares. Dessa forma, o movimento passivo é garantido. O movimento fisiológico ativo implica que esteja intacta, ou pelo menos adequada, a ação muscular, indicando inervação suficiente, com bom controle do sistema nervoso central.

Qualquer desses tecidos restritivos fisiológicos pode ser alterado com a perda de um segmento; a amplitude total de movimento também pode ser afetada por lesão estrutural ou a partir da intrusão de dor pelo movimento.

Suas significativas diferenças estruturais encorajam a dividir a coluna cervical em dois segmentos: o *superior* e o *inferior*. Há também uma base racional para diferenciar a coluna cervical *estática* e a coluna cervical *cinética*.

O maior número de unidades funcionais cervicais está contido no segmento inferior. É a partir desses segmentos que as raízes nervosas emergem para suprir as extremidades superiores.

O segmento cervical inferior começa na borda inferior do áxis (C2), onde essa vértebra articula-se com a vértebra C3. A flexão de C2 sobre C3 ocorre entre as facetas articulares do corpo de C2 e as facetas superiores de C3. Esse movimento desenvolve-se como movimento de deslizamento ou de balanço.

A rotação da segunda vértebra cervical (C2) sobre a terceira (C3) está mecanicamente limitada pelas estruturas das vértebras adjacentes e pelas restrições das fibras anulares discais e dos ligamentos intervertebrais. A ponta anterior do processo articular superior da terceira vértebra cervical (C3) colide com o processo lateral da segunda vértebra (C2) (Figura 1.12).

A partir da terceira vértebra cervical para baixo, a coluna cervical compreende unidades funcionais contíguas de desenho estrutural similar.

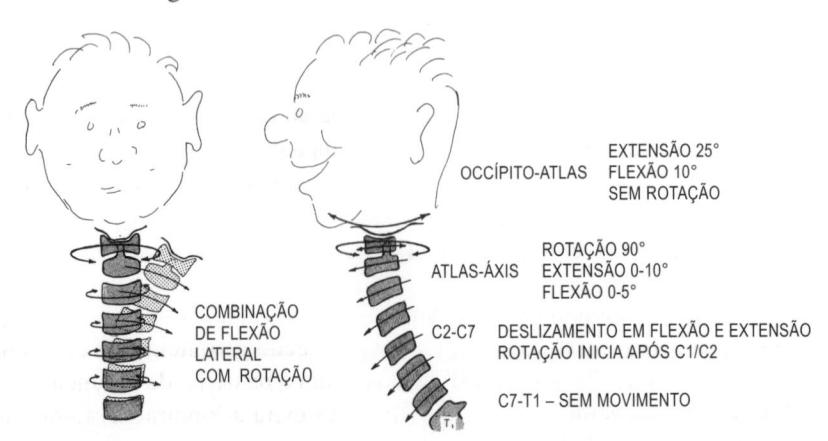

Figura 1.11 Movimentos compostos da coluna cervical.

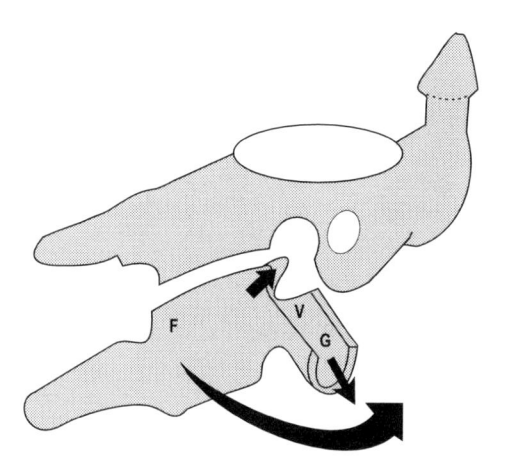

Figura 1.12 Rotação de C2 sobre C3 é limitada pelo bloqueio mecânico das estruturas articulares. A ponta anterior do processo articular superior de C3 colide com a margem lateral do forame da artéria vertebral (V). A raiz nervosa de C3 emerge pela goteira (G).

O movimento nesse segmento inclui flexão, extensão, flexão lateral, rotação e a mobilidade composta desses movimentos primários. Como foi dito, poucos movimentos ocorrem somente em um plano; a maior parte é composta. Há confirmações a respeito da idéia de que em uma longa estrutura tubular elástica não pode haver flexão lateral sem a rotação correspondente. O oposto também é verdadeiro, ou seja, não pode haver rotação de uma estrutura tubular flexível sem algum movimento lateral (Lovett).

O movimento de uma unidade estrutural em qualquer direção causa alguma distorção do disco intervertebral. Tal distorção gera algum alongamento das fibras anulares quando a totalidade do disco se deforma, seja em flexão, em extensão, em movimento lateral ou em rotação.

Na flexão, o espaço discal anterior sofre compressão com separação simultânea dos elementos posteriores. Na flexão também ocorre movimento de deslizamento para frente da vértebra superior sobre a vértebra inferior contígua (Figura 1.13).

O disco intervertebral dentro da coluna anterior comprime-se anteriormente e alarga-se posteriormente. Essa flexão é acompanhada por algum cisalhamento anterior. Junto com a flexão e com o cisalhamento do disco, há separação e um pequeno movimento de cisalhamento das estruturas da coluna posterior.

O alongamento excessivo das fibras anulares posteriores do disco em flexão também está limitado pelo ligamento longitudinal posterior. O alinhamento das fibras de colágeno dentro dos ligamentos longos já foi discutido. O alinhamento e o arranjo dos folhetos anulares das fibras de colágeno permitem essa flexão nos limites fisiológicos e, quando são alcançados, invocam a restrição do ligamento longo. Essa limitação do alongamento das fibras anulares evita a ruptura das fibras anulares de colágeno não-espiralado.

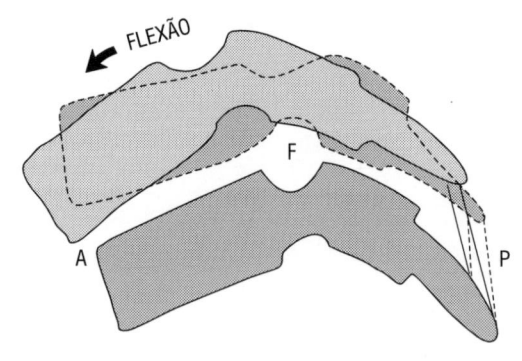

Figura 1.13 Flexão de uma típica unidade funcional no segmento cervical inferior (de C3 a C7) encontra o deslizamento superior sobre a vértebra inferior. O espaço discal anterior (A) estreita, e os elementos posteriores (P) se separam. O forame intervertebral (F) abre no movimento de flexão da coluna cervical.

A flexão excessiva, além dos limites fisiológicos, é também resistida pelos ligamentos interespinal e supra-espinal posterior, bem como pela elasticidade da fáscia do músculo eretor da espinha.

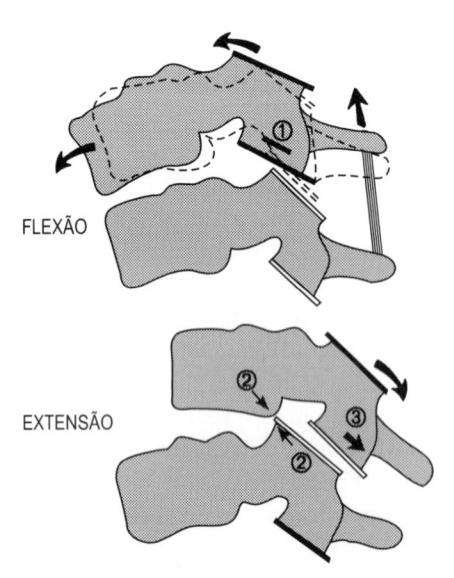

Figura 1.14 Deslizamento translatório na flexão cervical. A faceta superior desliza para a frente (1), e a faceta essencialmente vertical eleva o elemento posterior até que o ligamento interespinal pare o movimento. Em extensão, a faceta superior desliza posteriormente (3) até que a faceta inferior colida com a vértebra (2) e pare a extensão.

Na extensão da coluna cervical (algumas vezes chamada de flexão posterior), o aspecto posterior do disco é comprimido, e a porção anterior se alonga. Esse movimento é novamente limitado pelos ligamentos longitudinais anteriores e pela elasticidade das fibras anulares.

Na extensão, as articulações dos processos articulares (facetárias) posteriores deslizam posteriormente na direção sagital para baixo. O grau de extensão é limitado (Figura 1.14) pela aproximação gradual das superfícies das facetas e, ainda, pela elasticidade das cápsulas articulares.

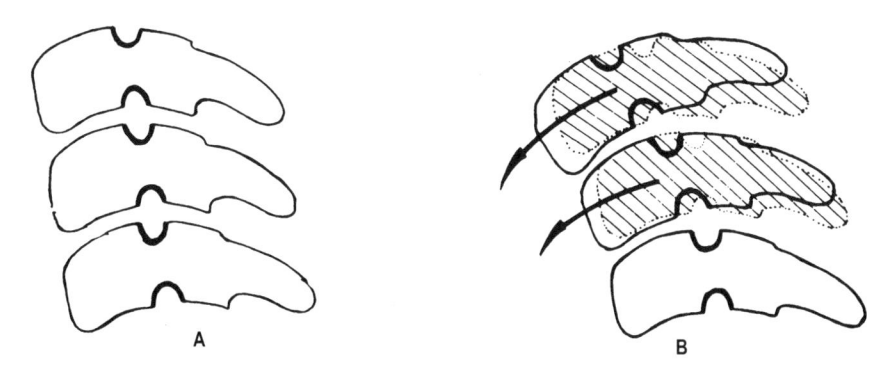

Figura 1.15 Movimento de deslizamento na coluna em flexão, de C3 a C7. (A) Posição neutra. (B) Flexão com deslizamento para a frente, compressão anterior do disco e alargamento do espaço posterior.

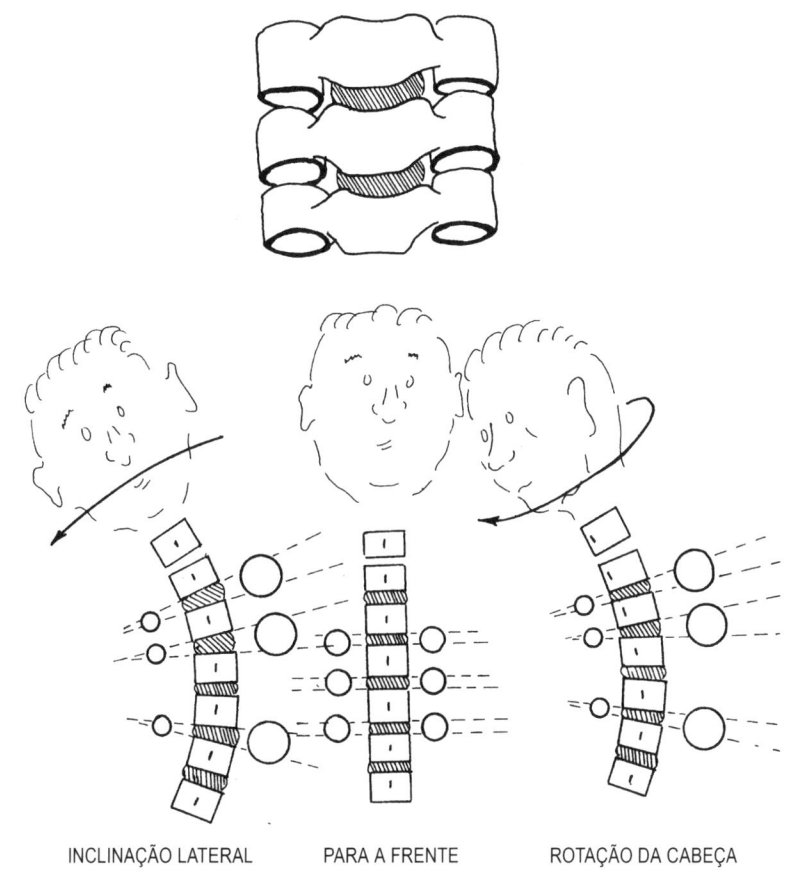

INCLINAÇÃO LATERAL   PARA A FRENTE   ROTAÇÃO DA CABEÇA

Figura 1.16 Fechamento foraminal durante a flexão lateral e a rotação da cabeça. Os forames se fecham no lado para o qual a cabeça roda ou se inclina lateralmente e abrem no lado oposto.

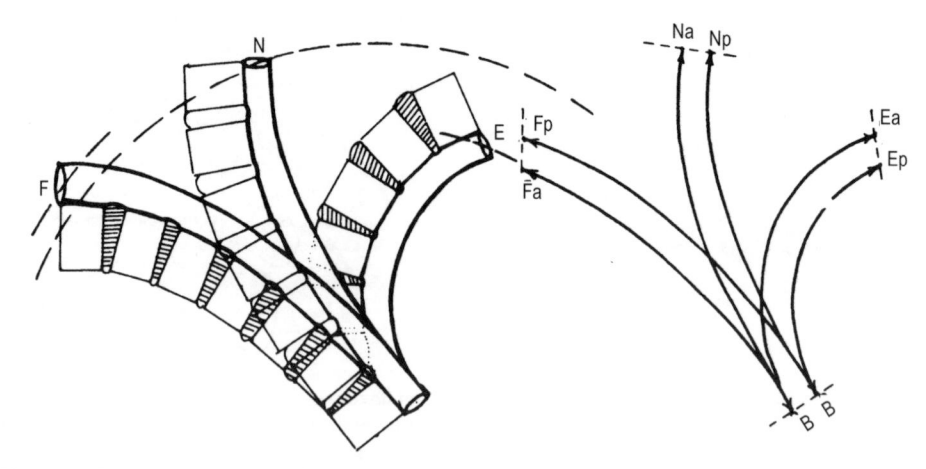

Figura 1.17 Alteração no comprimento do canal vertebral. Comprimento do canal vertebral neutro (N) comparado com a flexão (F) e com a extensão (E). Na flexão, o canal é maior, e a parede anterior (Fa–B) é mais curta que a parede posterior (Fp–B). Na extensão, o comprimento total do canal é menor, com a parede anterior (Ea–B) mais longa que a posterior (Ep–B). Na posição neutra, ambas as paredes do canal (Na–B e Np–B) são iguais.

Abertura foraminal. Na flexão cervical, as lâminas se separam, e os forames intervertebrais se *abrem*. Os pedículos se separam quando as facetas superiores deslizam para frente e para cima (Figura 1.15). Similarmente, com a extensão do pescoço, os forames *fecham* (estreitam). Na flexão lateral (obviamente com alguma rotação naquele lado), os forames fecham no lado em direção à flexão e abrem no lado oposto ao qual o pescoço flexiona (Figura 1.16).

O canal vertebral cervical tem comprimento específico na posição neutra, o qual é determinado pela estrutura genética, pela largura das vértebras, pela largura dos discos intervertebrais e pela curvatura fisiológica de cada indivíduo. Quando o pescoço flexiona-se para a frente, o canal se alonga. Similarmente, quando o pescoço se estende (flexão posterior), o comprimento do canal encurta (Figura 1.17).

A medula espinal contida dentro do canal deve, por conseguinte, alongar na flexão e encurtar na extensão cervical. Essa alteração no comprimento da medula é possível em virtude da sua *plasticidade*. A bainha da dura aracnóide da medula e as bainhas nervosas não têm essa plasticidade, mas *elasticidade*, em virtude de serem plicadas (Figura 1.18).

A relação entre as raízes nervosas e a sua bainha da dura aracnóide dentro dos forames intervertebrais será discutida em detalhes no Capítulo 2: Os nervos cervicais.

Vértebras cervicais: segmento cervical superior. Há essencialmente cinco articulações no segmento cervical superior: as articulações occipitoatlantoaxiais. Há duas articulações formadas pelas massas laterais opostas do atlas com o occipital e duas articulações entre as massas laterais do áxis. A quinta articulação situa-se entre a superfície posterior do arco do atlas e a superfície anterior do processo odontóide e do ligamento transverso do atlas.

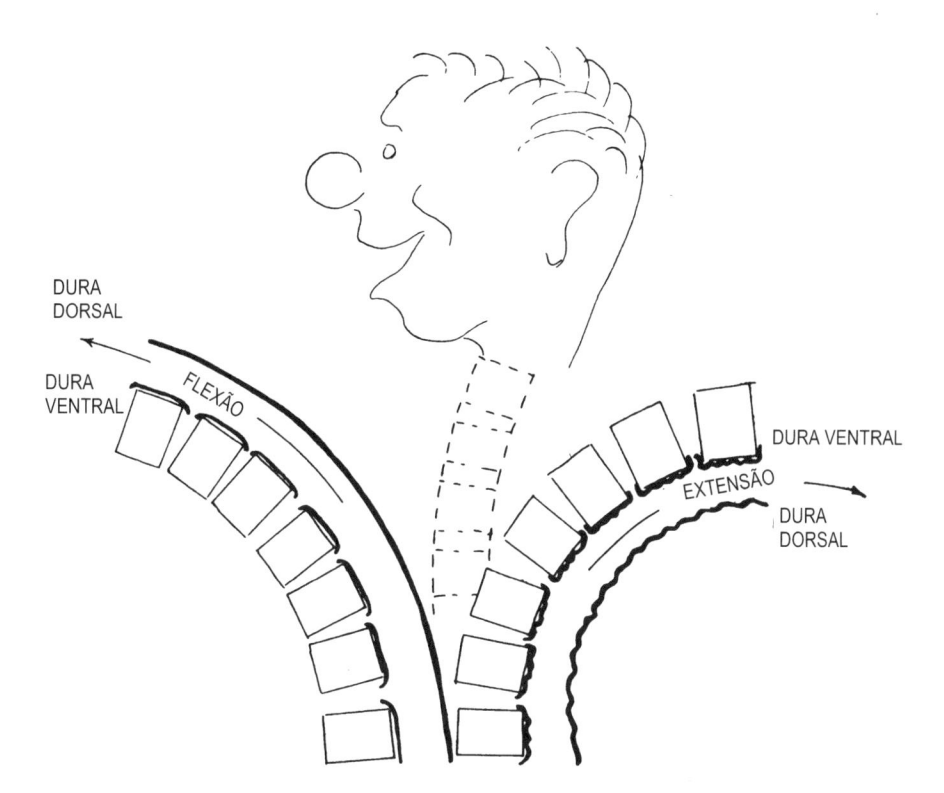

Figura 1.18 Reação da dura na flexão e na extensão do pescoço. A dura se torna retesada em tensão fisiológica durante a flexão "passada". Em extensão, a dura dobra ou plissa e aparentemente encurta (ver texto). Está provado o pressuposto que a medula *ascende* no canal durante a flexão e *descende* durante a extensão (carregando consigo as raízes nervosas).

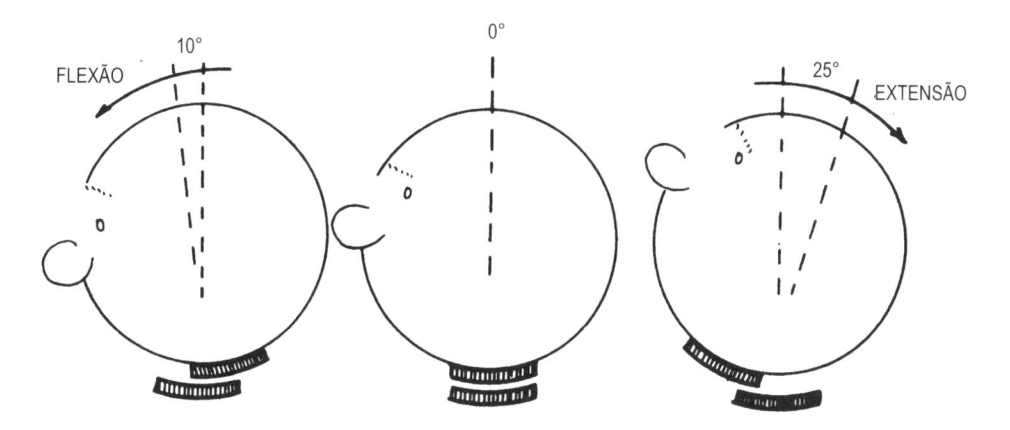

Figura 1.19 Movimento atlantoccipital. Deslizamento em flexão-extensão do occipital sobre o atlas em movimento de assentir. Não é possível nenhuma rotação ou flexão lateral.

Articulação atlantoccipital. O occipital articula-se com o atlas pelos côndilos inferiores do crânio, convexos, movendo-se sobre as duas faces côncavas superiores dos corpos laterais do atlas (C1).

O movimento nessa articulação é de flexão-extensão no plano sagital. Esse é essencialmente o movimento usado ao se balançar a cabeça afirmando *sim* (Figura 1.19). A flexão ocorre em amplitude de 10° com uma extensão de 25°, em um total de 35°. Por causa da configuração dos côndilos, não ocorre *nenhuma* flexão lateral ou rotação significativa.

Atlas: a primeira vértebra cervical (C1). A primeira vértebra cervical, denominada *atlas*, não possui corpo vertebral típico. No local de um corpo central, ela contém duas massas laterais, conectadas por um arco anterior e por um posterior (Figura 1.20). Conforme já referido, a superfície superior do corpo lateral do atlas é côncava e articula-se com os côndilos do occipital.

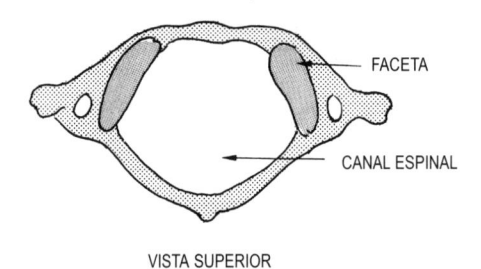

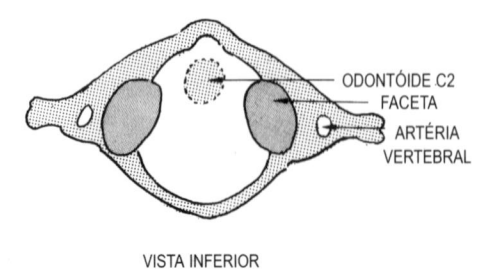

Figura 1.20 O atlas (C1) é visto por cima e por baixo. As facetas superiores articulam-se com os côndilos do occipital, e as facetas inferiores articulam-se com as facetas superiores do áxis (C2). O odontóide (dente) de C2 articula-se com uma pequena faceta na área central do arco anterior.

As superfícies inferiores dos corpos laterais do atlas se articulam com as facetas superiores dos corpos laterais do áxis. As superfícies das massas laterais das articulações atlantoaxiais inclinam-se lateralmente e para baixo, permitindo a flexão e a extensão no plano sagital, além da restrição do movimento lateral ou rotatório.

As superfícies inferiores do atlas são côncavas em relação à convexidade das superfícies superiores do áxis. Isso permite a rotação no plano sagital, bem como a rotação axial sobre o eixo do odontóide.

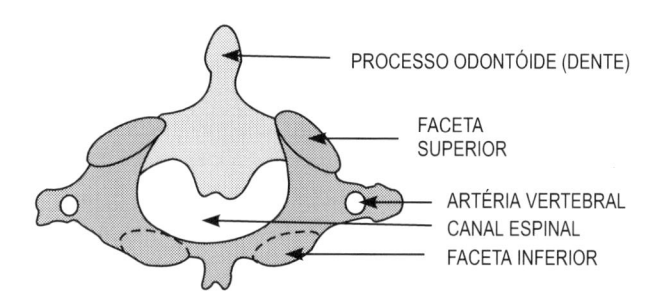

Figura 1.21 O áxis (C2) é a segunda vértebra. As facetas superiores articulam-se como sinartrose com as facetas inferiores do atlas (C1). As facetas inferiores articulam-se com as facetas superiores da terceira vértebra (C3). O processo odontóide (dente) ascende dentro do canal vertebral do atlas. Ele é mantido firmemente pelos ligamentos transversos.

Não há discos intervertebrais entre as unidades funcionais cervicais superiores. Essas articulações são sinartroses com cápsulas de colágeno fibroso.

Na superfície posterior do arco anterior do atlas, há uma pequena faceta que se articula com o processo odontóide (dente).

Áxis: a segunda vértebra cervical (C2). O áxis (Figura 1.21) também não tem um corpo vertebral central como a vértebra típica. Tal vértebra tem duas massas laterais que contêm superfícies facetárias superior e inferior. Essas massas laterais são conectadas por um arco anterior e por um posterior. O arco anterior é espessado centralmente, formando um corpo a partir do qual se projeta superiormente o processo odontóide. O corpo central descende para formar uma articulação com o corpo central da vértebra C3.

As massas laterais articulam-se superiormente com os corpos laterais do atlas. As superfícies inferiores articulam-se com a vértebra C3. Há ligamentos interespinais que conectam e limitam o movimento entre essas vértebras.

Um ligamento importante é o transverso do atlas, que se assenta no processo odontóide, permitindo a rotação entre essas duas vértebras (Figura 1.22). Uma rotação total de aproximadamente 90° é possível: rotação de 45° para a esquerda e rotação de 45° para a direita. Também são possíveis alguma flexão e extensão, mas muito limitadas.

A rotação das próximas unidades funcionais de C2 em C3 é mecanicamente limitada por um mecanismo de bloqueio ósseo no qual a ponta anterior do processo articular de C3 colide com o processo lateral do áxis (Figura 1.23).

Há forames nos corpos transversos das vértebras cervicais superiores, por meio dos quais passam as artérias vertebrais. No nível C2, a artéria faz uma angulação aguda. A artéria está protegida de rotação excessiva pelo mecanismo de bloqueio descrito anteriormente.

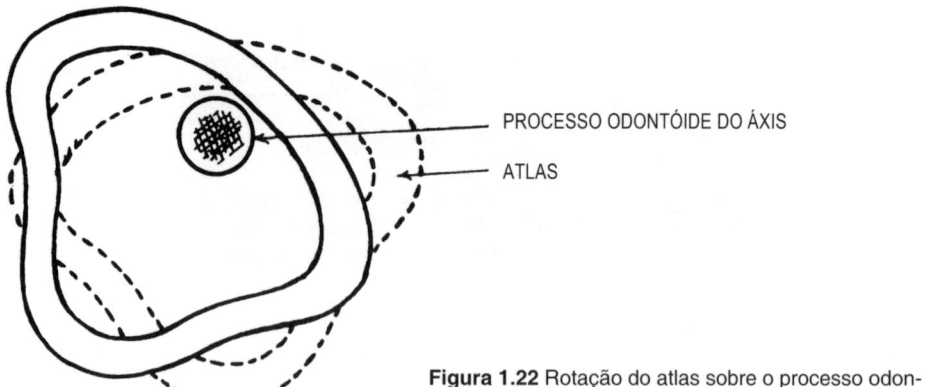

Figura 1.22 Rotação do atlas sobre o processo odontóide do áxis (C1 ao redor de C2).

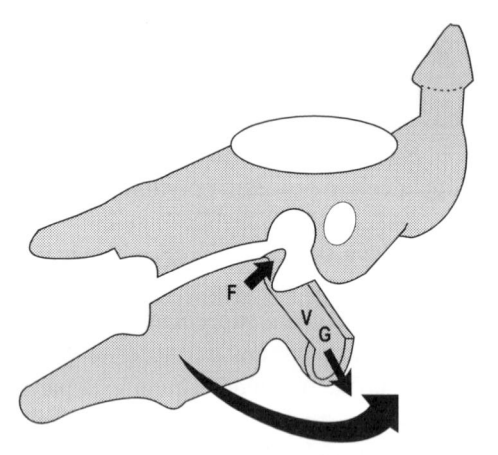

Figura 1.23 A rotação de C2 sobre C3 é limitada pelo bloqueio mecânico das estruturas articulares. A ponta anterior do processo articular superior de C3 colide com a margem lateral do forame da artéria vertebral (V). A raiz nervosa de C3 emerge através da goteira (G).

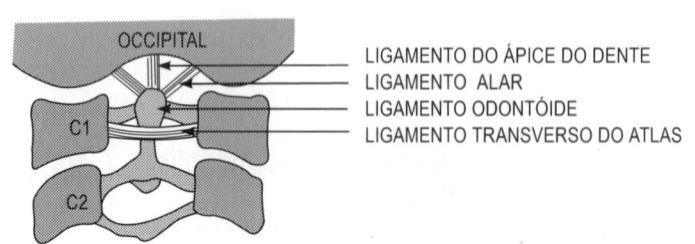

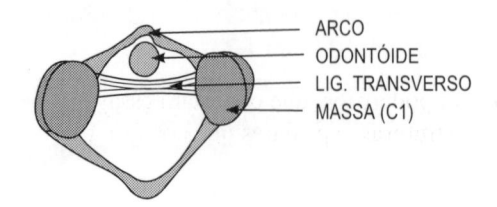

Figura 1.24 Ligamentos occipitoatlantoaxiais: os ligamentos que sustentam essa porção do segmento cervical superior são os ligamentos apicais (da ponta do odontóide até o forame magno) e o ligamento alar (também cefalicamente ao odontóide). O ligamento transverso atua como uma tipóia, mantendo o odontóide contra o aspecto posterior do arco anterior do atlas.

Figura 1.25 Ligamento transverso ou cruzado: preso a partir dos aspectos mediais dos corpos do atlas, o ligamento transverso atravessa o canal vertebral e forma o suporte do processo odontóide. Originando-se a partir do aspecto superior desse ligamento, ascende um ligamento que se prende ao forame magno. Um ligamento similar desce para prender-se ao áxis.

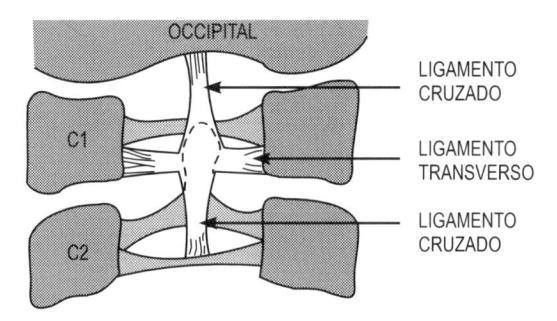

Ligamentos do segmento cervical superior. Os ligamentos das articulações atlantoaxiais merecem atenção em particular, porque permitem movimento específico, embora limitado: o limite do movimento protege o conteúdo e o canal medular (medula espinal e raízes nervosas) contra lesões no caso de trauma externo grave.

O ligamento transverso origina-se a partir de dois pequenos tubérculos em ambos os lados do arco anterior do atlas e a partir dos aspectos posteriores das massas laterais do atlas (Figura 1.24). Esse ligamento cruza o canal espinal e forma uma cinta que segura o processo odontóide contra o arco anterior. Subindo a partir do ponto médio do ligamento transverso está um ligamento que se prende na margem do forame magno. Há também um ligamento descendente a partir desse ponto médio que se prende ao áxis. Tais ligamentos ramificados formam uma cruz (Figura 1.25).

Sob o ligamento transverso, origina-se um pequeno ligamento a partir da ponta do odontóide e se prende na margem do forame magno. Esse ligamento é conhecido como ligamento do ápice do dente (suspensório) (Figura 1.24).

Descendo a partir dos côndilos do osso occipital, há dois ligamentos que se fundem no processo odontóide que são conhecidos como ligamentos alares (Figura 1.24). Sua função primária é limitar a rotação do occipital e do atlas sobre o áxis. Eles também previnem a subluxação lateral do atlantoccipital sobre o áxis.

Há dois ligamentos importantes que se estendem dos aspectos internos das massas laterais do atlas e descem para se prender póstero-lateralmente no corpo do áxis. Eles são denominados de ligamentos atlantoaxiais acessórios (Figura 1.26). Seu propósito primário é limitar a rotação do atlas sobre o áxis.

O ligamento longitudinal posterior, que desce do forame magno para se prender finalmente no sacro, na coluna cervical prende-se e desce a partir das superfícies posteriores dos corpos vertebrais anteriores à medula espinal. O ligamento longitudinal posterior espalha-se em sua inserção do osso no occipital. Essa porção do ligamento é denominada de *ligamento tectório*.

Há outros ligamentos menores, porém poderosos, que conectam essas três vértebras cervicais, como também há fortes estruturas capsulares que contêm as articulações dos corpos laterais.

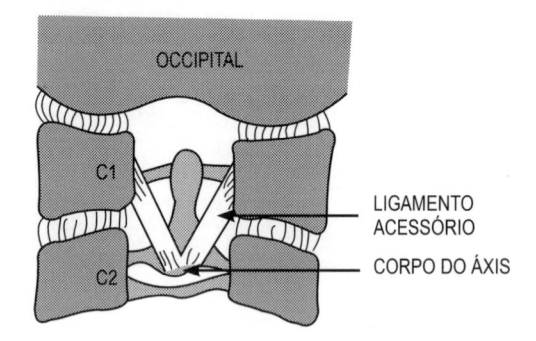

Figura 1.26 Ligamentos acessórios atlantoaxiais. Dois ligamentos prendem-se a partir dos aspectos mediais dos corpos do atlas e descem para convergir sobre o corpo do áxis, anterior ao processo odontóide.

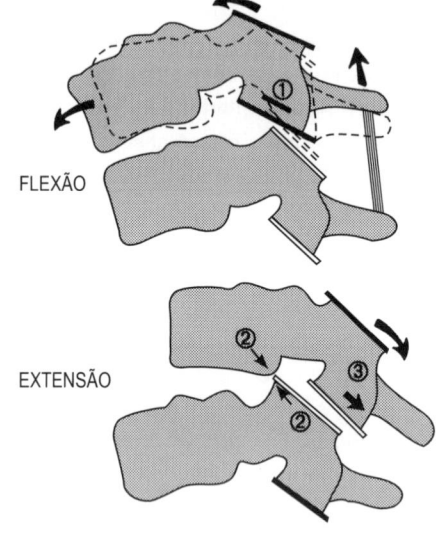

Figura 1.27 Deslizamento translatório na flexão cervical. A faceta superior desliza para frente (1), e a faceta essencialmente vertical eleva o elemento posterior até que o ligamento interespinal pare o movimento. Na extensão, a faceta superior desliza posteriormente (3) até que a faceta inferior colida com a vértebra (2) e evite mais extensão.

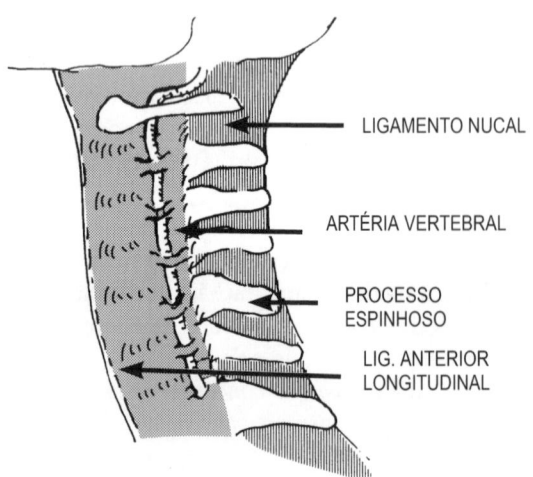

Figura 1.28 Ligamento nucal: esse firme ligamento prende-se a partir da base do crânio para cada processo espinhoso superior e posterior em todo o comprimento da coluna cervical. Ele atua como um septo que divide as massas musculares do eretor da espinha.

Os *ligamentos longitudinais posteriores,* que se estendem a partir de cada processo espinhoso posterior, essencialmente restringem a flexão excessiva (Figura 1.27).

O *ligamento amarelo* estende-se a partir do arco posterior do atlas até a superfície da lâmina do áxis. Ele auxilia na prevenção da subluxação anterior do occipitoatlas sobre o áxis.

O *ligamento nucal* é interespinhoso e se estende a partir do occipital, prendendo-se em cada processo espinhoso posterior ao descer (Figura 1.28). Ele reforça o aspecto posterior do pescoço e atua como um septo, dividindo os músculos extensores do pescoço.

Função ligamentar. Os ligamentos cervicais foram enumerados e delineados, mas seria de valor inestimável determinar suas funções específicas.

O ligamento transverso sustenta o processo odontóide no sulco localizado posteriormente no centro do arco anterior. Isso permite que a cabeça e o atlas rodem para a direita e para a esquerda, além da manutenção do processo odontóide na porção anterior do canal medular, garantindo o espaço adequado para a medula espinal.

Se houver qualquer lesão ou doença que rompa ou alongue o ligamento transverso, o processo odontóide pode mover-se posteriormente e colidir com a medula espinal. Tal modificação é perceptível em radiografias comuns que mostram a incidência lateral da coluna cervical com a cabeça fletida (inclinação para a frente). O grau de compressão medular é determinado clinicamente pelo exame neurológico e pela descoberta da presença de sinais de neurônio motor superior. A ressonância magnética (RM) também pode ser diagnóstica.

Os ligamentos alares limitam a rotação e também restringem o movimento lateral do processo odontóide. Se um dos ligamentos alares for rompido, a cabeça e o atlas podem subluxar lateralmente.

Os ligamentos atlantoaxiais acessórios limitam o grau de rotação da cabeça sobre o atlas, e deste último sobre o áxis. O enfraquecimento de um ligamento acessório permite a rotação excessiva no lado oposto. Isso pode ser determinado por estudos radiológicos feitos através da boca aberta, tirados com rotação da cabeça em ambas direções.

Os ligamentos alares e os acessórios são ligamentos curtos presos às duas estruturas ósseas adjacentes, sendo suscetíveis a lesões. A rotação excessiva, forçada ou abrupta, pode ser um fator causador de lesão ligamentar.

Musculatura do pescoço. Os músculos do pescoço podem ser funcionalmente divididos em dois grandes grupos: aqueles que flexionam e que estendem a cabeça sobre a coluna e os que flexionam e estendem toda coluna cervical remanescente. Os primeiros são chamados de *mobilizadores capitais*, e os últimos, de *mobilizadores cervicais* (Figura 1.29).

Os flexores capitais são principalmente os retos e os longos da cabeça. Os extensores capitais são os quatro músculos retos que se estendem a partir da base do crânio para se prender ao atlas (C1) e áxis (C2). Esses músculos incluem os retos posteriores maior e menor da cabeça e os oblíquos superior e inferior da cabeça.

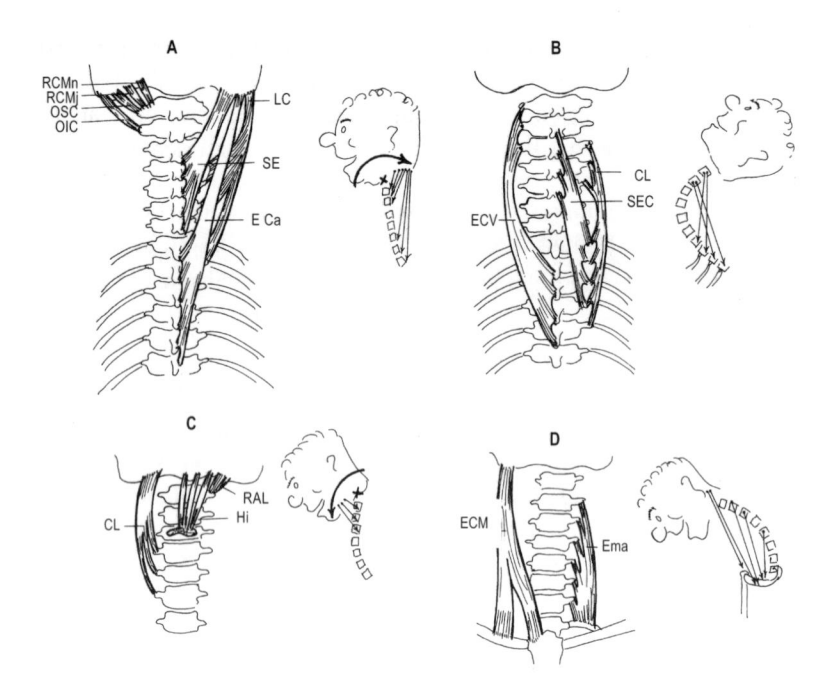

Figura 1.29 Musculatura da cabeça e do pescoço. (A e B) A musculatura do mecanismo extensor da cabeça e do pescoço. (A) Os extensores da cabeça prendem-se ao crânio e movem a cabeça sobre o pescoço. (B) Os extensores cervicais originam-se e se prendem sobre a coluna cervical e alteram a curvatura desta. (C e D) Musculatura flexora. (C) Os flexores capitais flexionam a cabeça sobre o pescoço. (D) Os flexores cervicais prendem-se exclusivamente nas vértebras cervicais e não têm inserções funcionais significativas no crânio. RCMn = reto menor da cabeça; RCMj = reto maior da cabeça; OCS = oblíquo superior da cabeça; OCI = oblíquo inferior da cabeça; LgCp = longo da cabeça; RAL = reto anterior e lateral da cabeça; Hi = músculos hióideo e supra-hióideo; LC = longuíssimo da cabeça; SE = semi-espinal da cabeça; ECV = esplênio da cabeça; ECv = esplênio cervical; LmCv = longuíssimo cervical; SEC = semi-espinal da cabeça; ECM = esternocleidomastóideo; Ema = escaleno médio e anterior.

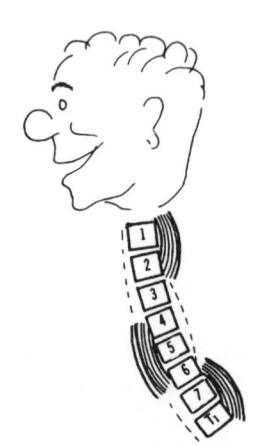

Figura 1.30 Locais de maior massa muscular na coluna cervical. A principal massa da musculatura extensora na cabeça e no pescoço está na região occipitoatlantoaxial e nas últimas articulações cervicais (C6) e torácica. A massa anterior principal (flexora) está no espaço C4-C5, implicando que a maior flexão ocorre ali. Esse também é o local de lordose máxima (curvatura).

Os músculos maiores, o esplênio da cabeça e o esplênio cervical, são primariamente rotadores da cabeça, mas são também extensores quando se contraem bilateralmente. Há outros músculos longos da coluna torácica superior e da escápula que se estendem à coluna cervical, rodam-na, e a flexionam lateralmente: dentre eles o trapézio, levantador da escápula e outros.

A principal massa de músculos do pescoço está localizada na porção extensora do segmento cervical superior: a área atlantoaxial (Figura 1.30). Isso indica a necessidade de músculos fortes na região cervical para prevenir o trauma. A maior massa de músculos flexores está localizada na região cervical média (de C4 a C5), que é a região do segmento cervical inferior, que tem o maior grau de movimento sendo a área de maior desgaste mecânico e de exposição a traumas e esforços.

REFERÊNCIAS BIBLIOGRÁFICAS

Holdsworth, F: Fractures dislocations, and fracture-dislocations of the spine. Current Concepts Rehab Med. 4: fall-winter, 1988.
Hukins, DWL: Disc structure and function. In Ghosh, P (ed): The Biology of the Intervertebral Disc, vol. 1. CRC Press, Boca Raton, Florida, 1988.
Louis, R: Surgery of the Spine. Springer-Verlag, Berlin, 1983.
Lovett, RW: Lateral curvature of the spine and round shoulders. P. Blakiston Son & Co., Philadelphia, 1907.
White, AA and Panjabi, MM: Clinical Biomechanics of the Spine. JB Lippincott, Philadelphia, 1978.

CAPÍTULO 2

Os nervos cervicais

Os nervos da região cervical, com a formação do plexo cervicobraquial e dos nervos para a cabeça, desempenham papel vital na função das extremidades superiores e estão profundamente envolvidos na produção da dor e na incapacitação. Esses efeitos serão discutidos separadamente aqui.

Cada nervo cervical é um nervo espinal, formado pela união das fibras nervosas motoras anteriores (ventrais) e posteriores (dorsais) sensitivas que emergem bilateralmente a partir da substância cinzenta medular (Figura 2.1). As duas fibras emergentes das raízes anteriores e posteriores fundem-se em um ramo maior (Figura 2.2) antes de deixar a área vertebral para funcionar como um nervo periférico. A emergência difere na área cervical superior daquela do segmento vertebral cervical inferior.

NERVO OCCIPITAL MAIOR

As raízes nervosas cervicais superiores (de C1 a C2 e um ramo de C3) inervam a cabeça e a face e merecem avaliação separada. A raiz nervosa de C2 é chamada de *nervo occipital maior* e é a principal fonte de dor na cabeça e de dor facial quando estiver *comprimido*, estirado ou, de alguma forma, pressionado.

Hunter e Mayfield postularam que o nervo de C2 torna-se comprimido entre o arco posterior do atlas (C1) e do áxis (C2); assim, pode ser lesionado quando ocorrer extensão excessiva da cabeça com rotação simultânea para aquele lado. Esse conceito existe em profusão na literatura, mas não é anatomicamente plausível (Bogduk).

Afirma-se também que a raiz de C2 – o principal ramo do nervo occipital maior – torna-se comprimida na sua passagem pela membrana atlantoaxial posterior. Postula-se ainda que, quando esse nervo fica periférico, passa entre uma pequena área formada pelo local de inserção nos côndilos occipitais das fibras superiores dos músculos trapézio e esternocleidomastóideo.

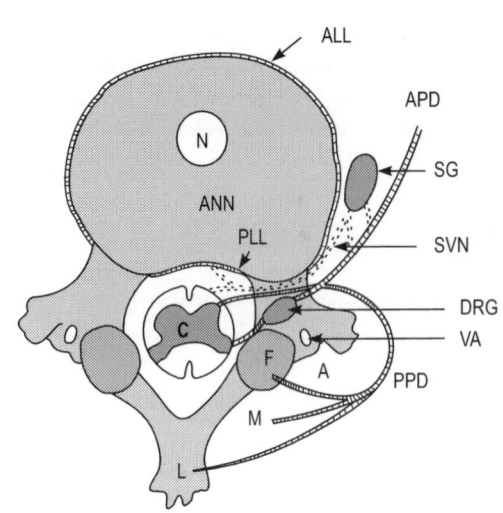

Figura 2.1 Fibras componentes de um nervo cervical. Vista de uma unidade funcional demonstra os componentes de um nervo cervical. C = medula espinal; SG = gânglio estrelado; DRG = gânglio de raiz dorsal; APD = divisão primária anterior; PPD = divisão primária posterior; A = ramo articular da PPD; M = ramo muscular da PPD; L = ramo ligamentar da PPD; SVN = nervo sinuvertebral/ramos para a dura e PLL; N = núcleo discal; ANN = ânulo discal; ALL = ligamento longitudinal anterior; PLL = ligamento longitudinal posterior; F = faceta; VA = forame da artéria vertebral

Figura 2.2 Formação da raiz nervosa: seção transversal da medula espinal. A seção transversal da medula mostra a substância cinzenta central. À esquerda, estão os gânglios de raiz dorsal (GGL) e a raiz motora descendente (setas curvas). SG indica a substância gelatinosa do corno dorsal por onde entram as fibras sensitivas. À direita, está demonstrado o suprimento arterial da medula. As artérias vertebrais começam no arco subclávio da aorta. As artérias vertebrais sobem do arco para ramificar-se circunferencialmente ao redor da medula como artéria radicular anterior e posterior, formando, anteriormente, a artéria espinal anterior e, posteriormente, a artéria espinal posterior. O desenho inferior revela a configuração arterial da medula, com C1, o atlas, e T1, a primeira vértebra torácica.

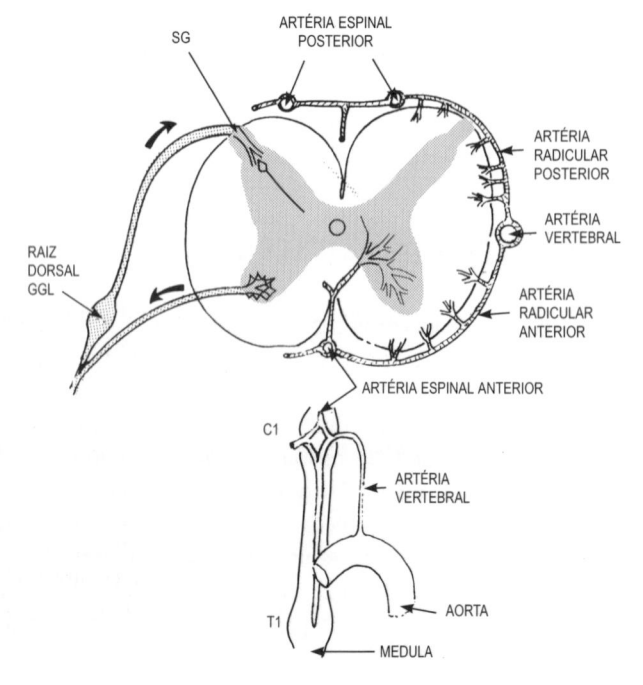

A anatomia dessa região cervical está agora mais claramente definida, e o nervo e a sua emergência são retratados de forma mais racional, ajudando a tornar compreensíveis muitos aspectos da controvérsia no debate acerca da cefaléia de origem cervical (Bogduk).

A raiz de C2 emerge a partir do ramo medular que passa lateralmente à membrana atlantoaxial posterior. A raiz dorsal de C2 está posicionada profundamente ao músculo oblíquo inferior e é dorsal à articulação atlantoaxial (Figura 2.3). É mantido nessa posição pela fáscia que o insere na cápsula articular.

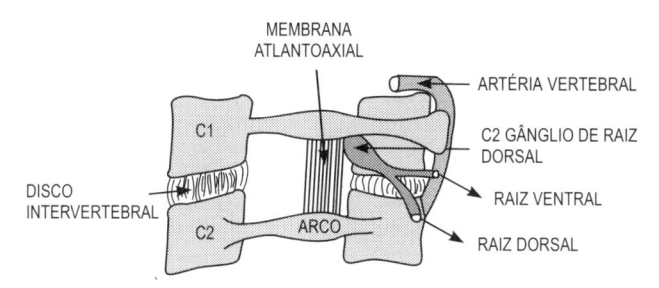

Figura 2.3 Emergência do nervo occipital maior. O gânglio dorsal de C2 fica sob o músculo oblíquo inferior (não-mostrado), sobre o ponto atlantoaxial lateral. Está aderido sobre a cápsula com fáscia. O nervo de C2 emerge lateralmente à membrana atlantoaxial posterior e não a penetra. Ele passa lateralmente para se dividir em uma raiz dorsal e outra ventral.

As raízes nervosas então procedem lateralmente e dividem-se em raízes nervosas dorsal e ventral na articulação atlantoaxial. A raiz ventral passa pela cápsula dessa articulação, ficando segura ali por uma fáscia seguindo lateralmente para cruzar a artéria vertebral (Figura 2.4).

O ramo dorsal também passa lateralmente profundo ao músculo oblíquo inferior para finalmente suprir os músculos longo, esplênio, ambos da cabeça, e semi-espinal. Há também ramos da raiz dorsal de C3 que se fundem com essa raiz de C2.

O nervo occipital maior (de C2 a C3) curva-se ao redor dos músculos oblíquos inferiores e atravessa o músculo semi-espinal para adentrar nas partes moles do escalpo e inervá-lo (Figura 1.21). Ele não penetra nas fibras superiores do trapézio e nem no esternocleidomastóideo, mas emerge em uma bifurcação desses dois músculos e é mantido ali pela estrutura chamada de feixe de Schultze (Figura 2.5). No segmento cervical inferior (de C3 a C8), os ramos sensitivos e motores se fundem para formar a raiz nervosa, que então se introduz no forame intervertebral. Não há forames no segmento cervical superior. Isso já foi especificamente descrito.

Quando os segmentos dos nervos vertebrais inferiores que formam as raízes penetram o forame (Figura 2.6), a raiz motora (ventral) (Figura 2.1) do nervo está em contato íntimo com a articulação de von Luschka, e a raiz sensitiva (dorsal) fica perto dos processos articulares e de sua cápsula articular.

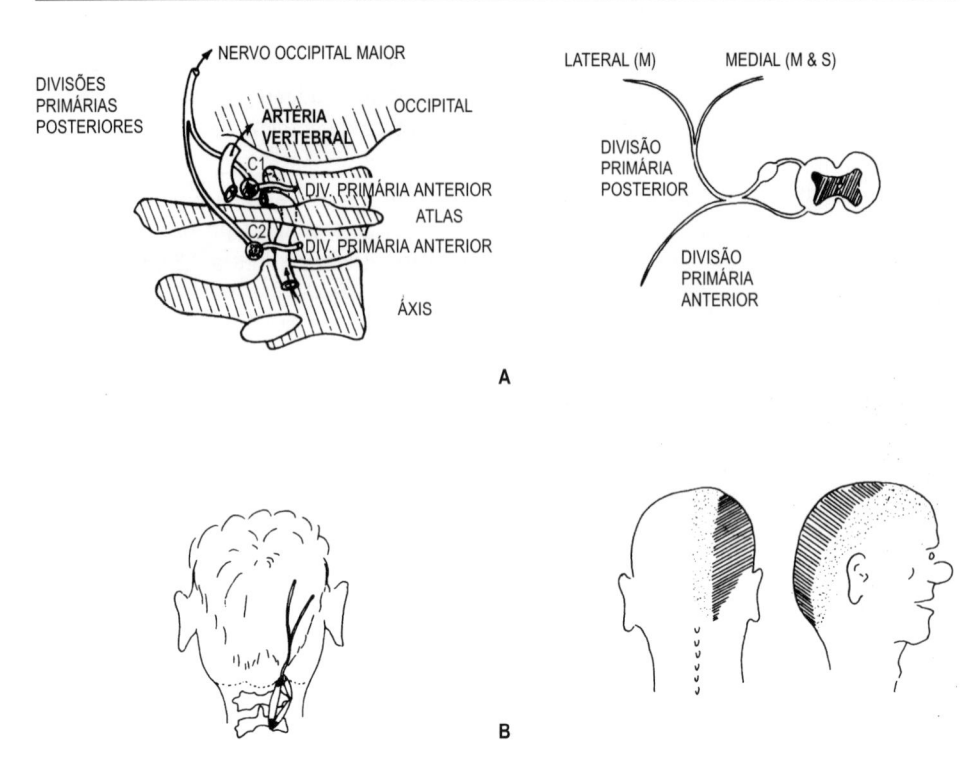

Figura 2.4 Unidades funcionais cervicais superiores (occipitoatlantoaxial). (A) O curso dos nervos de C1 e C2 quando se fundem ao nervo occipital e sua relação à artéria vertebral na região atlas-áxis. (B) Área (hachurada) de hipoestesia, hiperestesia, ou anestesia no couro cabeludo a partir da pressão ou irritação dessas raízes nervosas.

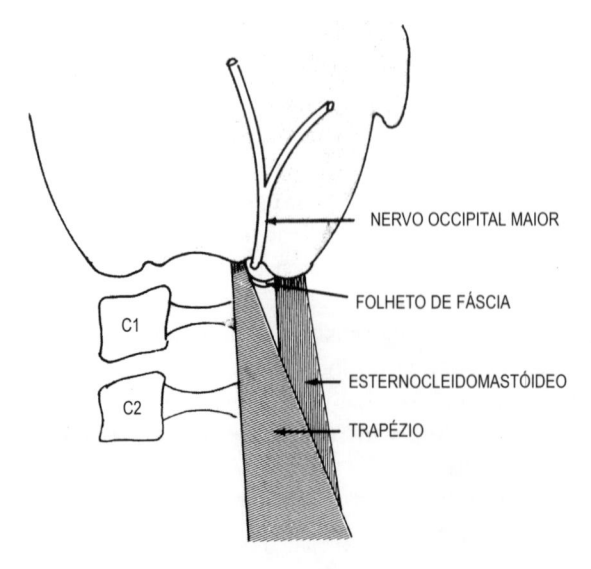

Figura 2.5 Emergência occipital do nervo occipital maior. Esse nervo (primariamente C2) emerge superficialmente no sulco medial ao processo mastóide do occipital. Ele sai por uma abertura entre o local de inserção no crânio dos músculos trapézio e esternocleidomastóideo. Um folheto de fáscia completa a abertura através da qual o nervo emerge.

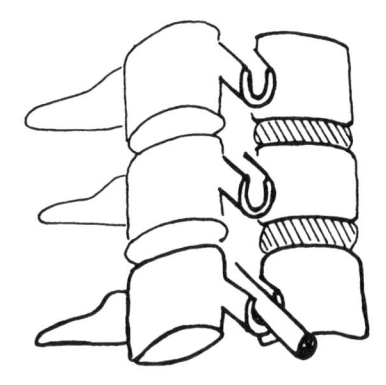

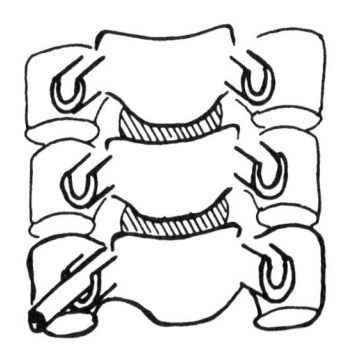

Figura 2.6 Direção dos sulcos foraminais: diagrama mostrando a direção para baixo e para a frente da raiz nervosa cervical.

A raiz nervosa cervical normalmente ocupa somente de um quinto a um quarto do forame. Ela varia na sua relação com as paredes foraminais e está protegida da compressão por suas coberturas e bainhas.

As fibras nervosas combinadas, sensitiva e motora, são consideradas uma raiz. Cada raiz recebe um número que indica seu nível de origem a partir da coluna cervical e sua distribuição definitiva nas extremidades superiores.

Cada raiz descende anterior e lateralmente para dentro dos forames intervertebrais (Figura 2.7) contida em uma bainha dural (Figura 2.8), que, por sua vez, contém fibras de nervos autossômicos segmentares, capilares, vênulas, vasos linfáticos, fibras nervosas e fluido espinal. As raízes nervosas continuam através do forame para emergir e separar-se imediatamente em uma divisão primária anterior e outra posterior.

O número designado para cada raiz está associado à vértebra que constitui os forames intervertebrais. Essencialmente, cada raiz nervosa emerge a partir de um nível cervical específico (Figura 2.9). A enumeração detalhada dos discos intervertebrais é clinicamente útil, visto que, não havendo discos em cada nível cervical, essa designação permanece ambígua.

Não há discos entre o occipital, o atlas e o áxis. Anatomicamente, não há forames intervertebrais entre essas três vértebras cervicais. Nenhuma designação numérica, por conseguinte, é possível para relacionar esses nervos a um determinado nível discal ou forame. Eles têm uma relação com uma vértebra específica.

A relação da dura à raiz nervosa desempenha papel vital na função normal e na sintomatologia patológica que merece ênfase especial.

A raiz nervosa penetra no forame contida em sua bainha da dura. A dura reveste toda a medula dentro do canal vertebral da coluna cervical. Em cada nível segmentar da medula, numerosos ramos emergem a partir dela e se fundem em uma raiz. As raízes dorsais originam-se da coluna dorsal da medula, e as raízes motoras originam-se das células de seu corno anterior (Figura 2.2).

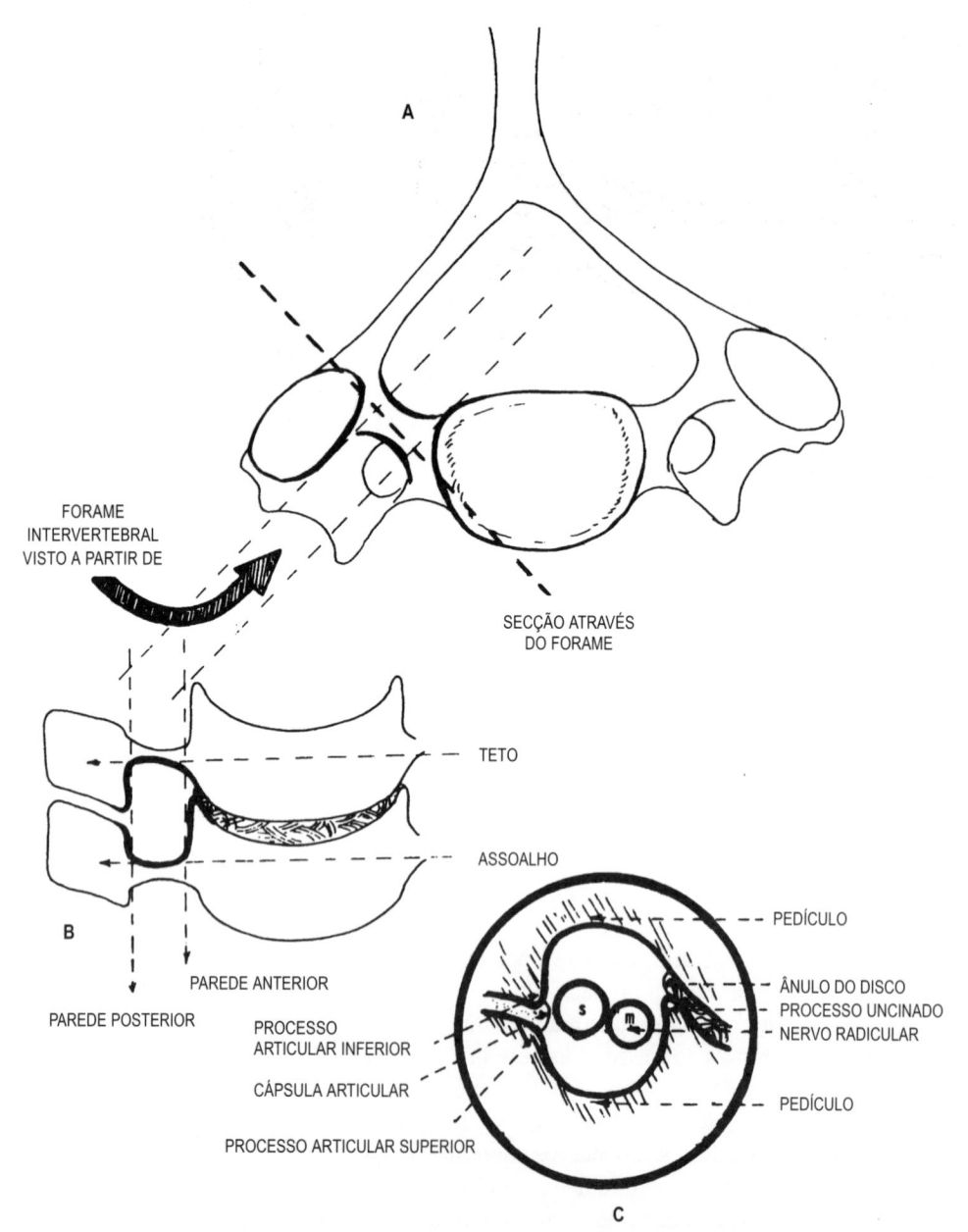

Figura 2.7 Fronteiras anatômicas do forame intervertebral. (A) As fronteiras do forame quando vistas de fora em direção ao canal vertebral (seta grande) revelam as paredes, o teto e o assoalho como mostrado em (B). O nervo misto (s = porção sensitiva; m = porção motora) em (C). Estão mostradas as relações das fibras sensitivas às articulações posteriores e a relação das fibras motoras às articulações de Luschka e disco intervertebral.

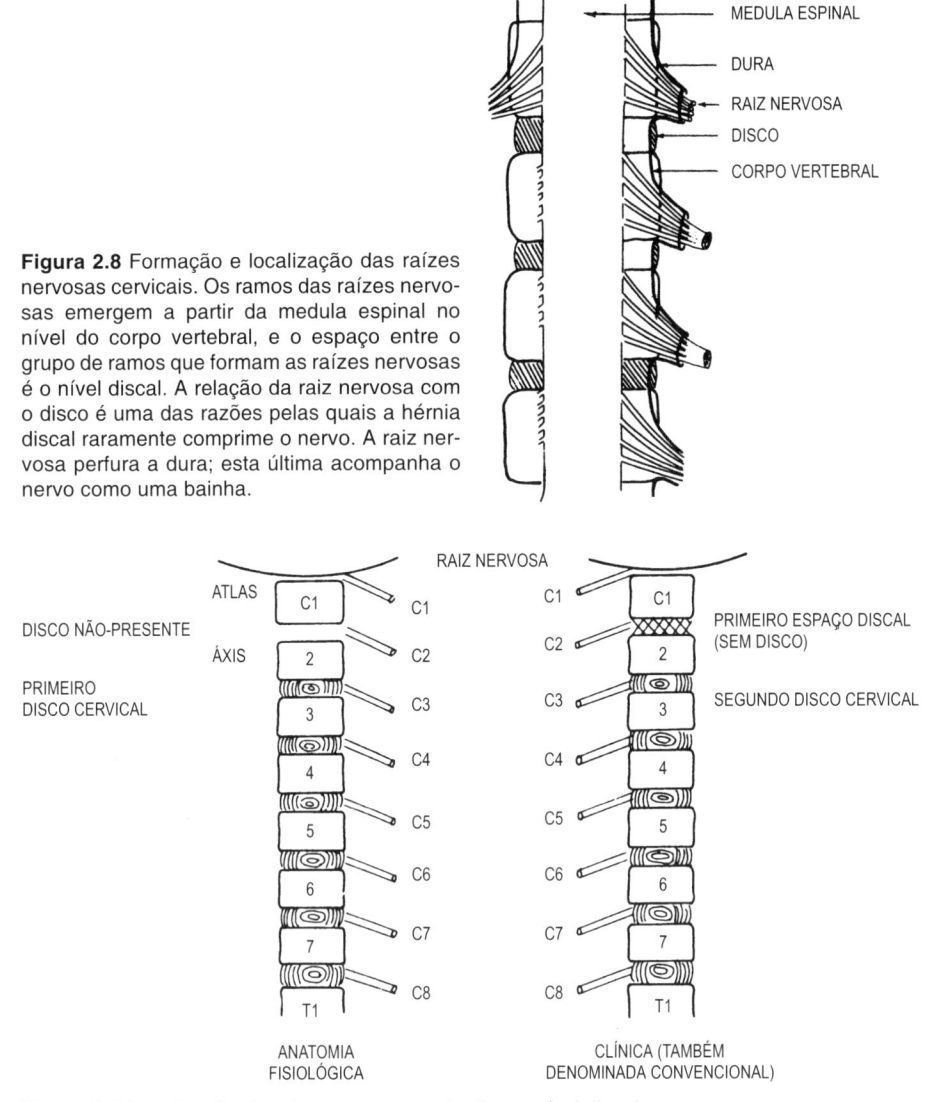

Figura 2.8 Formação e localização das raízes nervosas cervicais. Os ramos das raízes nervosas emergem a partir da medula espinal no nível do corpo vertebral, e o espaço entre o grupo de ramos que formam as raízes nervosas é o nível discal. A relação da raiz nervosa com o disco é uma das razões pelas quais a hérnia discal raramente comprime o nervo. A raiz nervosa perfura a dura; esta última acompanha o nervo como uma bainha.

Figura 2.9 Localização da raiz nervosa em relação ao nível discal.

Em cada nível, os ramos que se fundem em raízes específicas invaginam a dura e levam uma *bainha* com a raiz nervosa para dentro do forame (Figura 2.10). As camadas que revestem as raízes nervosas são mostradas na Figura 2.11, conforme o seguinte:

1. O *revestimento da aracnóide* está localizado imediatamente adjacente às raízes nervosas. Ele forma uma cavidade subaracnóidea, que contém fluido espinal. A aracnóide termina no orifício externo do forame intervertebral.

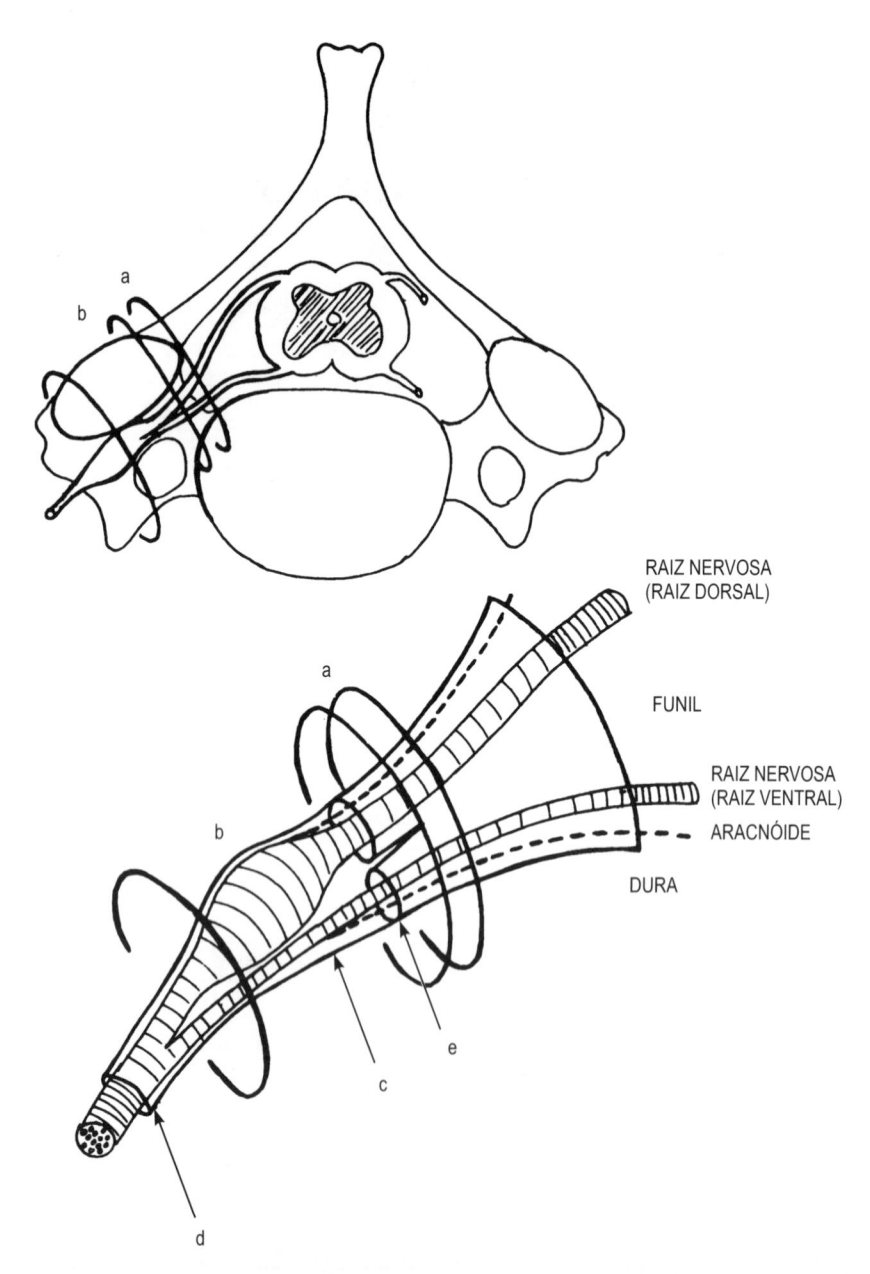

Figura 2.10 Bainha da dura aracnóide da raiz nervosa no canal intervertebral. a = forame intervertebral; b = goteira do processo transverso; c = neste ponto a aracnóide prende-se à dura e evita o avanço do fluido espinal; d = nervo daqui tem apenas cobertura dural; e = no ápice do funil, por causa do septo inter-radicular, há dois óstios, um para a raiz sensitiva e outro para a raiz motora.

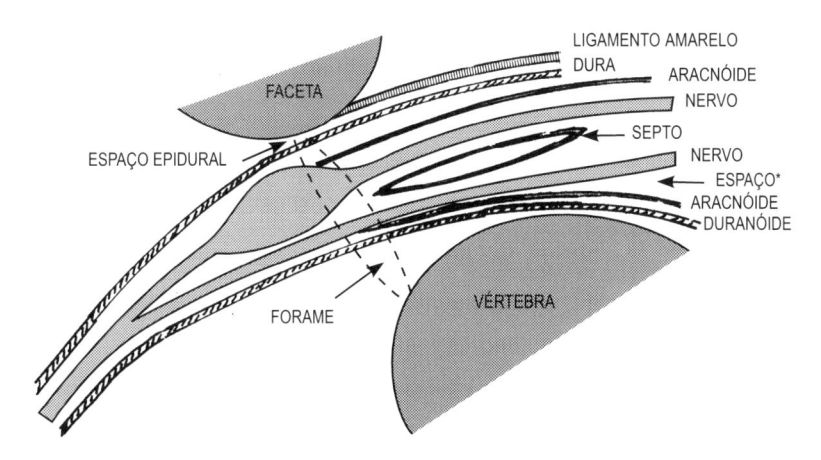

Figura 2.11 Seção transversa esquemática do conteúdo do forame intervertebral demonstra as camadas de tecidos que revestem as raízes nervosas quando elas emergem da medula e entram no canal vertebral. O ligamento amarelo reveste a parede interna posterior do canal vertebral e termina na área facetária. A dura continua com a raiz nervosa para dentro da região extra-espinal. O espaço aracnóide (*) contém fluido espinal que termina no orifício do forame.

2. A aracnóide forma um *septo,* separando o componente sensitivo e o motor das raízes nervosas dentro do forame.
3. A *bainha da dura* tem origem com o nervo misto a partir do forame até o nervo periférico. Essa cobertura de dura e aracnóide continua com a raiz nervosa como a *bainha perirradicular* (Figura 2.12).
4. Há um espaço contido fora da dura, chamado *espaço epidural*.
5. O *ligamento amarelo* é uma bainha de elastina que reveste a face interna do canal espinal e prende-se à cápsula das articulações dos processos articulares (facetas).
6. O *ligamento longitudinal posterior*, que reveste o lado externo posterior do ânulo do disco, continua distalmente para juntar-se à bainha perirradicular.

Qualquer um ou todos esses tecidos são passíveis de ter inflamação. Muitos são altamente inervados, de forma que podem se tornar locais de reação nociceptiva.

A bainha perirradicular vira bainha epineural do plexo braquial (Figura 1.24). Essa bainha está firmemente presa às superfícies ósseas do processo transverso das vértebras; assim, evita que a medula seja avulsionada quando houver tração excessiva aplicada ao plexo. Há também inserções dessa bainha nos músculos escalenos.

Os ramos de raízes nervosas, ao emergir da medula, dirigem-se para fora, anteriormente e para baixo no orifício interno dos forames intervertebrais. Quando esses

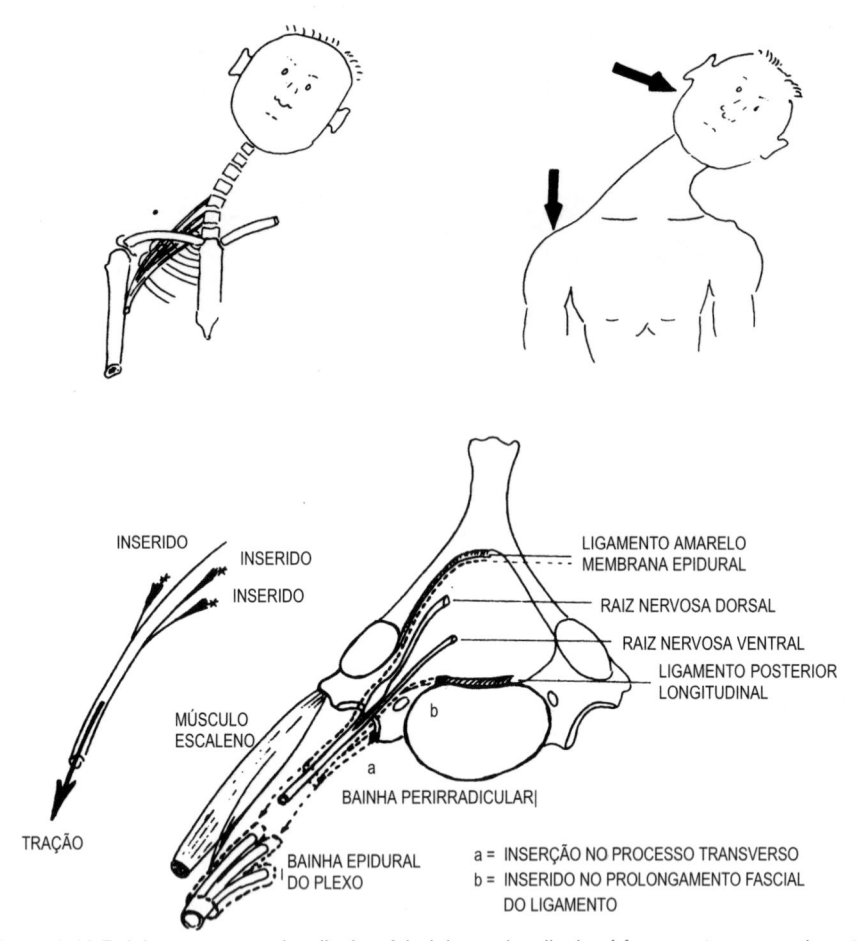

Figura 2.12 Bainha nervosa perirradicular. A bainha perirradicular é frouxa e torna-se aderente no nível do plexo. Os músculos escalenos têm pontos de inserção no plexo braquial.

mudam sua configuração durante a flexão, extensão, flexão lateral e rotação da cabeça e pescoço, varia a relação das raízes nervosas dentro do canal. Tanto as aberturas foraminais como as raízes nervosas, com seu revestimento dural, diferem na configuração.

Na flexão anterior, o canal cervical se alonga. A parede posterior alonga-se mais do que a parede anterior (Figura 2.13). Na extensão ocorre o inverso: todo canal vertebral encurta. O conteúdo do canal, assim, sujeita-se a mudanças dinâmicas em comprimento e largura. Os forames também sofrem modificações no tamanho e na configuração quando a coluna flexiona ou estende.

A medula dentro do canal vertebral ascende e desce quando o pescoço flexiona e estende. Na flexão, a medula alonga-se em virtude de sua plasticidade. A dura,

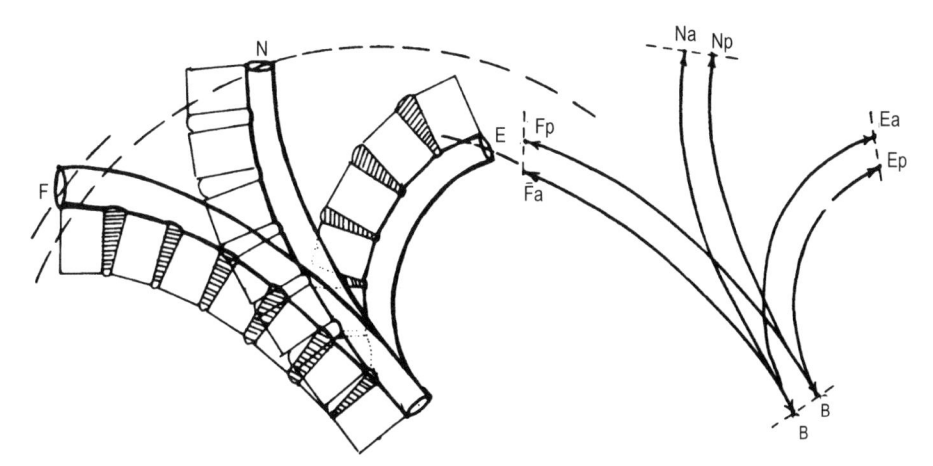

Figura 2.13 Alteração no comprimento do canal vertebral. Comprimento neutro (N) em comparação com aquele em flexão (F) e extensão (E). Na flexão, o canal é mais longo, e a parede anterior (Fa-B) é mais curta que a parede posterior (Fa-B). Na extensão, o comprimento total do canal é mais curto, com a parede anterior (Ea-B) mais longa que a parede posterior (Ea-B). Na posição neutra, ambas as paredes do canal (Na-B e Na-B) são iguais.

contudo, não se alonga, porque tem pouca ou nenhuma plasticidade. Ela está plicada contra a medula, com as plicaturas sendo eliminadas durante o alongamento da medula (Figura 1.18).

Não apenas a medula alonga, como também sua bainha da dura, mas as raízes nervosas que emergem em cada nível espinal também mudam em sua angulação de emergência (Figura 2.14). Normalmente, as raízes nervosas formadas a partir de um grupamento de ramos da medula surgem em ângulo para baixo e levemente anterior. De lá continuam para os forames, e então lateral e anteriormente na goteira foraminal para baixo.

As bainhas da dura das raízes nervosas também são plicadas. Elas são retesadas quando alongadas e flexionadas ao estarem relaxadas. Quando o pescoço está fletido, a medula é alongada e as raízes nervosas ficam mais agudamente anguladas quando a sua emergência, a partir da medula, se move cefalicamente (Figura 2.14). As raízes nervosas e suas bainhas da dura se alongam. A bainha, dessa forma, torna-se *não-plicada*.

Se os forames através dos quais as raízes nervosas emergem não mudassem – ou seja, fossem também alongados em formato e tamanho – ocorreria angulação aguda no orifício proximal do forame. A compressão da raiz nervosa ocorreria na circunferência óssea do forame.

Os canais das raízes nervosas (forames) abrem (alongam) durante a flexão vertebral, o que proporciona mais espaço para a raiz nervosa emergente (Figura 1.16).

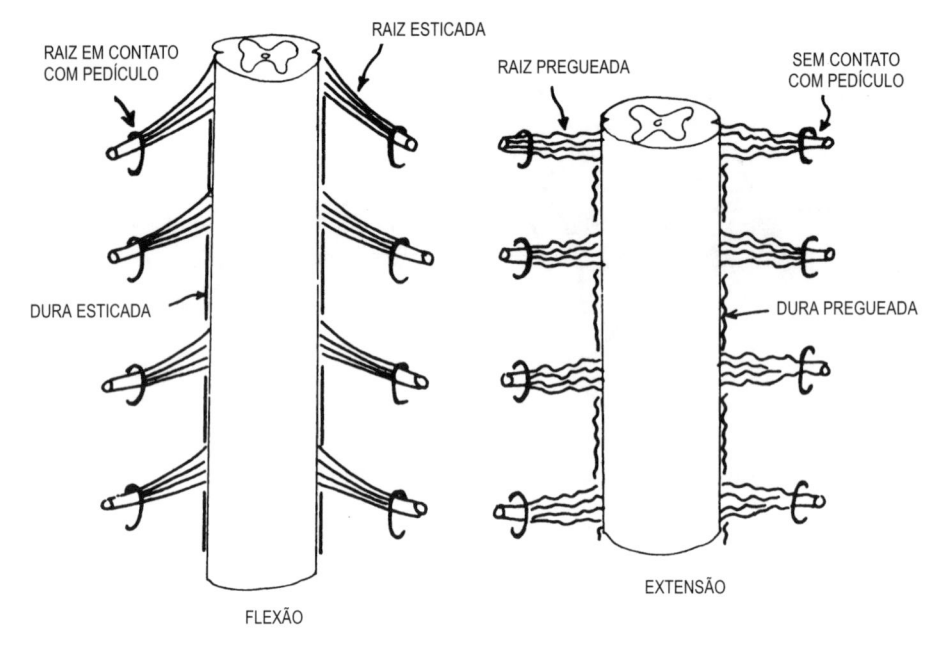

Figura 2.14 Relação da raiz nervosa dentro do forame durante o movimento do pescoço. Durante a flexão (ventroflexão), a dura da corda é tracionada e esticada em tensão fisiológica, e as raízes que emergem do sulco lateral da medula também estão sob tensão. As raízes nervosas parecem ascender, mas tornam-se apenas esticadas e ocupam a porção mais superior do forame e contatam a borda inferior do pedículo acima. Na posição estendida, a dura pregueia, assim como as raízes nervosas; desse modo, o nervo agora está relaxado, mais largo, mas central no forame e longe da borda do pedículo.

O SISTEMA NERVOSO SIMPÁTICO

Há dois componentes principais do sistema nervoso simpático. E ambos afetam a região da coluna cervical. Tais componentes estão envolvidos nos efeitos circulatórios, sudoríparos e de folículo piloso, mas o modo como eles se relacionam com a dor na coluna cervical e a partir dela ainda permanece controverso.

Os dois componentes são a *cadeia simpática* e o *nervo vertebral*. A medula cervical não contém células do corno intermediolateral, a partir do qual se originam as fibras pré-ganglionares. Estas últimas no pescoço se originam a partir das células do corno intermediolateral da medula torácica e sobem aos gânglios cervicais (Figura 2.15).

Todos os ramos de nervos cervicais são nervos cinzentos, não-mielinizados e pós-ganglionares que se originaram em sinapses nos gânglios com as fibras pré-ganglionares a partir da coluna torácica. Esses ramos cinzentos prosseguem em três direções:
 1. Acompanham as raízes nervosas para dentro do ramo primário anterior e posterior ao seu destino (sensitivo e motor) nos tecidos cervicais posteriores e nas extremidades superiores (extraforaminais).

2. Fazem sinapse com fibras pós-ganglionares, que procedem aos olhos, com nervos cranianos, com artérias da cabeça e pescoço e com plexo cardíaco (extraforaminal).
3. Acompanham um ramo sensitivo da raiz espinal para formar o *nervo sinuvertebral* (nervo de Luschka ou nervo meníngeo recorrente) para retornar através dos forames intervertebrais para dentro do canal espinal. Esse nervo é considerado o nervo sensitivo à dura, ao ligamento longitudinal posterior e às fibras externas anulares discais (intraforaminais).

O nervo vertebral é um nervo vasomotor para a artéria que corre através dos forames vertebrais dos processos transversos dos corpos vertebrais (Figura 2.16).

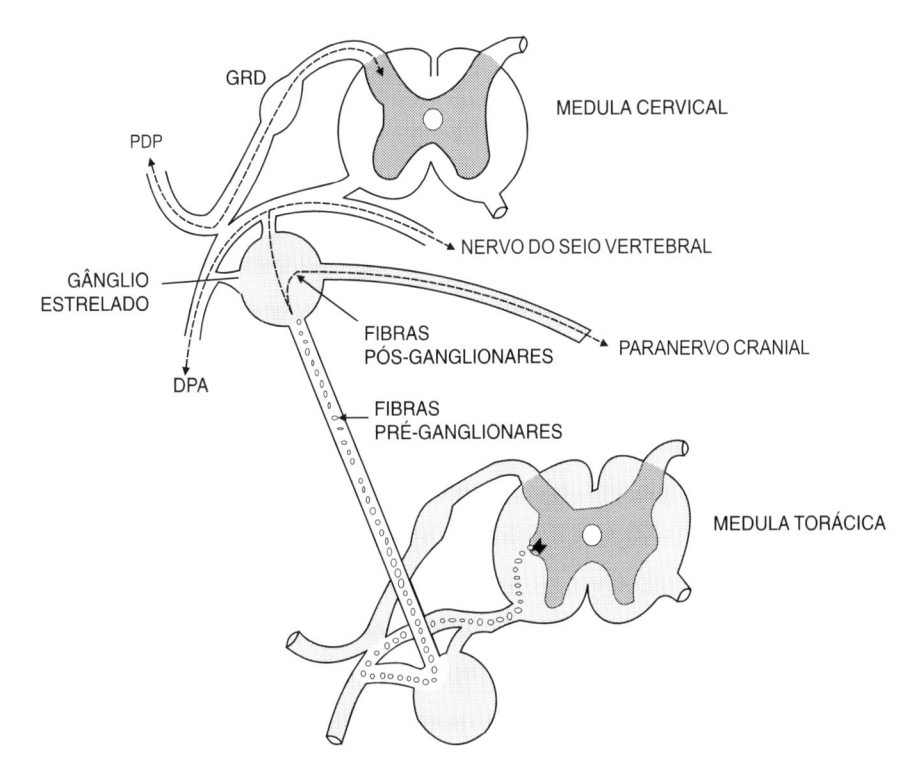

Figura 2.15 Sistema nervoso simpático. As fibras pré-ganglionares (brancas) originam-se a partir das células do corno intermediolateral e sobem até o gânglio estrelado, no qual fazem sinapse com as fibras cinzentas pós-ganglionares. Todas as fibras extravertebrais da coluna cervical são cinzentas. As fibras cinzentas formam o nervo meníngeo recorrente (nervo sinuvertebral de Luschka) para inervar a dura, as fibras anulares externas e o ligamento longitudinal posterior. Há uma ramificação direcionada às glândulas salivares, aos nervos cranianos e aos dilatadores da pupila. Há inervação às artérias da cabeça e pescoço, ao plexo cardíaco e ao plexo braquial subclávio. Fibras simpáticas são encontradas acompanhando os nervos somáticos nas suas divisão primária posterior (PDP) e anterior (DPA). As fibras sensitivas são emanadas dos gânglios da raiz dorsal (GRD).

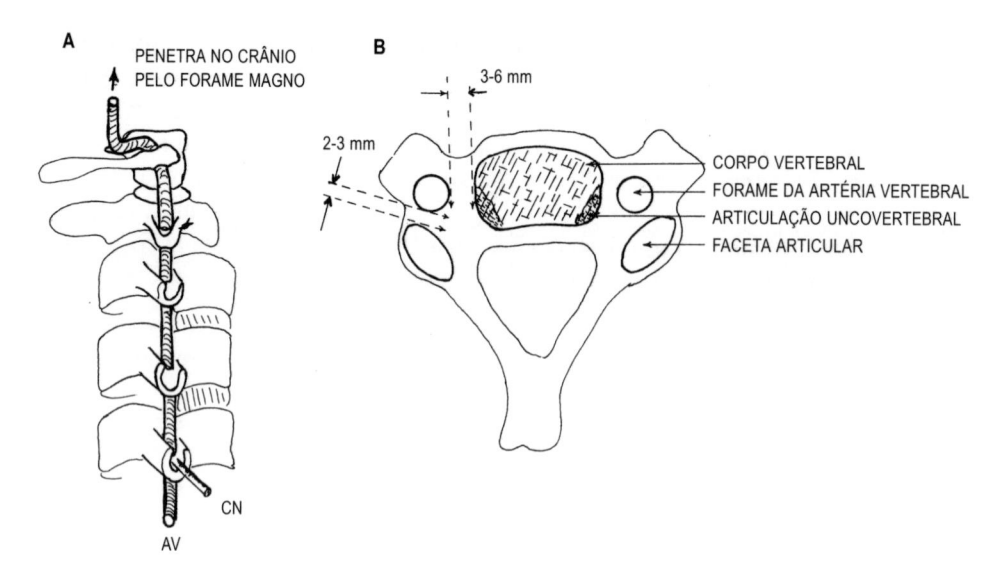

Figura 2.16 Via da artéria vertebral. (A) A via da artéria vertebral ao subir através dos forames. (B) Está evidente a relação do forame ao corpo vertebral, articulação uncovertebral de Luschka e a articulação dos processos articulares (faceta). A diferença de espaço entre o corpo e o forame (de 3 a 6 mm) e faceta-forame (2 a 3 mm) indica que a compressão vascular é mais comumente causada por colisão com o processo articular superior e mais raramente causada por alterações das articulações uncovertebrais.

É objeto de controvérsia o fato de a nocicepção ser transmitida por meio da cadeia simpática ou pelo nervo da artéria vertebral. É fato bem aceito que a dor ou parestesia é transmitida via nervos simpáticos. A dor na face, na distribuição de nervos cranianos e no crânio é atribuída à irritação do suprimento nervoso simpático desses tecidos. A síndrome de Barre-Lieou tem sido atribuída à irritação do nervo vertebral, e os sintomas compreendem vertigens, dor facial, cefaléia, zumbidos, distúrbios nasais, vermelhidão facial e parestesias faríngeas.

Clinicamente, quando o componente de nervo simpático for considerado fator de causa na produção dos sintomas, o bloqueio do nervo estrelado é realizado, freqüentemente, com benefícios. Os agentes bloqueadores beta-adrenérgicos também têm seu valor, assim como as aplicações de calor úmido: gelo alternado com calor. Essas são indicações clínicas, ainda sem base neurofisiológica comprovada.

REFERÊNCIAS BIBLIOGRÁFICAS

Bogduk, N: The clinical anatomy of the cervical dorsal root. Spine 7:4, 1982.
DePalma, AF and Rothman, RH: The Intervertebral Disc. WB Saunders, Philadelphia, 1970.
Fielding, JW: Cineroentgenography of the normal cervical spine. J Bone Joint Surg 39A:1280, 1957.

Gracvetsky, S: The Spinal Engine. Springer-Verlag, New York, 1988.
Hadley, LA: The Spine: Anatomico-radiographic Studies: Development and the Cervical Region. Charles C Thomas, Springfield, IL, 1956.
Herlihy, WF: Sinuvertebral nerve. New Zealand Medical Journal 48:214, 1949.
Hunter, CR and Mayfield, FH: Role of the upper cervical roots in the production of pain in the head. Am J Surg 78:743, 1949.
Jackson, R: The Cervical Syndrome, ed 2. Charles C Thomas, Springfield, IL, 1958.
Jones, MD: Cineradiographic studies of the normal cervical spine. California Medicine 93:293, 1960.
Orofino, C, Sherman, MS, and Schechter, D: Luschka's joints – a degenerative phenomenon. J Bone Joint Surg. 42A:853, 1960
Werne, S: The possibilites of movement in the craniovertebral joints. Acta Orthop Scand XXVIII: 165, 1959.
White, AA and Gordon, SL (eds): American Academy of Ortophedic Surgeons: Symposium on Idiopathic Low Back Pain. CV Mosby, St. Louis, 1982.
Wiesel, SW, Feffer, HL, and Rothman, RH: Neck Pain. Mitchie, Charlottesville, VA, 1986.

Capítulo 3

Postura

Postura é a atitude que o ser humano assume ao ficar de pé ou sentar na posição ereta (Figura 3.1) e tem aplicação estética no "como nos vemos". Além disso, tem implicação psicológica: nós ficamos como nos sentimos. Ela é influenciada por fatores familiares e congênitos, modificada por treinamento e hábitos, influenciada pela aparência dos pares, ditada pelas demandas ocupacionais e afetada adversamente por doenças com conseqüências ortopédicas ou neurológicas.

A postura também causa ou influencia numerosas doenças ortopédicas e neurológicas, além de síndromes de dor e de incapacidade. Em casos de deficiências físicas, aumentam as alterações teciduais nas estruturas ósseas, ligamentares e musculares; acredita-se, inclusive, que afete adversamente os tecidos discogênicos da coluna vertebral. Assim, merece avaliação completa.

DESENVOLVIMENTO CRONOLÓGICO DA POSTURA

A coluna do recém-nascido, ao reagir à gravidade e ao assumir a posição ereta, não apresenta ainda as mesmas curvas fisiológicas da dos adultos. Nessa fase, os bebês mantêm a coluna em posição *intra-uterina*, que é a de flexão total (cifose). A curvatura de sua coluna forma um desvio cifótico levemente maior que a curva fisiológica da coluna torácica que permanece durante toda a vida.

A coluna do recém-nascido não exibe curvas lordóticas nem na área cervical, nem na lombar (Figura 3.2). A primeira curva lordótica da coluna vertebral é notada na região cervical durante as primeiras seis ou oito semanas de vida. Nesse estágio do desenvolvimento, o bebê estende a sua cabeça na posição de decúbito ventral. Essa extensão cabeça-pescoço é uma ação antigravitacional que ocorre em virtude da contração dos músculos extensores. Isso acontece com certo impulso proprioceptivo e com a iniciação dos reflexos básicos.

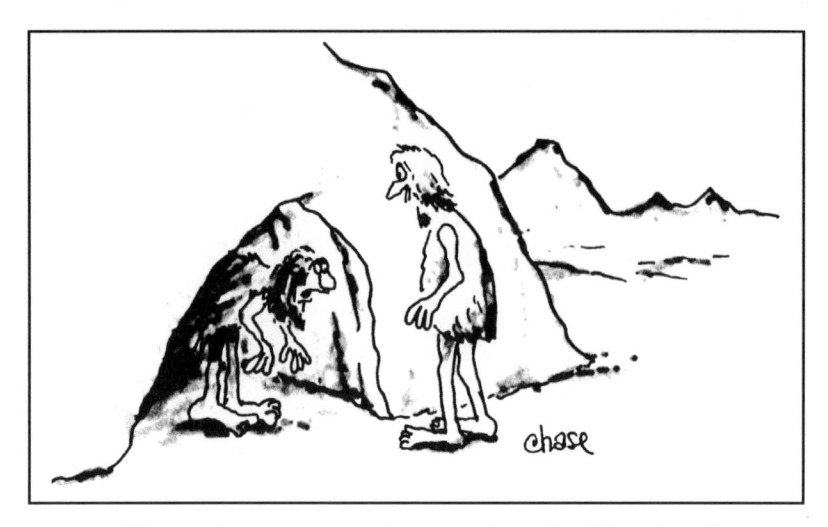

"Eu tento ficar reto, mas acabo sempre batendo minha cabeça!"

Figura 3.1 Representação cômica da postura ereta. (De John Chase, republicado de Science, 43.17, março, 1989, com permissão do artista.)

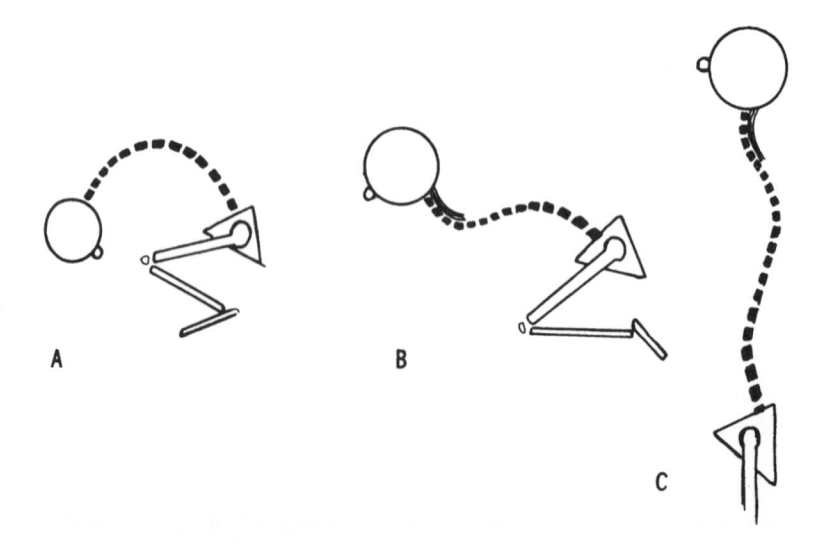

Figura 3.2 Desenvolvimento cronológico da lordose cervical no desenvolvimento da postura. (A) Curva da coluna fetal *intra-uterina*. (B) Formação da lordose cervical quando a cabeça supera a gravidade. (C) Postura ereta do adulto.

A curva lordótica cervical definitiva permanece durante toda a vida do indivíduo, com variações diárias a partir da mudança de posição e de atividades diversas. A coluna cervical é flexível e submete-se à lei da gravidade e à ação muscular que nela atua. Há numerosos fatores que modificam o grau de curvatura da coluna cervical. Eles serão discutidos aqui.

A coluna cervical forma a curva mais superior e sustenta a cabeça. Por isso, ela depende das curvas vertebrais mais inferiores, quais sejam: as curvas torácica, lombar e sacral.

Todas as curvas superpostas são flexíveis e dependem de sustentação ligamentar e capsular e do tônus muscular para manter a posição ereta. O tônus muscular é a fonte predominante – mas não a única – de sustentação, além de ser o principal fator que determina os graus das curvaturas vertebrais em sua relação com o centro de gravidade.

CONCEITOS NEUROLÓGICOS DE POSTURA

O grau de tônus muscular depende do retorno proprioceptivo da periferia. Os impulsos proprioceptivos ascendem do solo, através do sistema nervoso central, para informar o corpo sobre sua relação com o centro de gravidade (Figura 3.3).

Os *órgãos terminais* proprioceptivos estão localizados na pele, nas cápsulas articulares, nos ligamentos e nos músculos de todo o corpo. Eles são estimulados pelas variações de pressão, pelo movimento e pelas sensações periféricas de toque. Ao tocar o solo, o pé mantém contato sensitivo através da pele, dos músculos, dos ossos, dos ligamentos, das articulações e das cápsulas. Há sensações similares experimentadas a partir dos tornozelos, joelhos e quadris, da pelve e da região superior da coluna. Todas as fibras proprioceptivas desses órgãos terminais enviam informação instantânea, a qual se organiza no sistema nervoso central para iniciar o tônus muscular adequado.

O sistema vestibular também envia informações ao sistema nervoso central, a fim de informar ao corpo sua relação com o centro de gravidade. Esses reflexos de orientação são inerentes ao sistema nervoso central no nascimento e modificados, durante o desenvolvimento, pela mudança das situações internas e externas.

Fica aparente que a sensibilidade, aqui considerada proprioceptiva, serve de instrumento para manter a postura ereta e influencia a relação entre o corpo ereto e o centro de gravidade. A sensibilidade é também impressa no córtex, que interpreta a sensação de todo indivíduo ereto.

O sistema nervoso motor e sensitivo consiste, assim, no principal determinante no processo de assumir a postura ereta. Pelo fato de a postura ereta ser também relacionada com as curvas superpostas e sua relação com o centro de gravidade, os graus das curvas são unicamente dependentes da propriocepção. As curvas também são influenciadas pela percepção apropriada da posição ereta. A postura é, por conseguinte, um mecanismo proprioceptivo reflexo que depende da apreciação e da aceitação cortical.

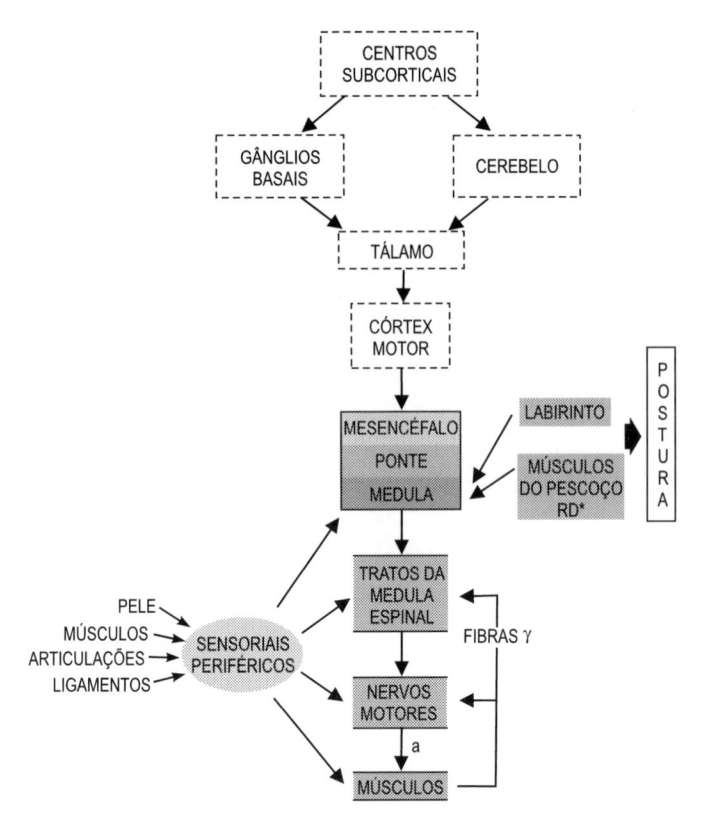

Figura 3.3 Conceito neurológico de postura. As vias neurológicas superiores (centros subcorticais, gânglios basais, cerebelo, tálamo e córtex motor) são circuitos bem-documentados nos quais as atividades motoras são iniciadas e coordenadas. Dentro do bulbo, estão os centros reflexos primários que recebem impulsos a partir do labirinto e dos reflexos de defesa (*RD) dos músculos do pescoço. A postura depende desse centro bulbar e dos interneurônios medulares, influenciando os nervos motores que são moderados por fibras alfa e gama nos músculos. Cada nível do sistema central recebe impulsos sensoriais periféricos, sendo regulado a partir da pele, das articulações, das cápsulas, dos ligamentos e dos músculos (ver texto).

Deve estar mais evidente, agora, que a postura é uma reação neuromuscular aos impulsos proprioceptivos a partir da periferia. E, sentindo-a como normal ou anormal, passa a constituir um processo de aprendizado.

Mais adiante, na maturação do indivíduo, a curva torácica torna-se menos flexível até o ponto em que não haja flexão ou extensão significativa no movimento sagital de toda a coluna. Em geral, a coluna torácica de uma pessoa adulta está essencialmente fixada em sua cifose. As curvas vertebrais acima e abaixo dessa curvatura vertebral devem, assim, ser correlacionadas na manutenção da postura ereta em sua relação com o centro de gravidade. Um aumento na lordose lombar acentua a lordose cervical e vice-versa.

CONCEITOS DO DESENVOLVIMENTO DA POSTURA

Admite-se que as curvas vertebrais definitivas sejam inicialmente determinadas pelos fatores do desenvolvimento ligados à gravidade. Essas curvas formam a postura ereta. Com o desenvolvimento do indivíduo, há pelo menos três fatores importantes que influenciam a postura do adulto: hereditariedade, doença e hábitos adquiridos. Dos três, o último é o menos bem-compreendido. Contudo, é o fator que pode ser mais influenciado pelo tratamento.

Os fatores familiares-hereditários que influenciam a postura do paciente adulto podem ser discernidos pela avaliação dos pais, avós e/ou filhos. Essa postura familiar é essencialmente um tipo corporal e pode ser levemente alterada, entretanto é mais difícil de ser modificada do que aquela que foi adquirida.

Os fatores de doença que influenciam a postura são muito numerosos para serem esgotados completamente nesta discussão. Os exemplos incluem doença articular inflamatória (espondilite reumatóide), outras doenças reumatóides, doenças neurológicas (parkinsonismo) e efeitos da escoliose estrutural. Há muitos outros exemplos que podem ser detectados na anamnese do paciente com exame cuidadoso e confirmação radiográfica. Os aspectos da má postura que resultam de doença podem ser modificados durante o desenvolvimento da moléstia, se for reconhecido seu impacto na postura.

A SENSAÇÃO DE POSTURA ADEQUADA: CONCEITO DO DESENVOLVIMENTO

A postura resultante de um hábito adquirido tem sido considerada um fenômeno neuromuscular que tem seu início na primeira infância. Muitos dos fatores que afetam o crescimento da criança desempenham um papel nesse conceito (Feldenkrais).

A sensação de postura ereta apropriada desenvolve-se junto com a evolução dos padrões nervosos. A partir do solo, há propriocepção que ascende ao pescoço. A cabeça assume um equilíbrio normal sobre o pescoço na medida em que há conforto e facilidade para permanecer ereto. Toda a propriocepção é subconsciente, embora bombardeie constantemente os reflexos de orientação a fim de manter a postura ereta.

Há pouca ou nenhuma necessidade de se estar consciente de todos os componentes do corpo envolvidos na postura ereta. Quando toda propriocepção que influencia os músculos da coluna ereta resultar na sensação de que sua postura é *normal*, essa está correta, sem esforço, esteticamente apropriada e indolor.

A postura ereta e a posição corporal conferem *a sensação* de postura *apropriada*. O aparelho vestibular dentro da cabeça também indica a propriocepção que, quando considerada como uma postura apropriada pela *sensação*, assegura um não-esforço para modificar os reflexos de orientação.

Qualquer coisa que modifique ou influencie a ação reflexa resultante dá a sensação de postura *normal* ou *correta*. Quais são alguns desses fatores que formam os padrões neuromusculares? O que influencia a propriocepção? O mais importante é que permanece quando o padrão é considerado normal pela *impressão pessoal*, mesmo sendo estruturalmente errado ou anormal.

Os maus hábitos posturais se desenvolvem na infância. A postura corcunda é freqüentemente observada em adolescentes e em adultos jovens. A postura assumida torna-se tão habitual que passa a ser normal – é sentida como normal. A postura corcunda pode ser o resultado de pressão familiar e dos semelhantes: é causada por ansiedade, insegurança, medo, raiva ou desalento na infância. As atividades diárias podem influenciá-la. Feldenkrais sugere que muitas posturas se desenvolvem a partir "do servilismo pelo medo de ataque físico por pais ou irmãos dominadores".

Com o passar dos anos, a postura assumida torna-se confortável e aceita como normal. Seus estímulos proprioceptivos não têm impacto sobre a interpretação cortical. A postura – por exemplo, a postura anterior da cabeça – é aceita, assim como o tônus muscular necessário para sustentá-la (Figura 3.4). A pessoa não percebe a necessidade de corrigi-la porque não há, inicialmente, desconforto ou fadiga.

O fato é que o hábito de manter a cabeça para a frente do centro de gravidade é ignorado (Figura 3.4), embora demande excessiva ação muscular.

Maus hábitos inconscientes se desenvolvem na adolescência. A autoconsciência de uma pessoa que se sinta muito alta causa a postura corcunda para a frente, ou a de uma mulher jovem cujos seios sejam maiores que os de outras mulheres poderia fazer com que ela projetasse os ombros para a frente. A persistência na postura assumida após muitos anos leva à aceitação como normal para aquele indivíduo, e permanece durante toda a vida após a causa original. O padrão agora está bem-estabelecido, não somente no complexo neuromuscular, mas também no sistema musculoesquelético.

INFLUÊNCIAS POSTURAIS ADQUIRIDAS

A postura adquirida é também influenciada por atividades diárias que demandam a posição da cabeça para a frente. Alguns trabalhos, como operar computador e olhar para a tela, requerem uma postura da cabeça para a frente. A visão deficiente ou a correção com lentes bifocais ou trifocais pode impor demandas indesejáveis sobre a postura. Fatores causais, como esses, demandam estudo cuidadoso das atividades da vida diária (AVD) para determinar seu efeito sobre a postura.

As emoções também influenciam a postura. Nós ficamos de pé, sentamos e caminhamos conforme *nos sentimos*. A pessoa deprimida caminha, fica em pé e senta de uma maneira depressiva. A pessoa furiosa projeta tensão em sua passada. O indivíduo impaciente demonstra sua impaciência na postura, bem como nas ações. O tópico de linguagem corporal é agora amplamente pesquisado e reconhecido pelo profissional atento. O efeito desse tópico na postura indesejável deve ser reconhecido e abordado.

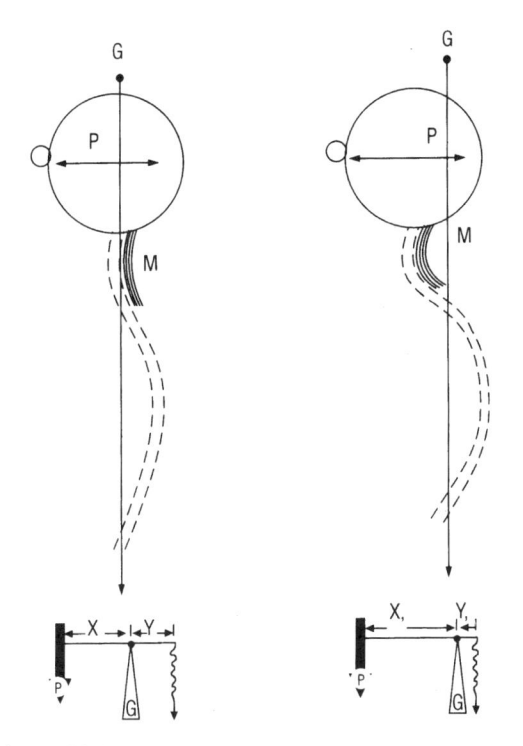

Figura 3.4 Efeito da gravidade na postura da cabeça para a frente com lordose aumentada.
P = peso da cabeça permanece constante.
X = distância do peso da cabeça (P) para o centro de gravidade (G).
Y = distância da musculatura vertebral do centro de gravidade (G).
M = tensão desenvolvida pela musculatura para manter o peso da cabeça (P).

$$P \times X = M \times Y$$

Em um sistema simples de alavanca, o peso sustentado pelo fulcro G é a soma dos pesos que atuam em cada extremidade da barra da alavanca. Qualquer mudança no comprimento da alavanca deve ser compensada por uma mudança no peso para manter o equilíbrio. Se P for de 5 kg e a distância 15 cm, a força exercida por M por meio do braço de alavanca Y de 10 cm é de 7,5 kg. Se o braço de alavanca X aumenta para 20 cm, um desvio para a frente de 5 cm, o peso da cabeça permanece constante, o braço posterior de alavanca Y diminui para 5 cm, e a tensão muscular deve aumentar para 20 kg. Esse aumento não é apenas fatigante, mas também age como uma força compressiva sobre as partes moles, incluindo o disco.

REFERÊNCIAS BIBLIOGRÁFICAS

Boyd, IA, et al: The role of the gamma system in movement and posture. Association for the Aid of Crippled Children, New York, 1964.
Brunnstrom, S: Clinical Kinesiology, ed. 3. FA Davis, Philadelphia, 1972.

Burke, D and Eklund, G: Muscle spindle activity in man during standing. Acta Physiol Scand 100:187, 1977.
Ertekin, N and Ertekin, C: Erector spinae muscle responses while standing. J Neurol Neurosurg Psychiatriy 44:73, 1981.
Feldenkrais, M: Body and Mature Behavior. International University Press, New York, 1973.
Joseph, J: Man's Posture: Electromyographic Studies. Charles C Thomas, Springfield, IL, 1960.
Kelton, IW and Wright, RD: The mechanism of easy standing by man. Australian Journal of Experimental Biology and Medical Science 27:505, 1949.
Lovett, RW: Lateral curvature of the spine and round shoulders. P. Blakiston, Philadelphia, 1907.
Roaf, R: Posture. Academic Press, New York, 1977.

CAPÍTULO 4

Dor no pescoço e no braço: locais e mecanismos teciduais

Conhecer o normal e reconhecer o desvio do normal para compreender o tecido responsável e ser capaz de reproduzir a dor ao se reproduzir movimentos e posições específicas: eis o princípio para o diagnóstico da dor no pescoço e no braço. Em nenhum local do sistema esquelético humano, esse princípio é mais aplicável do que na dor e na incapacidade originadas na coluna cervical ou a partir dela.

A dor na região do pescoço e a partir dela é fartamente descrita e pode ser originada de vários locais teciduais dentro da coluna cervical, podendo ser produzida por numerosos mecanismos, por diversas vias e sentida em várias áreas do pescoço e nas extremidades superiores. Com tantas variáveis, como é possível simplificar o diagnóstico acurado pela fórmula enunciada acima?

A presente discussão, sobre dor e incapacidade a partir da coluna cervical, relaciona-se exclusivamente a síndromes *benignas* de dor e não à dor e incapacidade a partir de uma fratura, doença metabólica, malignidades ou outras enfermidades de origem orgânica. Ocorre uma verdadeira patologia nesses problemas benignos. Esses componentes orgânicos são analisados mais adiante.

Já foi revisada a anatomia estrutural e funcional básica. O sistema nervoso, que carrega sensibilidade de vários tecidos, também já foi delineado. Ainda carece de esclarecimento quais tecidos podem se tornar os locais da dor. Deve ser confirmado qual movimento ou posição causou ou causa a dor ou a incapacidade alegada. A identificação do tecido responsável e o movimento ou posição implementada formam a base para o tratamento apropriado.

Estudos recentes elucidaram quais os tecidos, dentro da coluna cervical, quando irritados ou inflamados, são capazes de emanar dor. Evidencia-se cada vez mais a reação tecidual que causa a produção de agentes nociceptores e que afeta os órgãos terminais dos nervos sensitivos, causando dor. A produção de agentes nociceptores, contudo, pode afetar os órgãos terminais dos nervos localizados em tecidos específicos capazes de transmitir as sensações dolorosas. Tais elementos nociceptores são discutidos mais adiante, pois em primeiro lugar deve ser especificado o tecido dentro da coluna cervical (Figura 4.1).

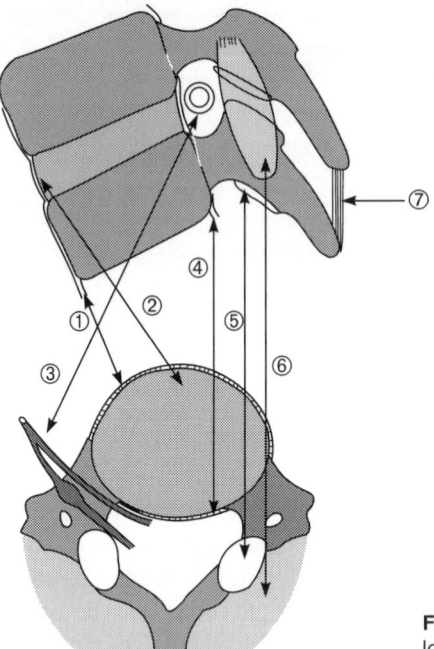

Figura 4.1 Locais nociceptores: 1 = ligamento longitudinal anterior; 2 = ânulo externo; 3 = dura; 4 = ligamento longitudinal posterior; 5 = cápsula facetária; 6 = músculo; 7 = ligamentos.

O disco cervical tornou-se o *maldito* da dor cervical quando foi identificado como *o* local de dor nas unidades funcionais da coluna vertebral. Admite-se que ele tenha um papel importante na produção da dor e da incapacidade; e ele o faz em um grau significativo. O Capítulo 7 é direcionado a esse assunto.

Cloward tentou esclarecer o local exato da dor originada dentro do disco intervertebral. Ele injetou contraste dentro do núcleo em uma tentativa de produzir uma *discografia*. Ao injetar contraste, não somente a configuração do disco seria estabelecida com exatidão, mas também seria localizada precisamente a dor resultante em um disco específico.

Ao fazer a discografia, Cloward certificou-se de que o ligamento longitudinal anterior era sensível. Ao tocar o ligamento com uma agulha, era obtida a dor, de forma que o paciente apontava tanto o local quanto o tipo da dor. Cloward concluiu que o tecido que ele tocava com a agulha era a camada externa do ânulo do disco. Assim, ele designou o mecanismo de dor *discogênica* versus dor *neurogênica* quando as raízes nervosas dentro dos forames eram envolvidas (Figura 4.2). Os locais de projeção da dor discogênica estavam nos locais paraespinais no nível torácico, com cada nível cervical irradiando-se para um nível preciso (Cloward). Essa irradiação não era verificada em uma área dermatômica, já que não poderia haver uma raiz nervosa envolvida em uma injeção de abordagem anterior. A área referida foi assumida como sendo uma área *esclerótoma*. O ligamento longitudinal anterior, considerado o local nociceptor, é inervado pelo nervo sinuvertebral.

Sabe-se que o ligamento longitudinal posterior é inervado pelo nervo sinuvertebral e é considerado local de nocicepção. Uma maneira comum, se não a única, na qual o ligamento longitudinal posterior pode ser envolvido na produção de dor, é pela compressão a partir das camadas anulares do disco intervertebral protruindo em posição póstero-central.

No trabalho clássico de Cloward, a protrusão do disco posterior na linha média resultava em que "os quatro discos cervicais inferiores provocavam dor referida na linha média posteriormente na parte de trás do pescoço e no ombro". Ele concluiu que os nervos sensitivos responsáveis por essa dor incluíam os ligamentos longitudinais anterior e posterior e as fibras anulares periféricas. Estudos similares na coluna lombar (Falconer e cols.), implicaram o ligamento longitudinal posterior. Assim, pode estar afetado o mesmo local tecidual na coluna cervical.

As raízes nervosas constituem local tecidual de nocicepção, mas o local exato dentro do complexo nervoso e o mecanismo de irritação permanecem desconhecidos. As raízes nervosas, por elas mesmas, não são consideradas o local para dor referida. A compressão de um nervo em qualquer lugar do corpo não constitui causa primária de dor. A pressão nos nervos pode causar parestesias e também hipoalgesia e hipoestesia, com subseqüente anestesia e paresia motora – e não unicamente dor. O que faz com que a raiz nervosa dentro do forame emita dor quando comprimida?

A dura é agora considerada o local da produção de dor, na medida que é inervada pelo nervo sinuvertebral. O mecanismo que compromete a dura é de tração ou compressão, o que torna isquêmicas as raízes nervosas. Dentro da bainha dural existem capilares, vênulas, vasos linfáticos e as fibras nervosas para os nervos. A isquemia ou a pressão mecânica nesses tecidos pode causar dor (Hoyland e cols.). O benefício derivado da injeção epidural de um anestésico e esteróide indica que a dor ocorre a partir da irritação desses tecidos.

As raízes nervosas dentro da bainha da dura são motoras, somatossensórias e simpáticas. O teste da reação nervosa (Frykholm) indicou a raiz nervosa sensitiva como o local predominante de produção de dor *em uma distribuição dermatômica*. A estimulação da fibra ventral (motora) causou sensação profunda, maçante e desconfortável em uma região esclerotômica, sem necessariamente causar contração muscular. Assim, parece que a resposta é um fenômeno sensitivo, e não uma contração muscular intensa e dolorosa. Deve ser notado, contudo, que a sensação é percebida na região do grupo muscular inervado pela raiz ventral específica.

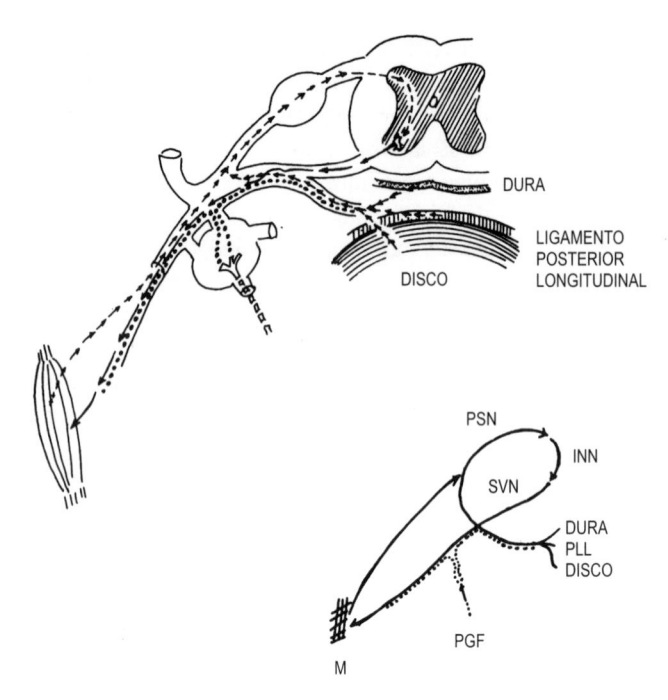

Figura 4.2 Mecanismo postulado da dor discal (ciática ou braquialgia). O nervo sinuvertebral (SVN) originando-se ou localizado no ânulo fibroso (disco), nos ligamentos longitudinais (PLL) ou na duramáter (dura) penetra o tronco nervoso principal e corre junto ao nervo espinal posterior (PSN). O arco à célula do corno anterior é via o nervo internuncial (INN), e o impulso sai junto à raiz motora ventral (VSN) até o músculo (M), causando espasmo muscular doloroso. Essa dor *miálgica* ou esclerotômica retorna pela via sensitiva de volta à raiz sensitiva (PSN). Como mostrado na metade inferior dessa figura, as fibras simpáticas pós-ganglionares (PGF) acompanham o nervo sinuvertebral (SVN) e o ramo primário anterior até o músculo.

Cumpre-nos analisar as influências químicas sobre os nociceptores que, em adição aos fatores mecânicos, resultam na transmissão da dor. As substâncias químicas de ocorrência endógena que exerce um efeito excitatório sobre os nociceptores são os íons de hidrogênio, a serotonina, a histamina, a bradicinina e as prostaglandinas. Um ciclo bem-documentado de irritação química nociceptiva é a seqüela da degradação de fosfolipídeos em ácido araquidônico em prostaglandina E. Sabe-se que os corticosteróides interferem na degradação dos fosfolipídeos em ácido araquidônico, confirmando, assim, sua ação antiinflamatória. O ácido acetilsalicílico (aspirina) também inibe a degradação do ácido araquidônico em prostaglandina E.

A prostaglandina E excita as terminações nervosas. A bradicinina afeta os vasos sangüíneos, causando dilatação e permeabilidade aumentada com liberação de substância P que, por sua vez, torna-se um excitante dos órgãos terminais dos nervos. Mecanicamente, há também o efeito do calor ou do gelo sobre as terminações nervosas (Bromm).

As raízes nervosas também têm sido estudadas em relação à transmissão de sensibilidade variada. A dor é mediada via raízes dorsais após terem sido distalmente ativadas nos seus órgãos terminais. Os nervos não-mielinizados transmitem a sensibilidade, que acaba sendo interpretada como dor. Há também uma porção (25%) dos nervos motores que são sensitivos. A estimulação ou irritação de um desses nervos motores pode resultar em dor. Tal mecanismo é considerado a base para a transmissão de dor referida *esclerotômica* em vez de *dermatômica*.

Os ligamentos amarelos, cujo papel consiste em garantir que as cápsulas facetárias não se impactem no movimento do pescoço, não são inervados e, dessa forma, não apresentam propriedades nociceptoras. Os ligamentos interespinais são indubitavelmente inervados e podem ser uma fonte de dor no pescoço, mas, apesar da pesquisa clássica Kellgum, não existem estudos precisos sobre a qualidade das terminações nociceptivas nesses ligamentos. Prosseguindo na região posterior da unidade funcional cervical, temos um sítio de terminações nociceptivas ao nível das articulações dos processos articulares (facetas), definido como um centro de irradiação da dor.

Bogduk enfatizou que as articulações dos processos articulares (facetárias) são um centro irradiador de dor mais do que uma causa de cervicalgia, mas as articulações foram localmente anestesiadas, a dor era aliviada pelo tempo de duração do agente anestésico. As articulações facetárias são inervadas por fibras somatossimpáticas da divisão primária posterior da raiz nervosa.

Existem alterações degenerativas na cartilagem das facetas articulares, denominadas de *artrite*. Como regra, porém, essas alterações são assintomáticas até que ocorra um trauma; então, provavelmente, a cápsula torna-se local de nocicepção. Como será discutido na seção que lida com espondilose degenerativa, as alterações osteofíticas podem impactar com a raiz nervosa emergente através dos forames intervertebrais.

Os músculos do pescoço, tanto quanto os do corpo todo, são também um local de nocicepção. Os músculos flexores anteriores do pescoço, implicados nas lesões de aceleração como a lesão do chicote (Capítulo 5) (Krout e Anderson), são uma fonte de dor, assim como os músculos extensores (eretores espinais).

São comuns os traumas musculares denominados *estiramento* ou *entorse* e variam de um leve alongamento com edema resultante, até hemorragia microscópica ou macroscópica (Malone e Garrett). Uma contração muscular forte pode também causar trauma na junção periosteal miofascial tendo como consequência dor e sensibilidade local (Figura 4.3).

A tensão muscular sustentada é também conhecida como causa de dor do tipo mecânica vascular. A contração muscular isométrica sustentada em uma extremidade, com e sem garrote aplicado para ocluir o fluxo arterial, tem sido bem-documentada como causa de dor muscular isquêmica. A contração isométrica muscular sustentada foi também exaustivamente estudada (Travell e Simons) e denominada de *dor miofascial*. Postula-se que o mecanismo dessa dor seja causado por ansiedade, por postura ocupacional e por trauma microscópico. A contração muscular sustentada acumula metabólitos musculares em excesso, que se tornam irritantes e provocam contração

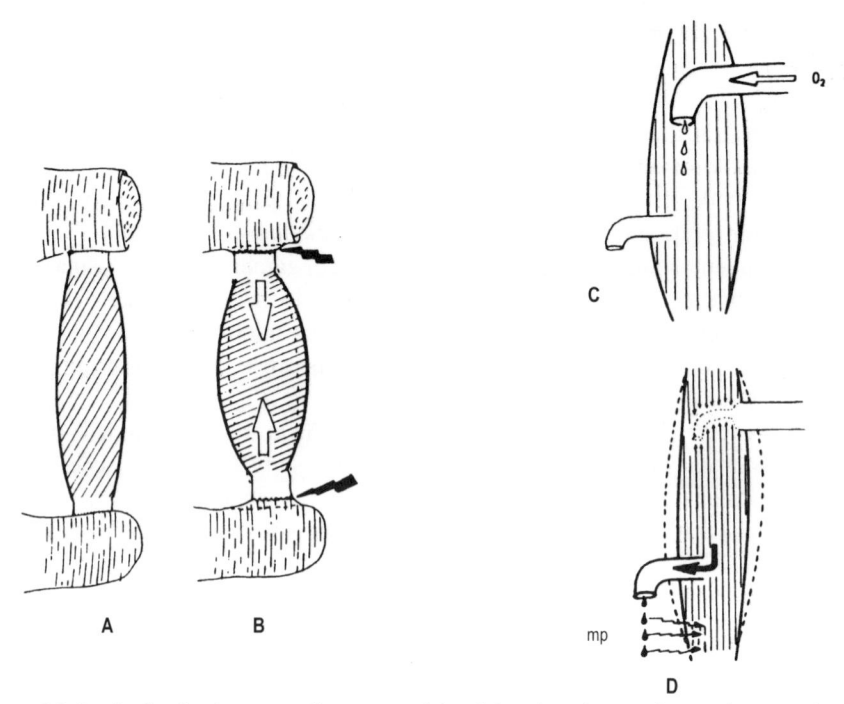

Figura 4.3 Produção de dor por estiramento miofascial-periostal e por isquemia muscular. (A) Músculo relaxado sem tração sobre sua inserção miofascial-periosteal. (B) O músculo contraído (encurtado) com resultante tensão de tração sobre o periósteo sensível, causando dor e sensibilidade. (C) Influxo de sangue nutritivo (O_2) em um músculo relaxado que não forma produtos de degradação, mp. (D) No músculo contraído, a fonte de oxigênio é cortada, mas o músculo continua trabalhando e criando produtos metabólicos, irritando os tecidos musculares. Se a condição de (D) não retorna à de (C) e permite que o sangue novo elimine mp e restabeleça o suprimento de O_2, o mp irritante pode causar dor.

muscular. Os músculos contraídos literalmente contraem os vasos sangüíneos intrínsecos, de forma que, enquanto há contração muscular excessiva requerendo suprimento sangüíneo, há fluxo sangüíneo diminuído. Isso resulta em isquemia, e há compressão venosa linfática, que impede a *eliminação* dos metabólitos acumulados, ocasionando um círculo vicioso, com dor isquêmica como ponto terminal. Esses são fatores representativos nos mecanismos da dor muscular cervical.

REFERÊNCIAS BIBLIOGRÁFICAS

Anrep, GV and Von Saalfeld, E: Blood flow through skeletal muscle in relation to its contraction. J Physiol 85:375, 1935.

Baetjer, AM: The diffusion of potassium from resting skeletal muscle following reduction in blood supply. Am J Physiol 112:139, 1935.

Barcroft, H and Millen, JLE: The blood-flow through muscle during sustained contraction. J Physiol 97:17,1939.
Barcroft, H and Dornshurst, AC: The blood-flow through human calf during rhythmic exercise. J Physiol 109:402, 1949.
Bogduk, N and Marsland, A: The cervical zygapophyseal joints as a source of neck pain. Spine 13(6):610, 1988.
Bromm, B (ed): Pain measurement in man: Neurophysiological correlates of pain. Elsevier, New York, 1984.
Cloward, RB: Cervical diskography. Ann Surg 150(6):1052,1959.
deVries, HA: Quantitative electromyographic investigation of the spasm theory of muscle pain. Am J Phys Med 45:119, 1966.
Dorpat, TL and Holmes, TH: Mechanisms of skeletal muscle pain and fatigue. AMA Archives of Neurology and Psychiatry. 74:528, 1955.
Falconer, MA, et al: Observations on cause and mechanism of symptom-production in sciatica and low-back pain. J Neurol Neurosurg Psychiatry 11:26, 1948.
Frykholm, R: Cervical nerve root compression resulting from disk degeneration and root sleeve fibrosis. Acta Chir Scand (Suppl 160) 1951.
Herlihy, WF: Sinu-vertebral nerve. New Zealand Med J 48:214, 1949.
Hill, AV: The pressure developed in muscle during contraction. J Physiol 107:518, 1948.
Hoyland, JA, Freemont, AJ, and Jayson, MIV: Intervertebral foramen venous obstruction: A cause of periradicular fibrosis. Spine 14:6, 1989.
Inman, VT and Saunders, JB de CM: Referred pain from skeletal structures. J Nerv Ment Dis 99:660, 1944.
Katz, LN, Lindner, E, and Landt, H: On the nature of the substances producing pain in the contracting skeletal muscle: Its bearing on the problems of angina pectoris and intermittent claudication. J Clin Invest 14:807, 1935.
Kellgren, JH: The anatomical source of back pain. Rheumatol Rehab 16:3-12,1977.
Krout, RM and Anderson, TP: Role of anterior cervical muscles in production of neck pain. Arch Phys Med Rehab 47:603, 1966.
Malone, TR and Garrett, WE: Muscle strains: Histology, cause and treatment. Surgical Rounds for Orthopedics 43, Jan. 1989.
Neufeld, I: Mechanical factors in the pathogenesis, prophylaxis and management of fibrositis (fibropathic syndromes). Arch Phys Med Rehab 36:759,1955.
Nikolaou, PK, et al: Biomechanical and histological evaluation of muscle after control strain injury. Am J Sports Med 15:9, 1987.
Orolino, C, Sherman, MS, and Schechter, D: Luschka's joint: A degenerative phenomenon. J Bone Joint Surg 42-A:853, 1960.
Perlow, S, Markle, P, and Katz, LN: Factors involved in the production of skeletal muscle pain. Arch Int Med 53:814, 1934.
Reed, JD: Effects of flexion-extension movements of the head and spine upon the spinal cord and nerve roots. J Neurol Neurosurg Psychiatry 23:214, 1960.
Sarno, JE: Etiology of neck and back pain: An autonomic myoneuralgia. J Nerv Ment Dis 169:55, 1981.
Steindler, A: The cervical pain syndrome. In Edwards, JW (ed): Instructional Course Lectures. The American Academy of Orthopedic Surgeons, vol XIV. Ann Arbor, 1957.
Travell, JG and Simons, DG; Myofascial Pain and Dysfunction: The Trigger Point Manual. Williams & Wilkins, Baltimore, 1983.
Walton, JN: Disorders of Voluntary Muscle. Churchill Livingstone, London, 1974.
Weiberg, G: Back pain in relation to the nerve supply of the intervertebral disk. *Sweden*. Acta Orthop Scand 19:213,1941.

CAPÍTULO 5

Mecanismos de dor no pescoço e a partir do pescoço

Os locais teciduais dentro da coluna cervical e as unidades funcionais com capacidade nociceptora já foram enumerados. Para implementar o princípio citado no Capítulo 2, "Conhecer o normal e reconhecer o desvio do normal; [...] ser capaz de reproduzir *a* dor pela reprodução de movimentos e posições específicas", devem ser estabelecidos os mecanismos causadores da dor.

As duas principais causas de dor são o *trauma* e a *artrite*. Esses termos precisam de avaliação e verificação. O *trauma* pode ser classificado em (1) trauma externo, (2) postura e (3) tensão. A *artrite* pode ser dividida em (1) degenerativa e (2) todas as seqüelas da inflamação aguda.

TRAUMA

O *trauma* é causado por uma força externa. Essa, para ser prejudicial e apresentar sintomas, deve iniciar alterações teciduais dentro da coluna cervical que excedam o movimento ou a posição normal dos segmentos da coluna. A elasticidade ou plasticidade dos tecidos envolvidos deve ser excedida e/ou traumatizada para liberar substâncias químicas nociceptoras.

Predominante no conceito de trauma são as forças externas geradas com subseqüentes alterações teciduais pelas lesões de hiperflexão e hiperextensão. Esse é um tópico complexo cuja discussão se encontra no Capítulo 6.

Os mecanismos que lesam os tecidos são ligamentares, capsulares, musculares, discogênicos e até neurológicos. A história envolve o mecanismo, e o exame verifica a resposta tecidual residual. Foram excedidos, como regra, a flexão, a extensão, a rotação e a flexão lateral normal. Os ligamentos e os músculos, com seus compartimentos fasciais, foram movidos além da amplitude fisiológica.

Subluxação é um termo apropriado, significando que ocorreu uma pequena porção de *luxação (deslocamento)*. Os tecidos de contensão habituais, normalmente são os ligamentos, os músculos, seus conteúdos fasciais, as cápsulas articulares e até mesmo as fibras anulares dos discos. A subluxação presume que esses tecidos excederam sua função restritiva: os tecidos foram lesados.

A história revela o significado do impacto pela força, pela direção, pela reação imediata experimentada e a subseqüente sensação residual. A condição tecidual precedente do indivíduo também pode indicar a lesão em potencial resultante nesses tecidos condicionados ou descondicionados a partir do trauma externo.

Pelo fato de a amplitude de movimento ser o critério de normalidade dos tecidos articulares envolvidos e seus tecidos periarticulares, essa amplitude deve ser testada. O conhecimento da amplitude normal de movimento consiste no critério usado para medir a amplitude corrente. Deve-se lembrar que cada segmento da coluna cervical tem direção e amplitude de movimento específicas: flexão e extensão, 35° entre o occipital e o atlas; rotação, 80 a 90° entre o atlas e o áxis; e a combinação de flexão, extensão, rotação e flexão lateral entre cada segmento da coluna cervical baixa.

O exame cuidadosamente executado mostra a restrição de cada um desses segmentos. A dor e a restrição nos pontos finais de movimento revelam o desvio da normalidade e em qual nível cervical específico isso ocorre. A limitação com ou sem dor envolve tecidos da cápsula articular, ligamentos ou, ainda, tecidos musculares miofasciais.

A dor habitualmente causa contração muscular isométrica reflexa para *imobilizar* a articulação traumatizada. A contração muscular, denominada de *espasmo protetor*, é um reflexo neuromuscular. Sua presença é manifestada pela defesa e pelo movimento limitado. Há uma sensação, notada pelo examinador, que revela a diferença entre a limitação articular ligamentar e a limitação do espasmo muscular protetor. A limitação de amplitude é mais segmentar do que geral no envolvimento ligamentar-articular comparado ao espasmo. O dolorimento é também mais generalizado no espasmo. O espasmo tem a tendência de ceder lentamente, embora com limitação, ao movimento passivo gentil. A limitação segmentar, além da limitação geral, indica restrição ligamentar articular, mais do que defesa muscular.

O teste da amplitude de movimento deve ser considerado no contexto de *passiva* e *ativa*. A *passiva* é a amplitude de movimento obtida pelo examinador; a *ativa* é a obtida pelo paciente. A primeira dá a informação objetiva, embora restringida ou influenciada pela capacidade do paciente em ser examinado. A dor e o temor obviamente influenciam o resultado. A amplitude de movimento é influenciada significativamente pelo temor e pela tolerância à dor.

O tipo de tecido envolvido – ligamento, cápsula, músculo, fáscia ou mesmo disco – não pode ser diferenciado pelo examinador, já que todos podem ter parte na restrição e na produção da dor. Há uma diferença no significado da lesão tecidual, contudo, que torna essa diferenciação menos significativa. A lesão de partes moles – ligamentar, capsular, fascial e muscular – tem um resultado incapacitante futuro menos sombrio. A lesão discogênica, com ou sem lesão neurológica apresenta significado maior.

Ao executar e avaliar o exame, há também o aspecto da agudeza da lesão. A reação imediatamente após a lesão, dentro de horas e/ou dias após o trauma, e mesmo após longo tempo, tem um papel na avaliação do paciente e na sua reação tecidual. No exame inicial imediato, o paciente pode entrar em estado de choque, com reação emocional variável. Por fim, esse choque cede, e os fatores incidentais da reação emocional misturam-se e influenciam a reação da pessoa lesionada. Medo, apreensão, ansiedade e até raiva tornam-se envolvidos. Qualquer um desses fatores influencia os exames passivo e ativo. Tais fatores devem ser levados em consideração ao documentar os resultados do exame.

A diferenciação entre a lesão tecidual e a discogênica e/ou neurológica está discutida nos capítulos sobre o disco cervical (Capítulo 7) e a lesão de chicote (Capítulo 6). Durante o exame, que envolve a anamnese, contudo, o mecanismo de dor cervical deve incluir essa diferenciação. Isso porque o examinador necessita reproduzir uma sensação dolorosa consistente similar à – se não idêntica – da queixa inicial, por constituir parte importante do exame.

Ao testar a amplitude de movimento, ativa ou passiva, a sensação evocada deve ser verificada perguntando-se ao paciente. A sensação exata deve ser descrita pela pessoa quando o exame está em andamento.

Há farta literatura sobre os termos usados pelos pacientes para descrever sua dor. Termos como *excruciante*, *horrível*, *devastadora*, *de morte*, etc., a menos que tenha havido um acidente de maior gravidade, indicam reação emocional. Os termos descrevendo dor em partes moles como *dolorimento*, *doloroso*, *tensão*, *aborrecida*, etc. ocorrem durante o exame. A dor referida sem exame, movimento, posição ou toque deve receber atenção, além de ser reconfirmada com movimento ativo ou passivo.

A dor nervosa é habitualmente uma sensação elétrica – aguda e freqüentemente em direção distal, para longe do pescoço. A dor na cabeça ou face pode alertar o examinador para envolvimento neurológico do segmento cervical superior. Dor, insensibilidade, formigamento ou dolorimento de distribuição interescapular e de extremidade superior pressupõe possível componente neurogênico.

O exame deve diferenciar cuidadosamente o movimento (ativo e passivo) do movimento cervical occipital, em comparação com o movimento cervical. Isso é verdadeiro no movimento de flexão-extensão, bem como na rotação e na flexão lateral. Tal movimento informa onde e quando a dor é sentida durante o exame.

O dolorimento também deve ser testado. Aquele obtido sobre o segmento cervical superior ou na base do crânio supõe envolvimento articular cervical no primeiro, ou envolvimento neurogênico no último.

Ao testar o segmento inferior (de C3 a C7), a flexão lateral nunca deve ser lembrada como um movimento *puro*, mas sempre como componente da rotação. O movimento lateral, seguido pela extensão, promove aproximação das facetas naquele lado, com fechamento (ou abertura) concomitante dos forames intervertebrais. A dor sentida localmente nesse movimento de extensão e rotação envolve as facetas, enquanto a dor sentida na extremidade superior indica um possível comprometimento da raiz nervosa.

A flexão limitada, com ou sem dor local, sugere reação tecidual ligamentar e miofascial do eretor da espinha. Pode haver também dolorimento local pela pressão. A dor referida na extremidade superior, como conseqüência dessa flexão, sugere tração ou compressão da raiz nervosa.

A extensão do pescoço e da cabeça modifica os elementos posteriores das unidades funcionais cervicais: compressão das facetas articulares, das fibras anulares posteriores e fechamento foraminal intervertebral. A dor local assim obtida indica lesão de partes moles, enquanto a dor referida sugere envolvimento nervoso.

Está evidenciado que um exame cuidadoso do tecido envolvido mostra, ou pelo menos sugere, pelos termos descritivos usados pelo paciente e pela manobra que evidenciou ou agravou o sintoma, o mecanismo de lesão e o tecido na coluna cervical que está agora mecanicamente envolvido. Também se a reação é local e qual parte mole está envolvida. Pode haver a sugestão se no exame a dor referida é de origem neurogênica. Outros testes são explorados em outras seções deste texto.

TRAUMA POR TENSÃO

Tensão significa algo diferente para pacientes, médicos, fisiologistas, terapeutas, fisiatras, psicólogos e psiquiatras. No que diz respeito à etiologia da tensão, sua manifestação neuromuscular física é similar. A tensão no sistema neuromuscular manifesta-se por contração muscular *isométrica* sustentada.

As contrações isométrica e isotônica foram discutidas em uma seção prévia deste texto.

> A contração muscular envolve especificamente o encurtamento dos elementos contráteis dos músculos. Todavia, pelo fato de esses músculos apresentarem elementos elásticos e viscosos em série com o mecanismo contrátil, é possível ocorrer contração sem uma diminuição apreciável no comprimento de todo o músculo. Tal contração é chamada de "isométrica" (mesma medida ou comprimento). Uma contração contra uma carga constante, com aproximação das extremidades musculares, resultando em encurtamento, é "isotônica" (Ganong).

Isométrica significa que as fibras musculares se contraem sem encurtamento e sem mudanças articulares no corpo; não ocorre movimento, mas há tensão desenvolvida nas fibras extrafusais do músculo. A tensão a partir do encurtamento gera todos os componentes químicos, elétricos e metabólicos da contração muscular, com todos seus aspectos componentes vasculares.

A contração muscular é essencialmente uma atividade controlada por nervo somático, na qual a célula do corno anterior da substância cinzenta medular é elétrica e quimicamente estimulada. Normalmente, tais contrações estão sob controle voluntário para a obtenção de movimento. Um sistema nervoso central defeituoso, afetado por lesão cerebral, mesencefálica ou medular, pode causar contrações musculares descontroladas, conhecidas como espasticidade. Contudo, essa manifestação muscular não é objeto de atenção neste momento.

Existe um controle nervoso intrínseco da contração muscular, que garante a coordenação automática. Quando há contração muscular aumentada via fibras alfa das fibras somáticas das células do corno anterior (Figura 5.1), há contração aguda das fibras extrafusais do grupo muscular. A extensão (força) da contração depende do número de fibras motoras ativadas.

Esse fator de coordenação, que decide o número de fibras musculares contraindo e a força gerada, deve ser apropriado à tarefa pretendida pelo grupo muscular. Os músculos opostos (antagonistas) devem relaxar apropriadamente. A ação reflexa da contração e o relaxamento muscular oposto são denominados de *relaxamento recíproco agonista-antagonista*. As vias nervosas desse relaxamento recíproco foram bem-documentadas na literatura neurofisiológica.

Deve haver um mecanismo sensor que alimenta a sensação de volta ao centro de coordenação para informar o comprimento e a força adequados gerados pela contração coordenada. Esses comprimento e força devem implementar apropriadamente a ação pretendida.

Essas vias de *feedback* sensor são mediadas pelas células fusiformes, nas fibras musculares, e pelos órgãos de Golgi, nos locais musculotendíneos (Figura 5.2).

Nas fibras musculares *em repouso* (Figura 5.3) não há resposta dos órgãos de Golgi transmitida à medula via fibras Ib, uma vez que o tendão não está sob tensão.

Em virtude de o sistema fusal, mesmo no músculo em repouso, estar sob leve grau de tensão, há impulsos gerados e dirigidos à medula via fibras Ia. No músculo em repouso, há um leve tônus sustentado nas fibras extrafusais, mas sem descarga de fibras alfa.

Quando um músculo é estirado, ativa ou passivamente, os órgãos de Golgi são estimulados e emitem impulsos à medula via fibras Ib. O sistema fusal é passivamente estirado e emite impulsos à medula. Quando o músculo se contrai a partir de um impulso dirigido às fibras extrafusais, via fibras alfa, os órgãos de Golgi são estimulados, porém o sistema fusal permanece silencioso. Em resumo, a ativação do sistema de órgãos de Golgi, com transmissão dentro das fibras Ib, inibe a descarga do sistema fusal através das fibras Ia, a partir do *centro de controle* dentro da medula. Essa relação Golgi-fusal garante a contração muscular apropriada, seja ela alongamento ou tensão-contração.

Qualquer contração muscular deve, assim, ser apropriada para a tarefa pretendida. Não deve haver contração excessiva ou inadequada das fibras extrafusais. As fibras intrafusais (sistema fusal) registram o comprimento, assim como o grau de alongamento. Os órgãos de Golgi regulam a tensão (força). Todos os dados são processados no sistema de coordenação do sistema neurológico em nível medular e influenciados por impulsos maiores oriundos do córtex (Figura 5.4).

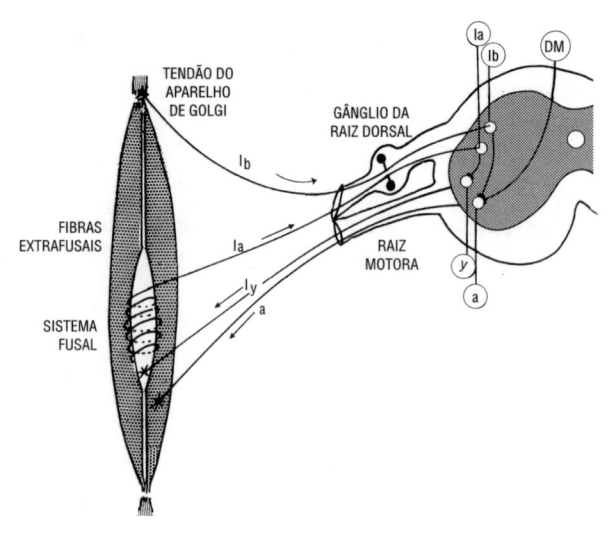

Figura 5.1 Vias dos sistemas fusal e de Golgi na medula. O sistema fusal supre a sensibilidade à medula via fibras Ia; os órgãos de Golgi via fibras Ib. Eles terminam nas células Ia e Ib da substância cinzenta. As fibras motoras direcionam-se ao sistema fusal via fibras gama I. Esses impulsos "zeram" o sistema fusal. As fibras extrafusais são inervadas a partir das células do corno anterior (a) via fibras alfa (a). Dentro da substância cinzenta da medula, estão numerosas fibras intercomunicantes. O controle motor cortical superior é mostrado como DM.

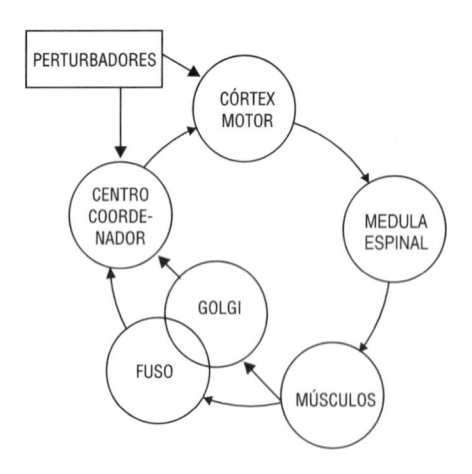

Figura 5.2 Circuito de controle nervoso do sistema muscular. O córtex motor inicia a ação muscular via sistema somático (medula espinal). Os órgãos de Golgi e o sistema fusal agem como sensores que coordenam a ação muscular relacionada com comprimento e força para a ação apropriada. Os *perturbadores* são fatores externos (como a fadiga, a ansiedade, o medo, a raiva, etc.) que perturbam a coordenação fina.

Impulsos extrínsecos influenciam o ciclo. Eles são rotulados como *perturbadores* e podem ser benéficos ao aumentarem a função do sistema quando aparece um obstáculo. Contudo, habitualmente são distúrbios que estragam ou prejudicam a coordenação da função neuromuscular. Essas perturbações incluem fadiga, estresses mecânicos periféricos, dor, raiva, coerção emocional, ansiedade ou depressão. Sua intervenção perturba o equilíbrio apropriado do sistema de coordenação neuromuscular.

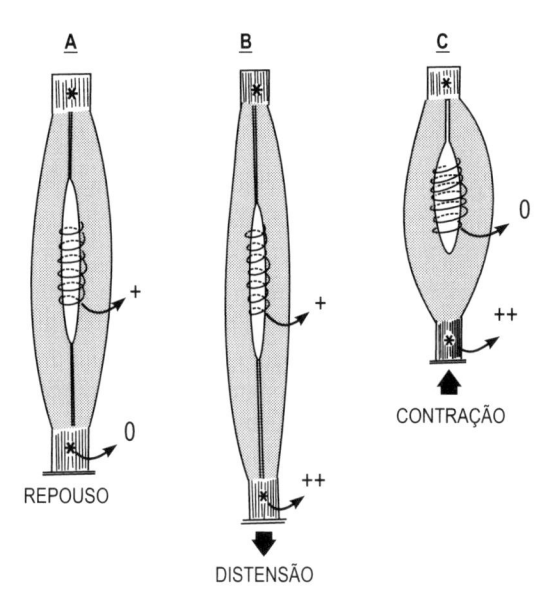

Figura 5.3 Coordenação do sistema fusal do comprimento muscular, das taxas de contração e de tensão. (A) Mostra músculo em repouso que, por seu alongamento intrínseco, ativa o sistema fusal. (B) Mostra a atividade engendrada no órgão de Golgi pelo alongamento passivo sem atividade fusal. No músculo ativamente contraído (C), o fuso é relaxado, e o Golgi fortemente ativado. O fuso e o Golgi coordenam a ação muscular.

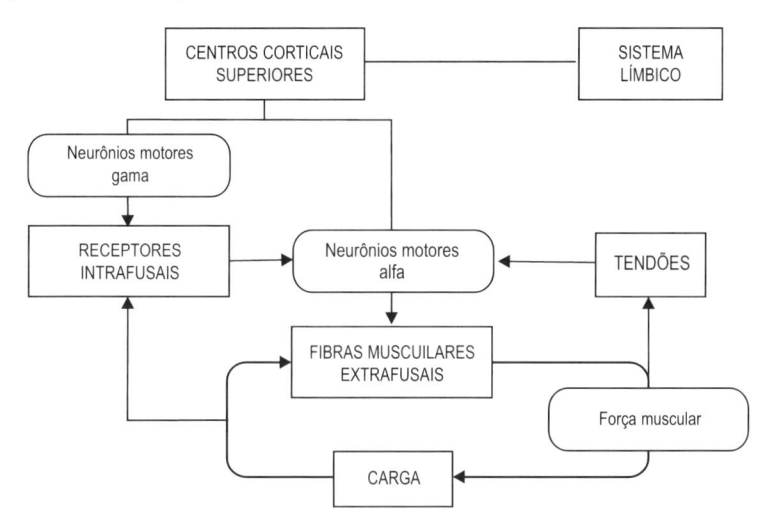

Figura 5.4 Se houver aumento na atividade alfa a partir dos centros corticais mais altos (esforço voluntário ou estresse emocional), as fibras musculares extrafusais encurtam e, mecanicamente, "descarregam" o sistema fusal. Isso perturba a contração coordenada dos neurônios motores alfa e gama. Tanto os neurônios motores alfa quanto os gama são ativados pelos centros mais altos e devem estar em harmonia. A carga é real ou antecipada; em qualquer um dos casos, ela influencia o número de neurônios motores alfa, ativados pelas fibras musculares extrafusais.

Após a contração, os músculos devem relaxar. Isso significa que a duração da contração, bem como sua intensidade e força, devem diminuir ou cessar. O relaxamento permite a restauração do fluxo sangüíneo interno, a diminuição da produção de metabólitos e a reposição dos nutrientes. Se não houver período de relaxamento, o metabolismo normal é interrompido.

O aumento no tônus muscular a partir de fatores emocionais não está bem-documentado na literatura neurofisiológica. Uma relação postulada no sistema nervoso é mostrada na Figura 5.5.

Está provado que as emoções exercem influência a partir do sistema hipotalâmico-límbico, e que o sistema límbico tem manifestações autonômicas do sistema nervoso central. Essas mensagens emocionais são mediadas nos sistemas hormonal e neuromuscular. O que nos interessa, neste estudo, é aquele sistema que se manifesta de forma fisiológica e que traz seqüelas patológicas.

A reação autonômica do sistema nervoso à estimulação hipotalâmico-límbica a partir de trauma emocional é primariamente vascular com contração (ou relaxamento) de músculo *liso* em todo o corpo. Tais músculos lisos são encontrados nos sistemas gastrintestinal, cardiovascular e pulmonar. A contração e o relaxamento dos vasos sangüíneos determinam o grau de fluxo sangüíneo a todos os músculos, incluindo os esqueléticos. Há controvérsias em torno da existência de contração muscular esquelética diretamente atribuível a um impulso motor do sistema nervoso autônomo (Denslow e cols.). Porém, há reação do músculo esquelético ao tônus vascular e ao fluxo sangüíneo. Há, também, controle emocional do sistema musculoesquelético nas manifestações de fuga ou luta, de medo, de ansiedade e de raiva.

A contração agonista-antagonista normal e o relaxamento recíproco do sistema somático estão bem-estudados. A alça gama do sistema nervoso também induz ao relaxamento dos músculos antagonistas. Pode ser a alteração do circuito neuronal dessa alça gama, a partir da estimulação límbica, a causa do tônus muscular isométrico sustentado, via sistema nervoso autônomo (Schmidt).

Quando essa contração muscular isométrica emocionalmente induzida envolve os músculos do pescoço, ocorrem todas as manifestações da contração muscular isométrica sustentada.

Também deve ser compreendido que a contratura isométrica sustentada dos músculos do pescoço podem resultar a partir de posições posturais sustentadas, assim como a partir de tensão nervosa, e que essas posições posturais podem ter uma relação direta com as emoções da pessoa. Todos os aspectos devem ser considerados, mas o resultado é *a contração muscular isométrica sustentada da musculatura cervical.*

A dor e a sensibilidade podem ocorrer dentro de um ventre muscular como resultado de contração aguda ou como resíduo de contração muscular sustentada tanto isométrica quanto isotônica. A contração muscular isométrica é mais capaz de causar dor isquêmica, pois não há o ciclo inteiro de relaxamento entre as contrações, permitindo a eliminação das substâncias residuais metabólicas e o influxo de sangue novo e bem-oxigenado.

A contração muscular sustentada no pescoço, assim como em outras partes do sistema musculoesquelético, tem recebido a denominação de *síndrome da miosite tensional* (SMT) (Sarno). Ela é considerada um resíduo da tensão emocional, ou seja, uma síndrome ocupacional postural sustentada que causa isquemia muscular (Anrep, Barcroft).

É conhecido o fato de o exercício muscular intenso causar dor que pode persistir por várias horas após a cessação do exercício (deVries). Uma *curva de fadiga* foi demonstrada experimentalmente por um instrumento eletromiográfico sensível que revelou diminuição na amplitude da contração voluntária máxima e incapacidade de relaxamento das fibras musculares (deVries).

A incapacidade de relaxar é atribuída à ruptura do sistema fusal pela contração sustentada, pelo alongamento e pelas alterações isquêmicas. É bem aceito em medicina desportiva nas lesões musculoesqueléticas que o estiramento sustentado do músculo afetado por um período de vários minutos resulta em diminuição ou até em cessação da dor. Isso é atribuído ao mecanismo reflexo, no qual foi visto que o estiramento do aparelho tendíneo de Golgi (Figura 3.5) inibe a contração muscular. A amplitude das contrações musculares eletromiográficas diminui quando os músculos envolvidos são alongados (Norris e cols). O reflexo de Golgi *descarrega* o sistema fusal do músculo. Uma vez descarregado e relaxado, o músculo deixa de produzir os resíduos metabólicos da contração, a isquemia mecânica (contração sustentada) é diminuída, há maior fluxo venoso e aumento do aporte de sangue oxigenado ao músculo.

Os metabólitos secretados pelos músculos que permanecem em contração tornam-se irritantes locais, bem como os nociceptores, são o "fator P", troca de potássio e ácido lático.

É uma experiência clínica bem-aceita que o calor local, massagem, ultra-som (calor profundo) e alongamento reduzem a dor da tensão muscular (SMT), o que explica o conceito isquêmico. Os medicamentos que oferecem relaxamento também diminuem a dor de tensão muscular; e a maioria dos medicamentos relaxantes é tranqüilizante psíquico mais do que puramente relaxante das fibras musculares. Isso confirma indiretamente que a tensão emocional provoca tensão muscular sustentada, que, por sua vez, causa dor por isquemia e acúmulo de metabólitos (Figura 5.6).

Foi demonstrado que contrações isométricas fortes provocam rupturas microscópicas de fibras musculares e alguma formação de edema. A inflamação do periósteo, pelo qual os músculos se inserem no osso, bem como seus tecidos periosteais, também provocam dor e sensibilidade local.

A contração muscular sustentada igualmente causa compressão sustentada do disco intervertebral. Essa compressão, tanto quanto a compressão sustentada da cartilagem, diminui a capacidade dos mucopolissacarídeos de embeber o fluido nutriente e, por fim, causa degeneração do disco. Há numerosos fatores causais que levam à degeneração discal, a serem abordados em um capítulo subseqüente, mas a compressão implacável sobre o disco sem liberação é provavelmente fator significativo.

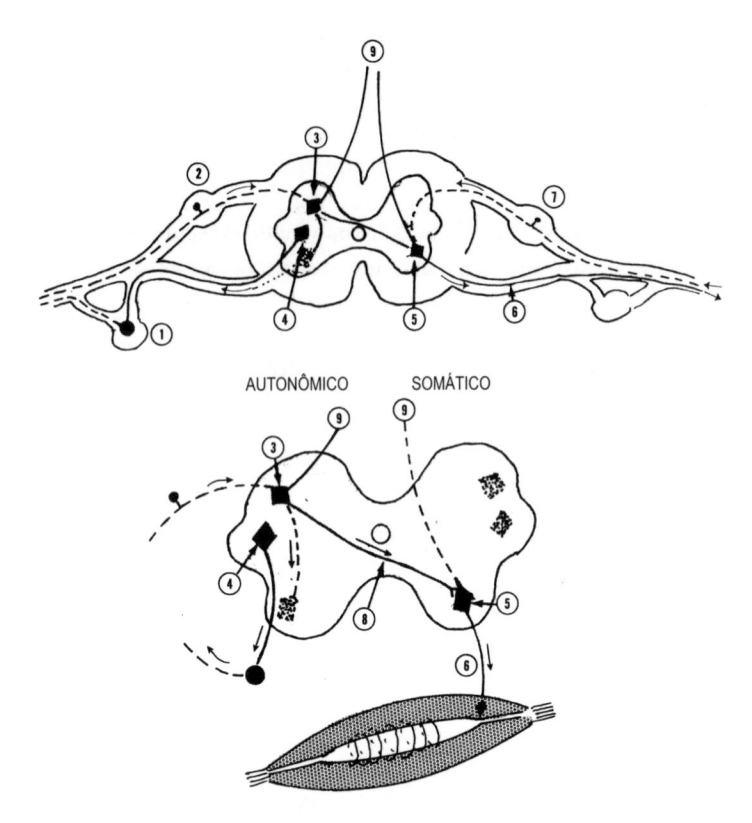

Figura 5.5 Interação autonômico-somática em nível medular. As fibras dos sistemas nervosos autonômico e somático são mostradas: (1) gânglio estrelado, (2) gânglio da raiz dorsal, (3) núcleos de fibras sensitivas dentro da substância cinzenta, (4) células motoras do sistema autonômico, (5) células do corno anterior (motoras somáticas), (6) fibras motoras para os músculos, (7) fibras sensitivas somáticas, (8) conexões neuronais internas do sistemas autonômico e somático e (9) conexões neuronais sensitivas e motoras corticais superiores. (A conexão (8) permanece não-comprovada.)

Como em qualquer tecido cartilaginoso – incluindo-se aí o disco intervertebral –, a nutrição normal requer relaxamento intermitente após a compressão. A expansão mecânica do tecido cartilaginoso embebe as soluções nutrientes a partir dos tecidos do espaço articular. A compressão prolongada no disco inevitavelmente pressiona os fluidos teciduais para *fora da solução*, e a incapacidade de relaxar ou permitir a expansão inibe a embebição. O colágeno e a matriz de mucopolissacarídeos sofrem degeneração, perdendo, com isso, o efeito hidráulico do disco.

A degeneração e a desidratação do disco intervertebral também permitem que se aproximem os pedículos e as articulações dos processos articulares, e o forame se estreite. Essas mudanças mecânicas são o resultado da degeneração discal e correspondem ao efeito mecânico final das forças compressivas musculares externas.

Concluiu-se que a pressão interna no disco causa dor discogênica por pressão nas fibras anulares externas ou por pressão sobre o ligamento longitudinal posterior. A contração muscular isométrica sustentada dos músculos da coluna cervical comprime o disco e causa protrusão do núcleo, com subseqüente protuberância do ânulo. Isso pode resultar em dor. Uma ressonância magnética (RM) revelaria essa condição.

Usado com o propósito de iniciar o relaxamento muscular sob controle voluntário, o *biofeedback* tem sido um tratamento eficaz para aliviar a miosite de tensão. Quando o *biofeedback* demonstra uma diminuição das unidades motoras involuntárias no traçado eletromiográfico, com resultante diminuição da dor, há forte indício de que a dor era causada por contração muscular sustentada.

Um outro aspecto do *biofeedback* usa mudanças térmicas cutâneas a partir da hipertonicidade vasomotora. Aprender a controlar a reação vasomotora com resultante diminuição da dor musculoesquelética também faz supor que a vasoconstrição é uma causa de dor muscular e que a contração muscular sustentada pode ser um componente da isquemia vasomotora (Birk, Taylor).

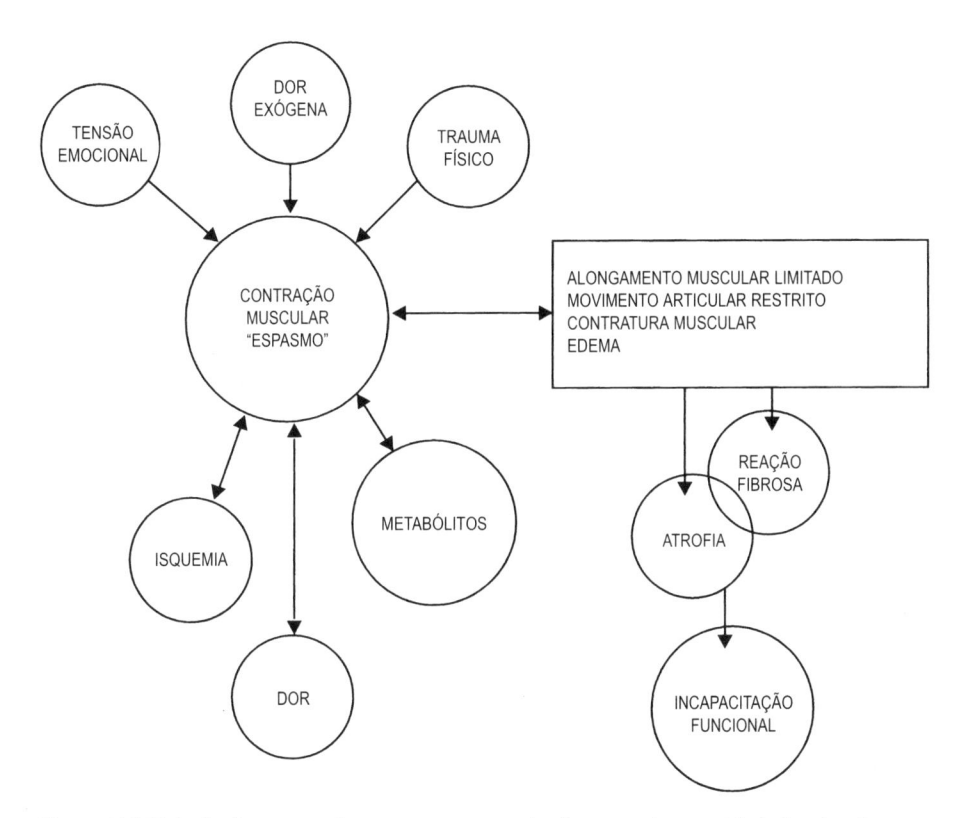

Figura 5.6 Ciclo da dor causando espasmo com evolução para a incapacidade funcional.

O diagnóstico de tensão como causa de sintoma musculoesquelético de dor é feito a partir da história do paciente e de um exame cuidadoso. A pessoa revela a relação da dor originada a partir de uma situação emocionalmente tensa como, por exemplo, uma situação profissional. O diagnóstico de tensão como causa de dor musculoesquelética deve ter valor excludente; ou seja, assegurar-se de que a tensão é responsável quando nenhuma outra causa puder ser encontrada. A afirmativa "está tudo na sua cabeça porque você está tenso" é uma acusação, não um diagnóstico.

"Eu fico tenso por pressão no trabalho", "Quando eu me chateio, meu pescoço fica tenso e eu fico com ele duro e com dor de cabeça", "Meu marido é tão exigente que eu fico chateada e meu pescoço começa a doer", "Eu fico 'embolado' quando discutimos", "Quando eu fico brava, meu pescoço 'fica duro'", "Meu pescoço fica doloroso e duro a partir das pressões no trabalho, e meu quiroprático diz que o pescoço está 'duro' e desalinhado", "Eu não consigo virar a cabeça sem sentir dor após uma discussão com meu filho", "Meu trabalho é muito desgastante e eu fico com o pescoço duro, doendo muito" – essas são típicas afirmativas na história de um paciente que sofre de dor cervical originada de tensão emocional. Pode-se obter a relação dos sintomas do pescoço a partir de uma situação tensa induzida. O paciente freqüentemente associa também os sintomas com o estresse emocional. Essa associação auxilia no diagnóstico e ajuda na orientação ao paciente para um programa de terapia benéfica construtiva.

O exame começa com a aparência do indivíduo. A tensão é retratada na atitude, nos maneirismos, na maneira de falar, na atitude postural de raiva, de tensão, de ansiedade ou depressão. O uso, pelo paciente, de certas palavras na história alerta o examinador sobre a presença de ansiedade ou tensão. As palavras descritivas do paciente contêm um grande significado. A sensação de dor muscular pode ser descrita como *tensa, apertada, em nós, nódulos, dor profunda* ou *queimação*.

O exame é feito agora ativa e passivamente, verificando o pescoço e, com freqüência, reproduzindo a dor. O aspecto comum do exame musculoesquelético é a determinação da *amplitude de movimento* (ADM). A ADM não é sinônimo de movimento normal. A amplitude de movimento do pescoço é o grau de movimento elucidado pelo movimento passivo e observado em que nível da coluna cervical há limitação da mobilidade. A controvérsia em determinar a razão para a perda de ADM é se a limitação se dá por alterações estruturais das articulações, por alterações em partes moles ou por espasmo muscular protetor como seqüela de dor, ansiedade ou medo.

Não há critérios fixos e rígidos que estabeleçam quais desses fatores é a causa de ADM limitada. Com freqüência, um teste passivo cuidadoso determina se há limitação *protetora* imposta pelo paciente por medo, por reação à dor ou por ansiedade. Nesse caso, a limitação passa ao examinador uma certa sensação de restrição. Algum *ganho* pode ser obtido durante o exame com distração ou ao se executar o teste com o paciente em posições variadas.

A restrição do movimento em qualquer direção específica ou qualquer movimento é sintomática. Se a limitação for em *todas as direções do movimento* e em toda amplitude, questiona-se acerca das estruturas que podem restringir a totalidade do movimento. A limitação em todas as direções e em toda a extensão não é anatômica, uma vez que envolve todos os tecidos – ligamentos, cápsulas articulares e todos os músculos da coluna cervical. Alguma restrição indica que há *defesa* muscular reduzindo o movimento e inibindo a amplitude normal. O limite muscular mais comum é a tensão causada por ansiedade, medo, apreensão ou preocupação com a dor.

No exame, deve estar sempre em mente a ADM do segmento cervical superior (occipitoatlantoaxial), bem como a do segmento cervical inferior (de C3 a C7). Os movimentos passivos e ativos devem coincidir com o movimento normal esperado para cada segmento.

Quando houver limitação total e restrição inflexível para qualquer grau em todos os níveis da coluna cervical, o examinador deve concluir que a amplitude limitada é uma defesa da dor, ansiedade, medo e apreensão. Essa defesa pode significar uma ação reflexa não-intencional e não deve inferir fingimento, mas apenas amplitude limitada de movimento não causada por alterações estruturais na coluna cervical. É de responsabilidade do examinador verificar a razão da defesa do paciente.

O relato de há quanto tempo a restrição foi notada pelo paciente é importante. Uma limitação breve e recente após um trauma é compreensível, mas a limitação persistente sem lesão confirmada indica defesa por tensão.

A ADM restrita no final do movimento articular faz supor restrição imposta por estiramento capsular, bem como a limitação do alongamento miofascial, que oferece ao examinador uma sensação elástica e uma breve reação de rebote ao tentar mover. A resistência produz sensação pastosa no movimento passivo, e a restrição da ADM ativa confirma a provável etiologia de tensão emocional.

Alcançar o final da ADM pode ser *desconfortável*, mas, feito de forma gentil, não é particularmente *doloroso, excruciante, de matar, horrível ou insuportável*. Em um indivíduo apreensivo, que está com sua mobilidade diminuída como resultado de ansiedade ou medo, tal dor ou desconforto ocorre em todos os movimentos, em todos os pontos da amplitude, em todas as direções e pode evocar todos os termos acima, descritivos de sensação dolorosa.

A extensão da amplitude passiva diminuída a partir de uma *compressão discal* ou *subluxação vertebral* sem trauma correspondente ou evidência radiográfica é insustentável e não deve ser referida a um paciente apreensivo.

O exame radiográfico que revela uma retificação da lordose cervical indica *espasmo* muscular, que deve ser diferenciado da posição do paciente durante o exame radiográfico e ser clinicamente confirmado. Freqüentemente há uma tendência a se *supervalorizar* os achados radiográficos; ou seja, assumir que eles sejam evidência de patologia em vez de confirmar a suspeita clínica. Nunca pode ser esquecido que esses exames oferecem a revelação confirmatória ou a confirmação dos achados clínicos suspeitados e que, por si, os achados podem ser passivos de confusão.

O diagnóstico de miosite por tensão cervical deve ser um diagnóstico verdadeiro, nunca uma acusação ou dedução casual apenas porque nenhuma patologia orgânica foi encontrada.

A tensão, emocional ou postural, pode ser considerada um trauma à coluna cervical e causar dor e incapacidade. Os fatores revelados a partir da história e do exame físico sugerem disfunção esquelética neuromuscular. Nossa discussão até agora enfocou a tensão emocional, assim como o trauma. Agora nós podemos nos concentrar na miosite de tensão por postura.

A amplitude de movimento limitada por *artrite* cervical não cai na categoria de limitação por tensão; ela está discutida no Capítulo 8, que lida com a artrite degenerativa.

TRAUMA POR POSTURA

O conceito de trauma na coluna cervical por alteração postural pode confundir o profissional. A postura errada danifica numerosos aspectos do sistema musculoesquelético, especialmente a coluna vertebral. As lesões na coluna cervical por postura deficiente é uma causa freqüente de dor e incapacidade.

Para revisar brevemente a postura normal relacionada à coluna cervical, ela pode ser definida como lordose cervical assumida e mantida na posição da cabeça diretamente dentro do centro de gravidade.

Postura *normal* indica que:
1. essencialmente, há atividade muscular mínima ou nenhuma para sustentar a cabeça;
2. os discos intervertebrais, mantidos em alinhamento apropriado, não experimentam compressão anular excessiva anterior ou posteriormente;
3. o núcleo permanece no seu centro fisiológico exato;
4. as articulações dos processos articulares (zigoapofisárias) estão adequadamente alinhadas e não sustentam peso excessivo quando o corpo assume a postura ereta;
5. os forames intervertebrais permanecem apropriadamente abertos, e as raízes nervosas emergem com espaço adequado.

A postura imprópria afeta todos esses fatores e prejudica o equilíbrio sem esforço, tendo como resultado a dor e a incapacidade. A postura deve ser avaliada no corpo de pé, sentado e em funcionamento, mantendo-a apropriada, com a cabeça no centro de gravidade; a cabeça é segura por ligamentos, fáscia, pressão discal e cápsula articular. O tônus muscular isométrico apenas suplementa esses tecidos de sustentação.

A postura ereta apropriada foi discutida no Capítulo 1. A cabeça está apenas levemente anterior ao centro de gravidade, com o meato auditivo como o ponto superior na linha de gravidade. Esse centro passa através da curva da lordose cervical e desce anterior às articulações atlantoaxiais e pelas vértebras cervicais inferiores.

Em razão de a cabeça ser mantida levemente anterior ao centro de gravidade, os tecidos que evitam a rotação para a frente e para baixo são a musculatura posterior e as estruturas ligamentares posteriores. Tais tecidos atuam de forma estática, com o ligamento nucal, desempenhando um papel importante. A musculatura eretora da espinha age em um esforço isotônico para diminuir a tensão sobre os ligamentos.

Postura ereta apropriada. Com o passar dos anos apareceram numerosos textos direcionados ao tópico da postura ereta apropriada. A evolução foi documentada, assim como os mecanismos neuromusculares básicos. A aproximação do centro de gravidade foi postulada como *ideal,* com o mínimo de curvatura longe do centro. Em essência, para manter a postura fisiológica apropriada, a cabeça deve ser mantida sem esforços no ápice da coluna cervical, no centro de gravidade, com um mínimo de lordose cervical.

Esse axioma aplica-se não apenas à coluna cervical, mas também às curvaturas torácica e lombar. Deve haver um mínimo de cifose dorsal e lordose lombar. Um excesso de qualquer uma dessas duas curvas influi sobre a curva superposta da coluna cervical (Figura 5.7).

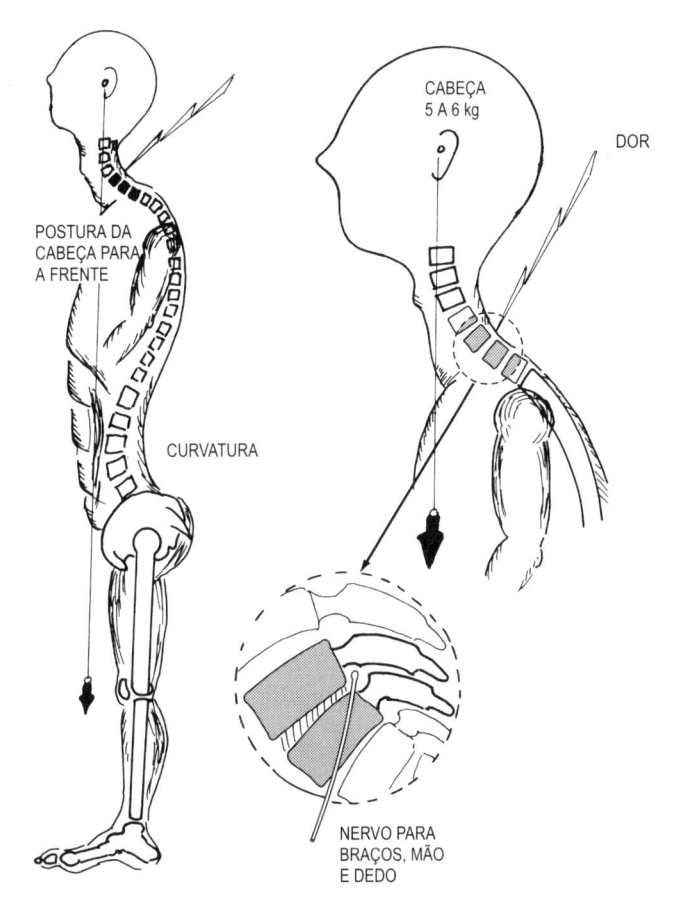

Figura 5.7 Estratégia de rejuvenescimento da postura com a cabeça para a frente. Quando a cabeça é mantida para a frente do centro de gravidade (postura com a cabeça para a frente), a cabeça de 5 a 6 kg aumenta a lordose e fecha os forames posteriores, comprimindo as raízes nervosas.

Uma *postura anterior da cabeça* ocorrendo a partir de cifose dorsal coloca a cabeça para a frente do centro de gravidade. A cabeça de um adulto médio pesa perto de 4 a 6 kg. Se a cabeça for considerada como pesando 5 kg e for mantida 7,5 cm à frente do centro de gravidade, a cabeça agora essencialmente "pesa" 15 kg (Figura 5.8). Há aumento na lordose cervical, por isso cada unidade funcional também aumenta seu ângulo lordótico. Esse aumento aproxima e comprime o aspecto posterior do disco (Figura 5.9).

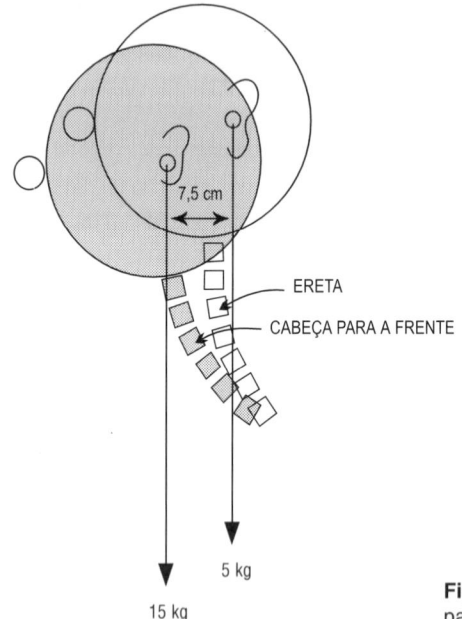

Figura 5.8 Peso da cabeça na postura da cabeça para a frente

Além do estiramento do pescoço com todas suas seqüelas, há outras alterações somáticas que causam incapacidade e desconforto (Figura 5.10). Os ombros *caem*, de modo que as escápulas rodam para baixo, o peito afunda, a cavidade torácica fica diminuída com a conseqüente redução da capacidade vital, e a pessoa fica, literalmente, menor em altura.

Dessas seqüelas, a postura do ombro caído influencia negativamente a coluna cervical. O músculo trapézio superior origina-se a partir da coluna cervical, e a escápula deprimida imprime tensão muscular sobre o pescoço. A postura da cabeça para a frente é um dos primeiros sintomas de síndrome ombro-mão e síndrome do desfiladeiro torácico que representa um aspecto no diagnóstico diferencial ao se avaliar a causa exata dos sintomas radiculares neurológicos da extremidade superior.

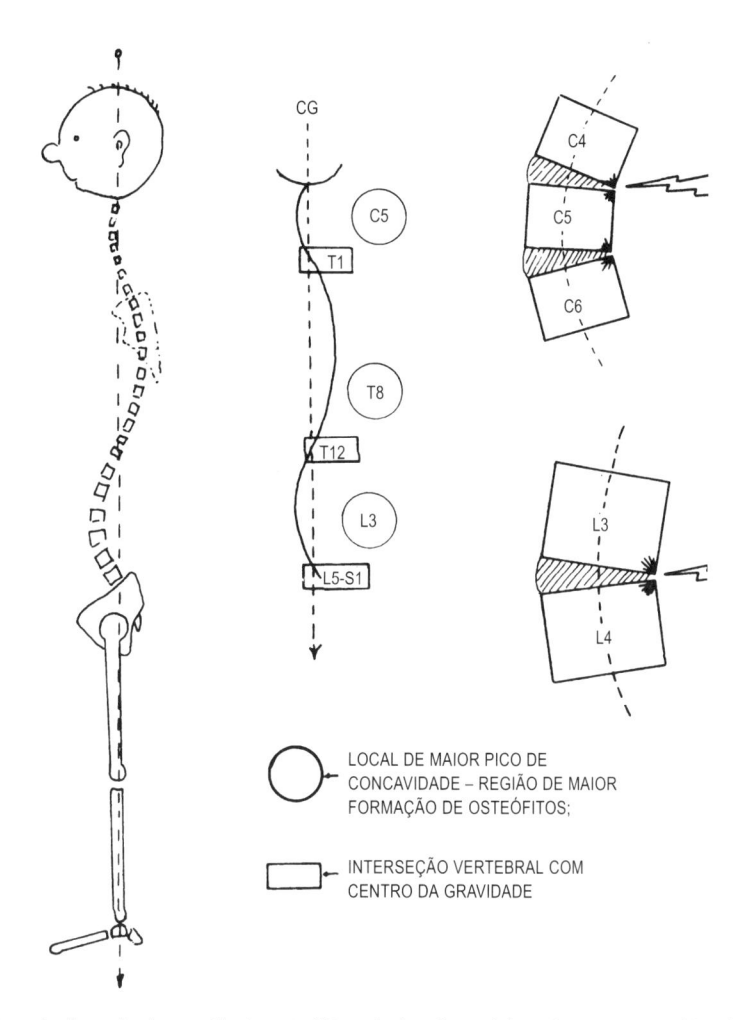

Figura 5.9 Locais de maior formação de osteófitos. A vista lateral da coluna ereta estática (postura) demonstra os locais de transecção da coluna com o fio de prumo da gravidade (meato auditivo externo, processo odontóide, T11, T12 e promontório do sacro). Os maiores pontos de pressão, logo os locais de formação de osteófitos, estão nos pontos de maior concavidade, mais longe do fio de prumo (C3, T8, L3).

Assumindo a postura da cabeça para a frente, inclinando-se na cintura e levando a cabeça à posição de visão horizontal fisiologicamente aumenta a lordose cervical. Essa posição assumida, por si, diminui a ADM rotacional ativa e passiva normal. Uma pessoa pode normalmente diminuir a capacidade de virar a cabeça para a direita ou para a esquerda ao assumir uma postura exagerada para a frente da cabeça. Nessa postura intencionalmente exagerada, há perda de 25 a 50% da rotação normal em cada lado. Essa é uma perda fisiológica de ADM sem qualquer desconforto.

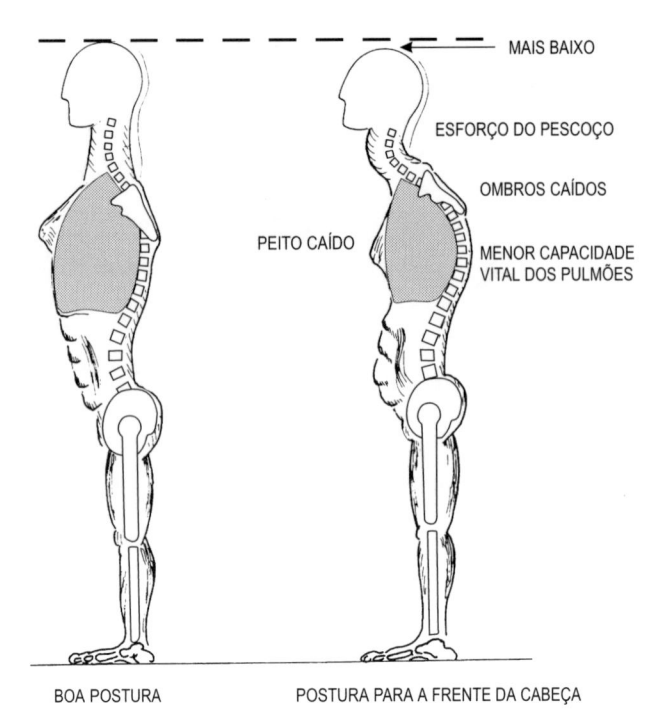

Figura 5.10 Seqüelas dolorosas da estratégia de rejuvenescimento da postura para a frente da cabeça. Em adição aos efeitos na coluna cervical, o peito feminino afunda, os ombros caem, há um encurtamento da estatura ereta e uma diminuição da capacidade vital pulmonar.

Essa postura, contudo, pode vir a se tornar patológica quando mantida persistentemente. Nessa posição, as articulações dos processos articulares (facetárias) tornam-se carregadas ao máximo e sua cartilagem é exposta a trauma recorrente e persistente.

Nessa postura lordótica cervical aumentada, os forames intervertebrais estão fechados, e as raízes nervosas são potencialmente comprimidas.

Com a compressão prolongada e incessante da postura, as cápsulas articulares dos processos articulares tendem a se contrair e até aderirem-se, levando, assim, a uma limitação estrutural gradativa. Com as mudanças estruturais cartilaginosas, ocorre uma condição artrítica degenerativa das articulações facetárias. Se também houver tensão muscular superposta, a compressão é aumentada e são precipitadas alterações estruturais teciduais.

Há muitas atividades da vida diária que exigem essa postura e devem ser reconhecidas e corrigidas antes que ocorram alterações irreparáveis. Apenas para citar algumas, o uso de lentes bifocais, postura errada ao sentar – especialmente na frente de um computador (Figura 5.11) – postura em pé prolongada requerida em muitas ocupações (Figura 5.12), de maneira que exercícios diários de flexibilidade devem ser recomendados (Figura 5.13).

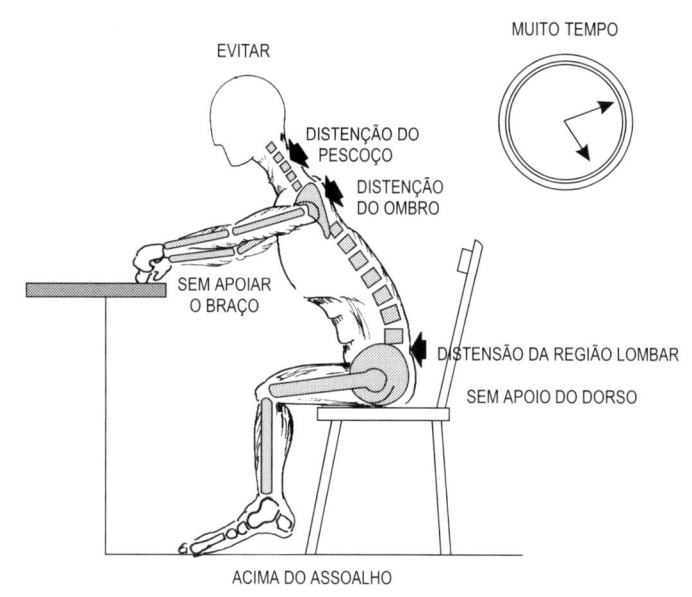

Figura 5.11 Postura errada ao sentar cria estresse cervical.

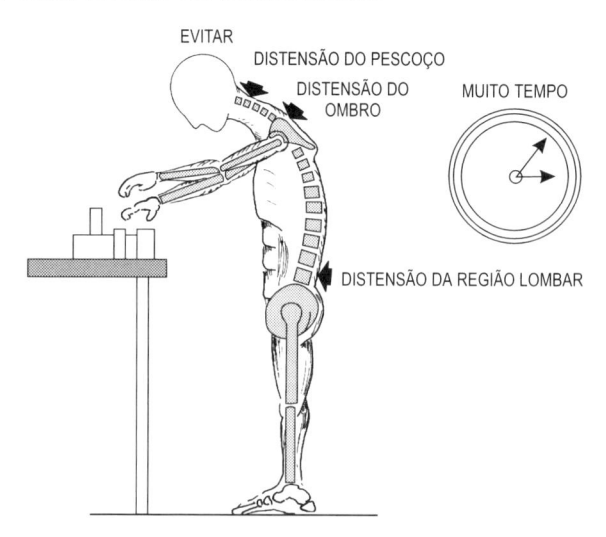

Figura 5.12 Postura errada de pé cria estresse cervical ocupacional.

É interessante que a condição de artralgia da articulação temporomandibular (síndrome da ATM) é agora considerada como relacionada e agravada pela postura anterior da cabeça, bem como pela tensão emocional profunda. Esses fatores – tensão e postura errada – contribuem para os mal-alinhamentos dentais e constituem o conceito corrente que deve ser incorporado para o tratamento apropriado da síndrome da ATM.

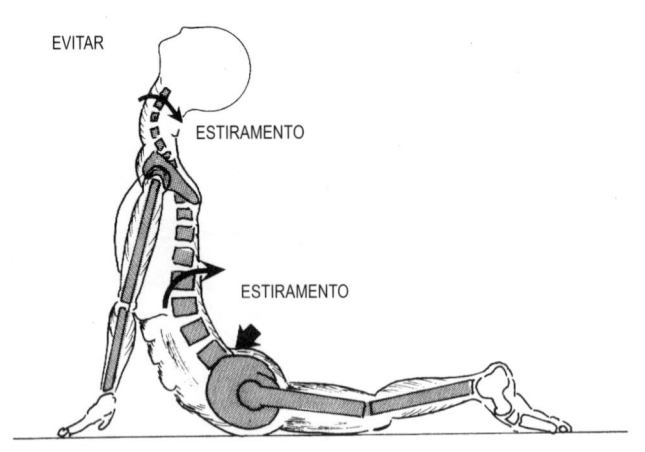

Figura 5.13 Exercícios de hiperextensão prejudiciais à coluna cervical.

A postura de depressão é essencialmente aquela retratada na postura da cabeça para a frente. A atitude abatida e a atividade muscular diminuída dessa condição psiquiátrica incorrem todos os aspectos patológicos da postura anterior da cabeça que, ao causar dor e incapacidade física, agravam a condição de depressão emocional. Não é suficiente tratar meramente com fármacos psicoterapêuticos e psicoterapia, pois todos os aspectos da postura patológica e a produção de dor devem também ser abordados e remediados.

Por conseguinte, aceitando o trauma como um problema causador de dor cervical, os traumas da postura errada combinam-se com o trauma da tensão. A tensão postural exige que os músculos extensores da coluna cervical estejam em contração isométrica sustentada para suportar a cabeça em sua posição para a frente do centro de gravidade.

Devido a essa postura, as estruturas de sustentação normais (pressão discal interna, ligamentos intervertebrais, ligamento nucal, etc.) agora devem ser suplementados pela contração muscular isométrica da musculatura extensora. Essa ação muscular é uma atividade compensatória, que é iniciada pelos mecanismos patológicos discutidos anteriormente. A contração da fibra muscular extrafusal é iniciada e mantida pela gravidade, e a reação neuromuscular fisiológica normal gradualmente se torna patológica.

O terceiro trauma foi enunciado como sendo a *subluxação* a partir de forças externas: a chamada lesão do chicote será discutida no capítulo seguinte.

REFERÊNCIAS BIBLIOGRÁFICAS

Anrep, GJ and Saalfeld, EV: The blood flow-through skeletal muscle in relation to its contraction. J Physiol 85:375, 1935.

Barcroft, H and Millen, JLE: The blood flow-through muscle during contraction. J Physiol 107:518, 1948.

Birk, L: Biofeedback: Behavioral Medicine. Grune & Stratton, New York, 1973.
Campbell, HJ: Correlative Physiology of the Nervous System. Academic Press, London, 1969.
Denslow, JS, Korr, IM, and Krems, AD: Quantitative studies of chronic facilitation in human motoneuron pools. Am J Physiol 150:229, 1947.
deVries, HA: Physiology of Exercise, ed. 3. William C. Brown Pubs, Dubuque, IA, 1980.
Farfan, HF: The scientific basis of manipulative procedures. Clin Rheum Dis 6(1):159, 1980.
Ganong, WF: Review of Medical Physiology, ed 7. Lange Medical Publications, Los Altos, CA, 1973.
Henry, JP and Stephens, PM: Stress, Health and the Social Environment: A Sociobiological Approach to Medicine. Springer-Verlag, New York, 1977.
McMahon, TA: Muscles, Reflexes and Locomotion. Princeton University Press, Princeton, NJ, 1984.
Norris, FH, et al: An electromyographic study of induced and spontaneous muscle cramps. Electroencephalogr Clin Neurophysiol 9:139, 1957.
Sarno, J: Mind over Back Pain, William Morrow and Co., New York, 1984.
Schmidt, RF (ed): Fundamentals of Neurophysiology, ed 2. Springer-Verlag, Berlin, 1978.
Taylor, LP: Electromyographic Biofeedback Therapy. Biofeedback and Advanced Therapy Institute, Los Angeles, CA, 1981.

CAPÍTULO 6

Subluxações da coluna cervical: a lesão do chicote

As lesões de hiperflexão e hiperextensão da coluna cervical são denominadas universalmente de lesão do chicote. Contudo, o termo permanece controverso, sem ter compreensão ou aceitação universal de sua definição.

A lesão do chicote tem-se tornado comum nas áreas médica e legal. Suas vítimas vão aos tribunais, e os queixosos e seus advogados tentam receber compensação adequada para as dores e incapacidades resultantes. As seguradoras são inundadas com queixas e garantem que as numerosas compensações para essas lesões são a causa dos custos exorbitantes dos seguros.

Essa circunstância ocorre cada vez mais nas sociedades ocidentais, em que o automóvel é o meio predominante de transporte. Percebe-se esse procedimento mais nas regiões metropolitanas, o que acaba se transformando em causa importante de perda do tempo de trabalho. A incidência é maior em mulheres do que em homens (5 para 1) e no grupo etário dos 30 aos 50 anos (Su e Su).

Os sintomas duram mais de seis meses em 75% dos pacientes, que perdem em média oito semanas de trabalho.

A denominação lesão do chicote, aplicada às lesões de hiperextensão, foi adotada pelo Dr. Harold Crowe em 1928. Na descrição original, os efeitos da aceleração-desaceleração súbita no pescoço e da parte superior do corpo a partir de forte impacto foram descritos como resultantes de um violento "efeito chicotada". Tal denominação era usada essencialmente para descrever o efeito do trauma externo. A lesão tecidual causadora dos sintomas produzidos pelo impacto mecânico foi gradualmente se tornando o que significa o termo diagnóstico médico – lesão do chicote.

A controvérsia persiste, contudo, em relação com a sua análise. Saternus postulou que "este diagnóstico deve levar em consideração aspectos anatômicos e mecânicos" e deve ser limitado a uma aceleração (desaceleração) com "violenta força de *deslocamento*" do esqueleto axial estacionário, ocasionando efeitos "típicos" na cabeça e pescoço não-contidos, com a produção de "estiramento grave de partes moles, de articulações intervertebrais, de raízes nervosas e de nervos periféricos nas regiões cervicais posteriores da coluna" (Figura 6.1).

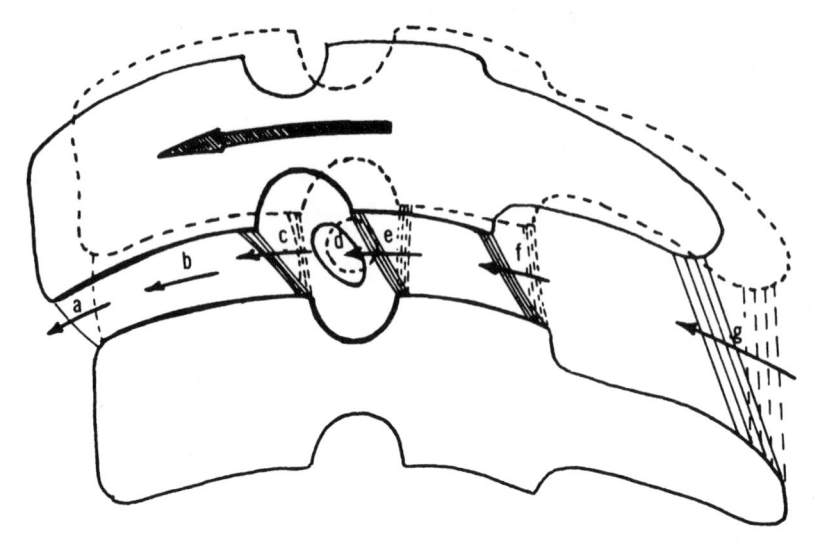

Figura 6.1 Tecidos envolvidos na entorse em hiperflexão do pescoço. a = ligamento longitudinal anterior; b = disco intervertebral; c = ligamento longitudinal posterior; d = raiz nervosa; e = ligamento amarelo; f = ligamentos interespinais; g = músculos nucais.

Em essência, a definição de Saternus descreve uma *luxação* ou *subluxação* articular, causando lesão de estiramento-torção nas partes moles periarticulares (Figura 6.2).

A lesão do chicote é considerada uma lesão de partes moles por aceleração-desaceleração, particularmente um tipo de dano por *estiramento-torção*. Ao contrário da lesão do chicote, o *estiramento-torção* tem sido definido e geralmente aceito.

O termo *estiramento* é definido no *Stedman's Medical Dictionary* como uma lesão resultante de uso excessivo. *Torção*, do latim *exprimere* (comprimir) é definida como um dano articular com possível ruptura de alguns dos ligamentos e tendões sem luxação ou fratura. A partir do latim *dis* (longe) e *locatio* (um local), *deslocamento* é definido como "um desarranjo da relação normal dos ossos que formam uma articulação". Isso também é chamado de *luxação*.

Há um paradoxo aqui, porque é difícil visualizar uma "torção" causando ruptura a um ligamento que não excedeu sua amplitude normal de movimento – "luxação" ou "subluxação". Por suas definições, luxação e subluxação são desarranjos das superfícies articulares opostas. Se uma lesão do chicote é uma torção grave, deve ser entendido que houve luxação ou subluxação.

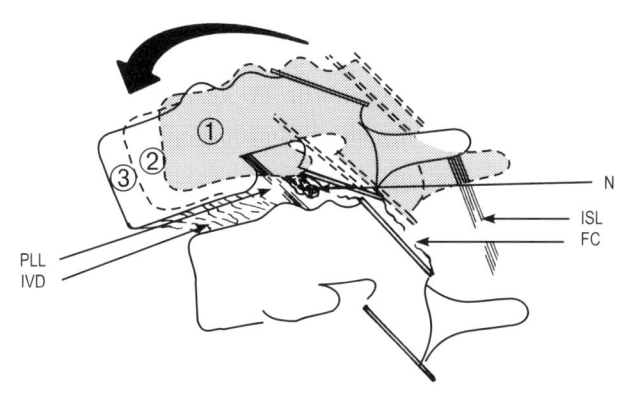

Figura 6.2 Lesão por hiperextensão-hiperflexão. A flexão fisiológica normal (1 a 2) é possível sem lesão de partes moles. Quando o movimento excede (3), o disco intervertebral (IVD) é patologicamente deformado, o ligamento longitudinal posterior (PLL) é estirado ou rompido, o nervo (N) é comprimido agudamente, a cápsula da faceta (FC) é rompida ou estirada, e o ligamento interespinal (ISL) é lesionado.

Predomina o pensamento de que a lesão do chicote é essencialmente de aceleração, com lesão secundária de desaceleração. É postulado um fenômeno de rebote, com flexão seguindo à extensão (ou vice-versa, quando a lesão original for em flexão). A hiperextensão não precisa seguir a hiperflexão, nem o oposto. Um ou ambos podem ocorrer e precisam ser documentados por meio de anamnese cuidadosa.

Crowe alegava que "lesões dinâmicas da coluna causam um problema patológico genuíno que provoca perturbação e incapacidade prolongada, com freqüência durante vários anos após o acidente". Bosworth é mais direto, afirmando que "o pescoço não é um chicote... Esse diagnóstico é vago e completamente não-científico... Há uma tendência para essa terminologia ser empregada... apesar da falta de conhecimento suficiente para se fazer um diagnóstico específico... o termo, para o honesto, é meramente um baluarte atrás do qual se esquiva; ao desonesto (é) uma miragem com a qual se confunde e ilude". Munro afirmou "na sua forma pura e quando corretamente diagnosticado, os sintomas da "lesão do chicote" são aqueles do espasmo muscular cervical, freqüentemente complicados pela neurose".

As forças de desaceleração ou de aceleração podem ser de translação linear, translação lateral, rotacional, compressiva, ou uma combinação dessas forças. Numerosos estudos ergonômicos têm fornecido dados científicos relacionados às forças experimentadas (Severy; Mertz e Patrick; McGhee). Pela anamnese acurada, a força ofensora deve ser documentada para determinar o(s) tecido(s) afetado(s).

Os sintomas alegadamente resultantes desse tipo de lesão não são claramente descritos, mas todos podem ser atribuídos à nocicepção a partir das partes moles lesionadas, neste caso, a coluna cervical. Johkees afirmou: "as vítimas recuperaram-se muito bem de todas as outras fraturas e lesões que o acidente causou e retornaram ao trabalho e à vida normal, mas... muitas vezes o drama 'sem sintomas' do pescoço estirado precisa de tratamento apropriado (para recuperação) de partes moles cervicais".

Os locais teciduais de nocicepção na coluna cervical foram discutidos no Capítulo 2, mas uma breve revisão à reação pertinente ao estresse externo é apropriada nesse momento.

Os tecidos da coluna cervical que contêm inervação capaz de transmitir dor foram assim resumidos:
1. ligamento longitudinal anterior;
2. camadas externas do ânulo do disco intervertebral;
3. ligamento longitudinal posterior;
4. dura de raiz nervosa;
5. cápsula das articulações dos processos articulares (facetárias);
6. ligamentos intervertebrais;
7. musculatura extensora;
8. ligamento longitudinal posterior;
9. musculatura flexora: músculo longo do pescoço e músculo escaleno.

A fáscia pré-cervical também pode ser um local nociceptor, especialmente onde é cruzada pelos nervos simpáticos. Todos esses tecidos serão discutidos apropriadamente, mais tarde, neste capítulo.

Os músculos externos do pescoço também ficam comprometidos. Selecki dividiu as lesões do pescoço em diversas categorias. As que ele denominou *leves* resultavam de dano por hiperextensão dos músculos longo do pescoço e escaleno: as *moderadas* apresentavam rupturas dos músculo longo do pescoço e do escaleno, bem como do ligamento longitudinal anterior. Nesta última pode haver trauma do esôfago, laringe, discos intervertebrais, raízes nervosas e, até mesmo, das artérias vertebrais e de sua inervação intrínseca, com sintomatologia resultante. Na categoria *grave*, Selecki incluiu a ruptura do ânulo discal, lesão de raiz nervosa e, ainda, possível contusão do tronco cerebral.

As queixas mais comumente expressas após uma lesão do chicote incluem:
1. dor cervical – dor de várias descrições e intensidades;
2. "rigidez" do pescoço com movimento limitado;
3. cefaléia;
4. dor no ombro – freqüentemente de localização interescapular;
5. dolorimento cervical
6. uma queixa de "espasmo".

Pode haver evidência subjetiva e objetiva de radiculopatia nervosa. A queixa de irritação de raiz nervosa – irradiação dermatômica ou miotômica – sugere possível lesão mais significativa. Todos esses sintomas são considerados e avaliados individualmente como indicadores para intervenção terapêutica.

Em virtude de a condição – e também seus sintomas – terem sido considerados por muitos como psicogênica e como lesão patológica de tecidos por outros, permanece uma discrepância a ser esclarecida. Hohl e Lipow tentaram fazer essa diferenciação em diversos relatos.

AVALIAÇÃO DO TRAUMA MECÂNICO NA COLUNA CERVICAL

Já foi dito que a direção e intensidade da força e das condições do indivíduo durante o acidente têm um impacto significativo no resíduo patológico esperado. "O mecanismo de lesão é de maior importância na compreensão inteira do trauma vertebral." (White e Panjabi)

A posição da cabeça é instrumental ao reconstituir o acidente. O indivíduo estava olhando para a frente ou virado para o lado? Isso implica na direção do movimento de translação feito pela cabeça e pelo pescoço.

Uma posição direta para a frente da cabeça leva a inferir que a cabeça moveu-se em direção vertical, ou seja, em flexão ou extensão, ou ambos. A intensidade também pode ser assegurada pela disposição última dos objetos que a pessoa usava no momento, tais como adornos, óculos, etc.

Com a cabeça virada para um lado, pode ser reconstituída a força lateral com torque rotatório e o movimento da coluna. Nenhum movimento puro da coluna é possível sem um movimento rotacional simultâneo. Os tecidos envolvidos nesse movimento forçado são diferentes daqueles em um movimento puro de flexão vertical-extensão.

A expectativa da pessoa que recebeu o impacto deve ser verificada, já que poderia estar ou não preparada e, portanto, contraindo músculos protetores para absorver a intensidade do impacto. O estado de alerta e de consciência no momento do acidente é, assim, parte significativa da anamnese.

A direção – e, até certo grau, a intensidade – do impacto podem ser confirmados por anamnese cuidadosa e, com freqüência, também por estudos radiológicos (Harris e cols.). Há numerosos estudos laboratoriais que simulam lesões cervicais desses tipos; e a correlação está gradualmente acrescentando credibilidade às queixas do paciente com trauma.

Muitos especialistas médicos consideram que a coluna é, na verdade, formada de duas colunas (White e Panjabi; Holdsworth; Louis). Porém, outros a vêem como três e dotada de forças vetoriais em movimento. O conceito de coluna indica que os tecidos da cervical se movimentam em vários sentidos, normal ou patologicamente. Isso também foi discutido no Capítulo 1.

O conceito de duas colunas define a anterior como tendo (1) corpos vertebrais, (2) disco intervertebral, (3) ligamento longitudinal anterior e (4) ligamento longitudinal posterior. Essas são as estruturas de sustentação anterior.

O ligamento longitudinal anterior, amplamente inervado por ser um local de nocicepção, é inelástico, mas pode avulsionar de sua inserção óssea nas vértebras. Como o ligamento longitudinal anterior circunscreve grande parte do aspecto anterior e ântero-lateral da vértebra, aproxima-se das raízes nervosas emergentes. Ao lesionar-se ou edemaciar-se, os nervos adjacentes podem ser afetados.

À frente da coluna anterior, mas sem serem essencialmente considerados como parte dela, estão os músculos anteriores (flexores). Eles flexionam a coluna e são lesionados quando o pescoço é hiperestendido. Os músculos flexores são divididos em três camadas:

1. superficial: os músculos esternocleidomastóideo e trapézio;
2. intermediária: esplênio da cabeça, levantador da escápula, longo da cabeça, semi-espinal da cabeça, iliocostal cervical, escalenos e rombóide;
3. profunda: reto da cabeça, oblíquos superior e inferior da cabeça, longo pré-vertebral da cabeça e longo do pescoço.

Qualquer um ou todos esses grupos musculares pode apresentar lesão por extensão, dependendo da força do trauma.

A coluna posterior consiste de:
1. estruturas ósseas posteriores do arco neural (as lâminas, os pedículos e os processos transversos);
2. as articulações dos processos articulares;
3. os ligamentos: longitudinal posterior e interespinal;
4. os músculos eretores da espinha.

Dentro da coluna posterior estão contidas as raízes nervosas e seu conteúdo dural.

O ligamento nucal e o ligamento amarelo são elásticos. Por isso, podem estirar, evitando lesão significativa por forças de alongamento quando a coluna posterior for distraída. Os ligamentos interespinais e supra-espinal são relativamente inelásticos, podendo romper quando excessivamente estirados.

Uma flexão-extensão *pura* indica movimento no plano coronal. Nesse caso, os componentes da coluna anterior são comprimidos e os da coluna posterior são destensionados. A hiperextensão faz o oposto, ou seja, a coluna anterior é distraída e a coluna posterior é comprimida. São usadas várias formas de expressar esse conceito: *hiperextensão compressiva, hiperflexão compressiva, hiperflexão e distração* e *extensão sem compressão ou distração*. Esses podem ser considerados termos cinéticos fisiológicos com significado clínico.

O conceito de *coluna de três pilares* foi desenvolvido (Louis). Tal abordagem à coluna anterior é similar ao conceito de duas colunas, mas a posterior contém as lâminas bilaterais e as facetas articulares (zigoapofisárias). Tal avaliação de três colunas aplica-se mais diretamente ao segmento cervical inferior (de C3 a C7), isso pode ser mais compreensível e aceitável, pois dentro da coluna posterior estão localizados os forames que se abrem e fecham assimetricamente em movimento lateral e rotacional (Capítulo 1).

Ao compreender os mecanismos das lesões cervicais, estão incluídos os seguintes movimentos:
1. flexão;
2. extensão;
3. hiperflexão;
4. hiperextensão;
5. flexão-rotação;
6. extensão-rotação;
7. flexão lateral;
8. compressão vertical.

Cada um desses tipos de movimento acima associa-se a uma lesão resultante precisa que é discernível na anamnese e no exame físico, freqüentemente confirmada a partir de estudos radiológicos.

A existência de raiz nervosa emergindo a partir dos forames dos segmentos cervicais inferiores leva à possibilidade de ocorrência de uma história radicular, confirmada por exame e por resultante radiculopatia. Os segmentos cervicais superiores não se submetem a essa classificação de mecanismo de lesão; e cada uma das unidades superiores tem movimento e direção limitados, além de emergência e distribuição diferenciadas de raízes nervosas (Capítulo 1).

A LESÃO DO CHICOTE: ANAMNESE E EXAME FÍSICO

A lesão do chicote pode ser classificada de acordo com a fase: aguda ou crônica. Pode também ser clinicamente nomeada como leve, moderada ou grave.

Em uma colisão traseira, o tronco do paciente reage imediatamente ao impacto por trás e deforma-se no movimento para a frente. O carro se desacelera como o tronco do paciente, mas a cabeça estende-se na junção da coluna cervical e nas unidades cervicais superiores C1 e C2. Quase instantaneamente, estende-se o segmento cervical inferior, de C3 a C7 e T1 (Figura 6.3).

As forças envolvidas nesse impacto foram calculadas por numerosos modelos experimentais. Se a velocidade do carro de trás estiver entre 15 e 25 km/h, pode ser gerada uma força de 5 Gs.

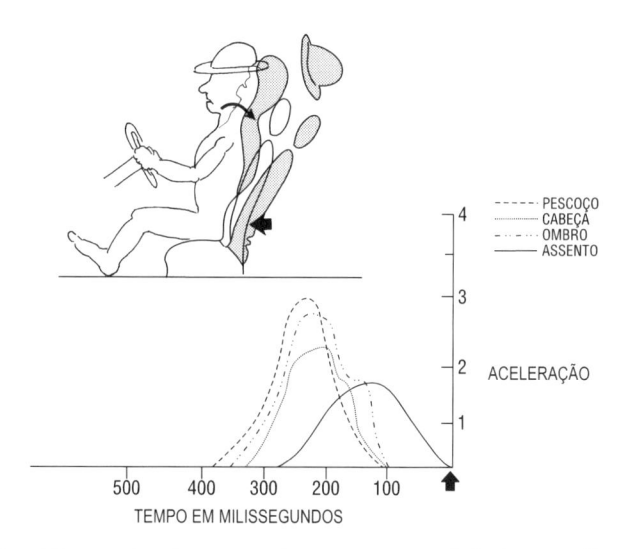

Figura 6.3 Deformação da parte superior do corpo e do pescoço em colisão traseira. Com uma força por detrás, a cabeça, o pescoço e os ombros deformam-se em diferentes pontos no tempo – tudo acontece em menos de 0,5 segundo.

O movimento para a frente dos ombros e a subseqüente extensão cabeça-pescoço ocorre em 400 a 500 milissegundos. O movimento inicial do pescoço se desenvolve nos primeiros 250 milissegundos, ou seja, em um quarto de segundo.

Os flexores do pescoço envolvidos em um impacto leve provavelmente são os músculos superficiais: o longo do pescoço e os escalenos. O ligamento longitudinal anterior também pode ser estendido. Os músculos são submetidos a alongamento abrupto com possível ruptura pequeníssima, resultando em hemorragia microscópica intrínseca e edema (Braaf e Rosner).

Os fusos musculares são também repentinamente alongados, e a relação reflexa das fibras musculares intrínsecas e extrínsecas torna-se dissociada (Figura 6.4).

O sintoma imediato pode ser desconforto na porção anterior do pescoço, ou então ocorrer cefaléia, provavelmente causada pelos movimentos iniciais abruptos das articulações atlantoccipital e atlantoaxial, com irritação dos ramos dos nervos occipitais maiores (Bogduk, 1980). O edema pericervical pode provocar leve disfagia e até algum impedimento de menor monta da fala.

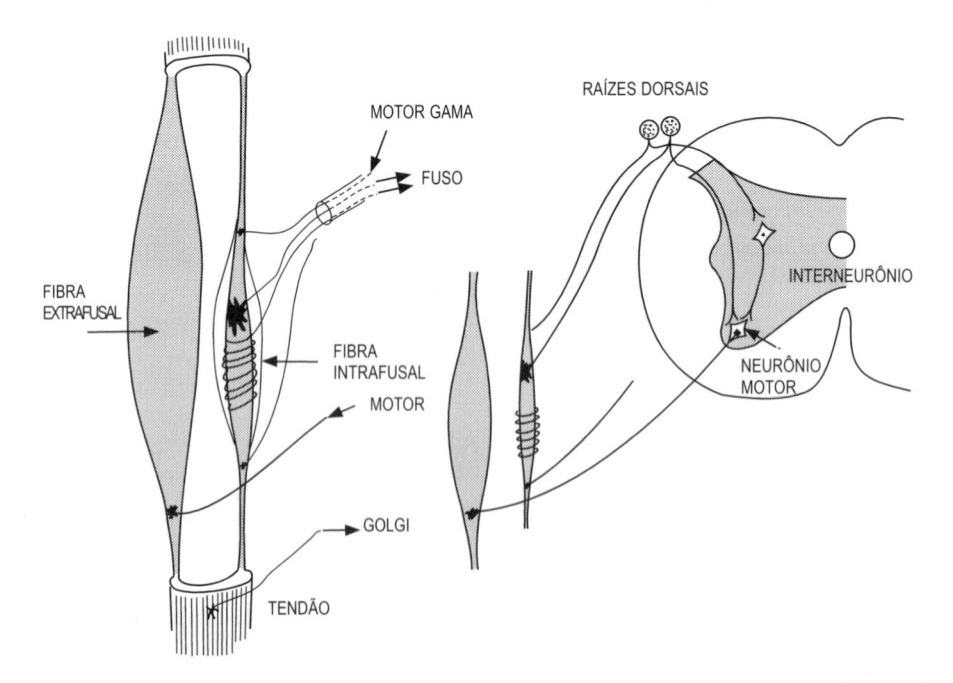

Figura 6.4 Fusos musculares. As fibras contráteis são conhecidas como fibras extrafusais e são inervadas pelo neurônio motor. Elas contêm os fusos, que finalizam em fibras anuloespirais e terminações em jorro. Tais fibras enviam impulsos à medula, conduzindo respostas de estiramento. Na contração extrafusal voluntária, não há reflexo de estiramento. Em uma contração abrupta das fibras extrafusais, tal como no reflexo tendíneo, há um reflexo via interneurônio que estimula o neurônio motor. O estiramento tendíneo é mediado pelo órgão tendíneo de Golgi. As fibras motores gama ajustam o comprimento e, assim preparam a resposta do sistema fusal.

O reflexo neurológico súbito, a partir do suprimento nervoso intrínseco – o sistema fusal – talvez seja o responsável pela dificuldade que muitos pacientes relatam: incapacidade de levantar suas cabeças a partir do travesseiro na manhã seguinte e pela fraqueza do pescoço verificada no exame.

O atraso nos sintomas, freqüentemente relatado pelo paciente, é certamente relacionado ao derrame gradual e à hemorragia microscópica nos músculos flexores do pescoço. A incapacidade de resolver esse derrame e à hemorragia durante a fase aguda pode ser responsável pela evolução em estágios crônicos com persistência da amplitude de movimento limitada.

O ligamento longitudinal anterior também pode ser alongado e ser responsável pela dor interescapular referida tão amiúde pelo paciente lesionado (Cloward). As raízes nervosas cervicais que passam lateralmente ao ligamento longitudinal anterior e através dos escalenos são a causa provável de muitos dos inespecíficos sintomas radiculares, como insensibilidade e formigamento das mãos e dedos.

Os ramos simpáticos das divisões primárias anteriores da raiz nervosa emergem pela fáscia pré-cervical. O estiramento e o subseqüente edema naquela vizinhança explicam os sintomas simpáticos referidos pelo paciente, incluindo visão borrada, disfagia, vertigens e sensação de cabeça vazia (Figura 6.5).

Os músculos edemaciados e inflamados responsabilizam-se pelo movimento restrito do pescoço. Essa limitação também é explicada pelo prejuízo nos reflexos do sistema fusal. Pode ocorrer dificuldade na deglutição causada pelo edema pré-cervical. Esse edema é diagnosticado em estudo cuidadoso das sombras de partes moles nas radiografias comuns em perfil da coluna cervical.

Os músculos edemaciados e inflamados sofrem contração por irritação, ou seja, *espasmo,* uma contração reflexa aguda das fibras musculares lesionadas, que aumenta ainda mais a patologia intrínseca.

Se a lesão for de moderada a grave, outros tecidos profundos podem estar envolvidos. Por exemplo, o ligamento longitudinal anterior pode ser avulsionado a partir das vértebras, e as fibras anulares do disco intervertebral podem sofrer ruptura (Figura 6.6).

Nos casos agudo e leve da lesão do chicote (80 a 90% da maioria dos casos relatados) os sinais são mínimos ou ausentes, exceto pelo encontro de "áreas-gatilho" de dolorimento nos músculos superficiais e a mensurável amplitude limitada de movimento cervical. A maior parte dos sintomas é subjetiva. As radiografias podem revelar "retificação da lordose cervical", cujo significado é, inaceitavelmente, objetivo para a maioria dos profissionais.

Em casos moderados e graves, há sinais objetivos e subjetivos indicando envolvimento de raiz nervosa. Aqui os sinais neurológicos indicam qual raiz, qual dermátomo e qual miótomo estão comprometidos. Os testes laboratoriais, tais como ressonância magnética (RM), tomografia computadorizada (TC) e eletromiografia (EMG) são confirmatórios.

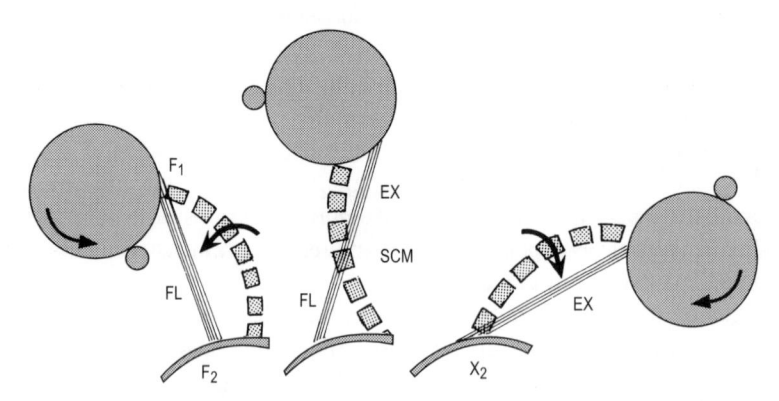

Figura 6.5 Reação muscular à *lesão do chicote*. (Centro) O músculo esternocleidomastóideo (SCM) em extensão (EX) na metade superior da coluna cervical e flexor (FL) na metade inferior. (Direita) Hiperextensão, o SCM está completamente em extensão e mais curto do que em posição neutra. (Esquerda) Em flexão, o SCM é completamente flexor e mais curto que em posição neutra e hiperextensão. Esse rápido movimento superalonga o músculo e causa uma inibição reflexa e tensão muscular.

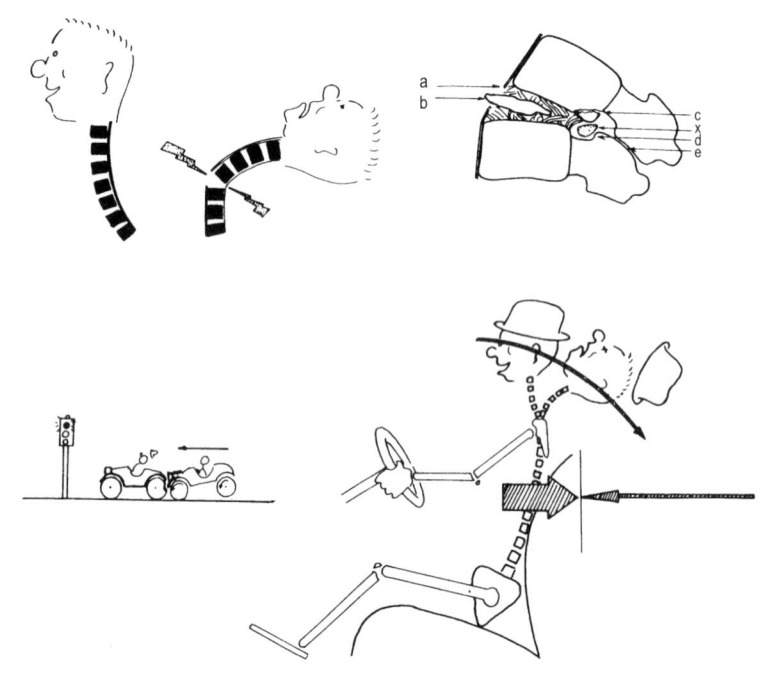

Figura 6.6 Impacto traseiro com hiperextensão do pescoço. Quando o paciente está parado, o impacto por detrás causa um movimento de hiperextensão aguda do pescoço. As possíveis lesões são (a) ruptura do ligamento longitudinal anterior, (b) herniação anterior do disco intervertebral, (c) fratura com arrancamento de corpo vertebral, (d) movimento da faceta para dentro do forame e (e) compressão facetária aguda. A raiz nervosa, x, pode ser comprimida nesse movimento.

Há balizadores claros sobre quando e sob quais circunstâncias as radiografias devem ser consideradas após uma lesão cervical aguda. Havendo evidência de déficit neurológico significativo, não resta dúvida de que a radiografia está indicada. Contudo, na simples *dor cervical pós-traumática* – ou seja, quando a lesão for considerada essencialmente tensão-estiramento de partes moles – o exame radiográfico não é habitualmente considerado benéfico.

Em recente revisão de 351 pacientes observados em situação de emergência e em estudos de forma prospectiva com relação ao desfecho da dor cervical pós-traumática, MacNamara e colaboradores concluíram que em apenas 2% dos exames radiográficos havia prova reveladora de fraturas ou lesões ligamentares significativas. Na sua conclusão, 52% dos pacientes acabaram sendo submetidos a exames radiográficos, e 66% tiveram litígio em ambos aparentemente incorrendo com estudos radiográficos. Sua conclusão sugeriu que o litígio exigia estudos radiológicos, mas também revelou pequena porcentagem de achados positivos em exames que seriam negativos.

Porquanto algumas lesões ocorrem em pessoas mais velhas, pode haver evidência de alterações estruturais preexistentes na coluna cervical, como degeneração discal, osteofitose neural [foraminal] e algum grau de estenose vertebral. Uma anamnese cuidadosa deve confirmar se existiam lesões prévias ou alterações neurológicas, que se tornam o agravante de uma condição anterior.

O diagnóstico feito de forma cuidadosa e completa, e explicado de forma sucinta e compreensível ao paciente, é o começo do tratamento apropriado.

Lesão aguda leve

Ao paciente, diz-se o que aconteceu e o que está causando os sintomas, qual o tratamento escolhido e o que pode ser esperado em termos de resultados. Deve-se incentivar o paciente a participar ativamente no tratamento, através de estímulo, o que significa fornecer razões para que ele participe.

Também, é obrigatória a discussão e a explicação clara ao paciente acerca de sua lesão. Em grande parte dos casos, sua condição clínica foi exaustivamente discutida nos jornais, na televisão, no salão de beleza, na vizinhança e por "especialistas". Além disso, a lesão aguda leve carrega a reputação de ser grave, difícil de tratar, se não incurável. Tal esclarecimento é necessário ainda em razão de essa lesão requerer farta documentação para o caso de busca de compensação legal. Esse é o primeiro e possivelmente o aspecto mais verdadeiramente importante do tratamento.

O tratamento deve ser iniciado precocemente – preferivelmente dentro de horas, e não mais do que alguns dias. Deve ser agressivo, mas gentil. Não se pode esquecer que a lesão causou dano tecidual com inflamação, edema e possível hemorragia microscópica. Um joelho, tornozelo ou ombro gravemente torcido recebem essa consideração; por que não o pescoço?

A literatura médica está repleta de protocolos de tratamento "padronizados". Calor em vez de gelo; gelo em vez de calor; repouso em vez de atividades; exercícios precoces em vez de repouso; tração; ultra-som; manipulação; estimulação nervosa elétrica transcutânea (TENS); colar; injeções locais; acupuntura; e medicamento para diminuir a inflamação, reduzir a ansiedade, diminuir o espasmo muscular, aliviar a dor, prevenir desuso, prevenir contratura, etc. Cada qual tem seus defensores, proponentes e críticos.

A base para o procedimento adequado é a avaliação cuidadosa e a compreensão das alterações teciduais que ocorreram. Deve-se imaginar a ocorrência de edema e de possível hemorragia microscópica. Acumulam-se no local lesionado as substâncias químicas nociceptoras – histamina, prostaglandinas, substância P e cininas.

Está indicado o repouso imediato da área afetada. Um colar mole bem-adaptado (Figuras 6.7 e 6.8) podem sustentar a cabeça e *imobilizar* as partes. Ele é prescrito como um adjunto a outra terapia. Na medida que a inflamação aguda fica aparente, o gelo administrado precocemente diminui a dor, reduz a vasodilatação, intervém na formação de subprodutos como a histamina, o que diminui a formação de edema e hemorragia.

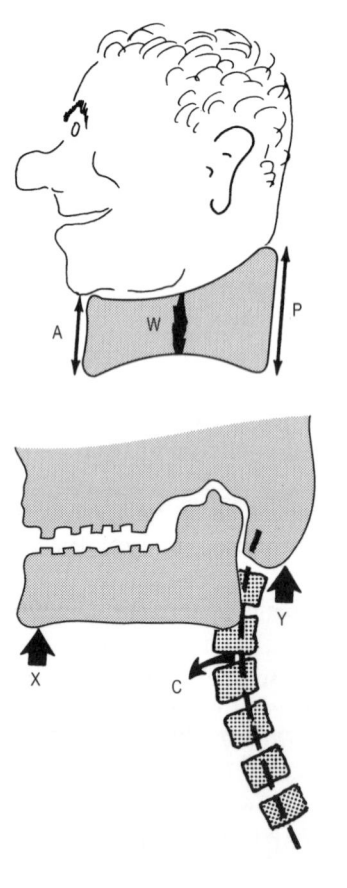

Figura 6.7 Colar cervical mole. Feito de feltro ou material similar, o colar é mais estreito na frente e sustenta o queixo de forma que o paciente se apóia nele, mantendo a cabeça em uma postura levemente fletida. A porção posterior é mais larga e atua meramente como um lembrete, por contato, para prevenir extensão. O colar funciona por toque cinestésico, em vez de restrição física ou suporte.

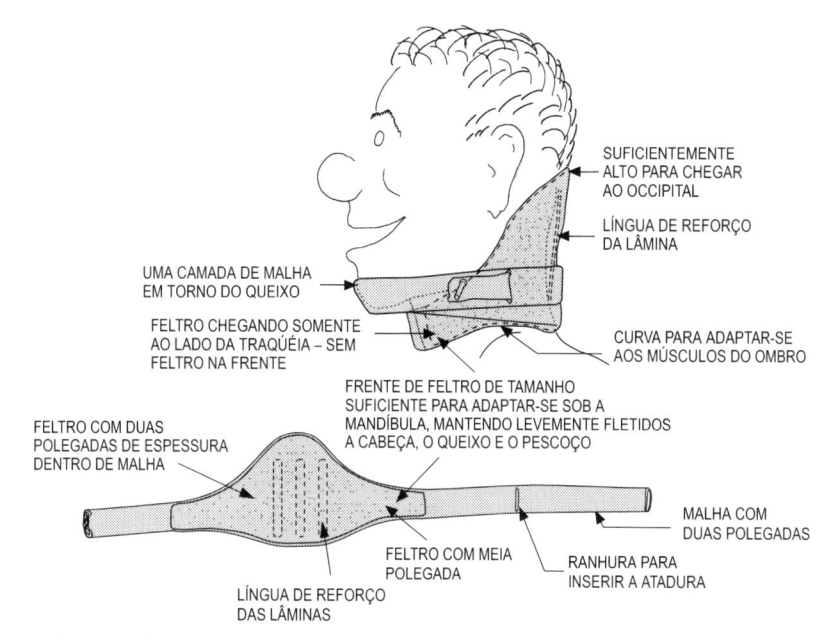

Figura 6.8 Padrão para confecção de um colar cervical de feltro.

O uso prolongado de gelo torna-se doloroso, pois causa vasoconstrição e isquemia local adicional. Depois de um dia, o uso de calor, melhor que o frio, é adequado para remover gradualmente os nociceptores acumulados.

O calor também evita a ligação indesejável das fibrilas de colágeno interseccionadas das cápsulas, que leva à contratura. Ele causa vasodilatação e aumenta o suprimento sangüíneo para eliminar as toxinas acumuladas. Sendo também sedativo, traz alívio.

O uso prolongado de um colar é contra-indicado (Cammack). Em alguns dias (de três a quatro) o colar torna-se aditivo, desenvolvendo-se dependência. A imobilização permite a organização dos tecidos inflamados para indurar músculos, planos fasciais e tecidos periarticulares (Mealy e cols.).

Está indicada a mobilização ativa e passiva cuidadosamente guiada. A manipulação ativa e possivelmente vigorosa é, infelizmente, com freqüência aplicada no estágio inicial. Quando não houver subluxação, com sobreposição e bloqueio das articulações facetárias, a manipulação pode causar apenas mais lesão tecidual, devendo ser evitada.

A mobilização gentil (em vez de manipulação) está sugerida precocemente. Aqui a mobilização ou mesmo a manipulação gentil é mais bem-administrada de acordo com os conceitos de Maigne, que indicam movimento na direção *oposta* à dor, ou restrição, mais do que manipulação, na direção limitada ou dolorosa (Figura 6.9). A diferença entre manipulação e mobilização é um ponto muito sutil. Deve ser condenado o *esforço de ponto final* com alavanca longa. O esforço com alavanca

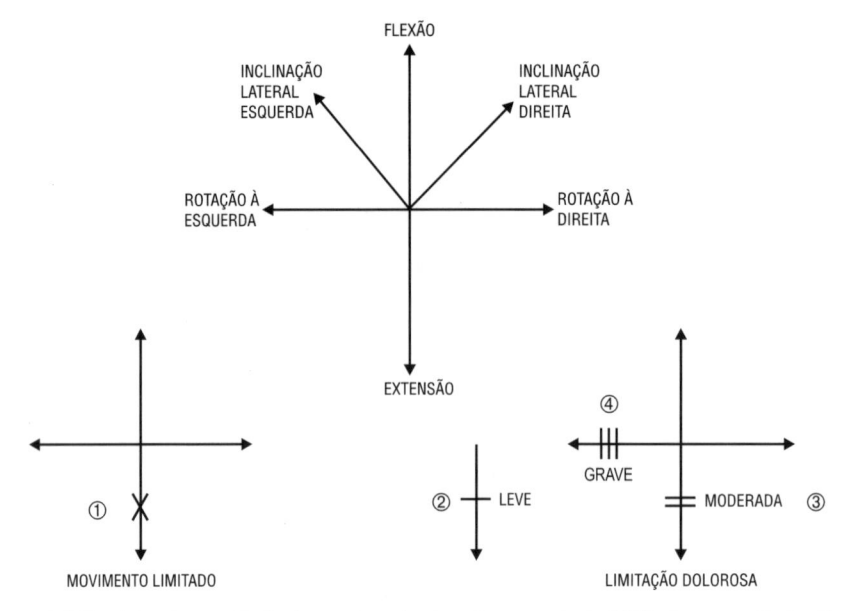

Figura 6.9 Registro da amplitude de movimento da coluna cervical. O X indica mera limitação, sem dor (1), e as linhas são colocadas para restrição e para dor simultâneas (2 a 4).

curta (Maitland) também não está indicado, sendo aconselhada a mobilização gentil, ou seja, a amplitude de movimento passivo-assistida, lembrando sempre que o objetivo do tratamento é o de *recuperar o movimento indolor*.

O valor da tração ainda permanece controverso. É válida até o ponto em que sustenta a cabeça sobre o pescoço e gentilmente diminui a lordose (5 a 7,5 kg) e separa as facetas. Habitualmente, a tração não pode ser aplicada por tempo suficiente para chegar a esse propósito. Isoladamente, ela é valiosa quando a lesão for grave ou houver subluxação, mas para a lesão do chicote leve, na maior parte das vezes, não é tolerada, aceita ou benéfica.

Quando a fase aguda ceder, mas persistirem o espasmo muscular e a limitação articular, está evidenciada a falha do tratamento. A tração então pode ser necessária para superar a contratura periarticular.

Fase subaguda: leve. A fase subaguda pode ser considerada a partir do momento que os sintomas agudos iniciais começam a desaparecer. Isso ocorre habitualmente em questão de vários dias, no caso de lesão relativamente leve. Ainda persiste o dolorimento e a limitação do movimento. Algum grau de movimento ativo é agora possível, embora ainda levemente desconfortável e incômodo. Explica-se ao paciente que esse desconforto deve ser tolerado como um processo de restauração da amplitude de movimento. O movimento passivo na fase subaguda leve é maior do que na fase aguda.

Nessa fase, está indicado o movimento ativo. Isso implica que os exercícios ativos sejam iniciados. Eles são feitos com incrementos graduais, quatro vezes por dia, precedidos pela aplicação de gelo, e seguidos de calor. Dez a quinze minutos de gelo e a mesma duração de calor é habitualmente suficiente. Ambos podem ser aplicados sob a forma de bolsas quentes e frias.

O propósito do exercício é aumentar ativamente a flexão, a extensão, a rotação e a flexão lateral. As atividades feitas *pelo* paciente não podem ser danosas, haja vista que, se o terapeuta *fosse o paciente*, "iria" apenas até onde desse (Figuras 6.10 e 6.11). O *exercício de translação* (Figura 6.12) não apenas aumenta a amplitude de movimento, mas também institui a sensação da postura apropriada, que auxilia no ensino da postura adequada no dia-a-dia.

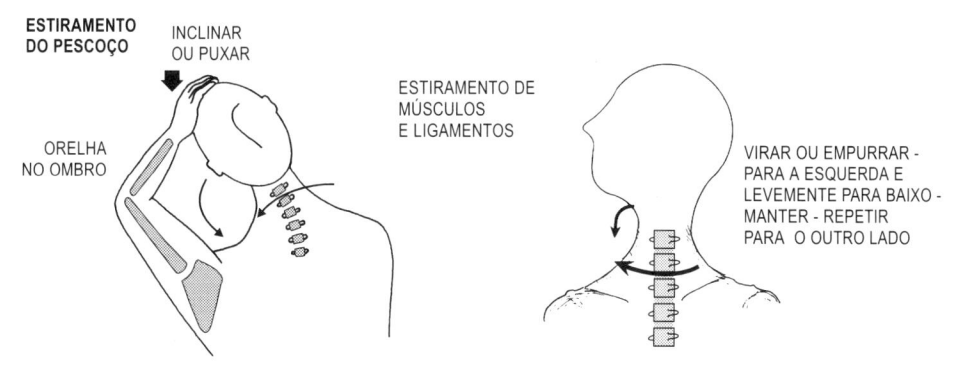

Figura 6.10 Exercício de alongamento do pescoço.

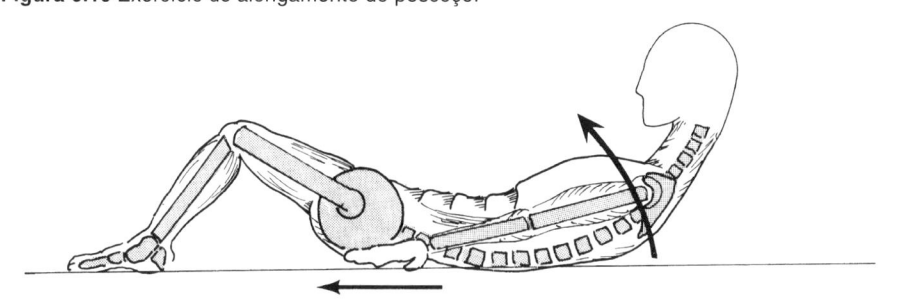

Figura 6.11 Alongamento de flexores do pescoço durante um abdominal parcial.

Às manobras para ganhar amplitude de movimento, seguem-se exercícios para aumentar a força muscular (Figuras 6.13 e 6.14).

O fortalecimento é feito isometricamente. *Isométrico* indica contração e manutenção da contração dos músculos do pescoço *sem* amplitude de movimento ativo. Os músculos se contraem e relaxam, *massageando* todas as substâncias tóxicas acumuladas da inflamação, sem causar ação articular potencialmente dolorosa. As fibras musculares são também fortalecidas.

Figura 6.12 Exercício de translação.

MANTER A CABEÇA PARA A FRENTE E PARA TRÁS

NÍVEL DO QUEIXO
NÃO LEVANTAR NEM ABAIXAR

DIMINUIR A OSCILAÇÃO E A POSTURA DA CABEÇA PARA A FRENTE

EMPURRAR A TESTA

RESISTIR

NÍVEL DO QUEIXO

DIMINUIR A CURVA DO PESCOÇO

MÚSCULOS FLEXORES DO PESCOÇO

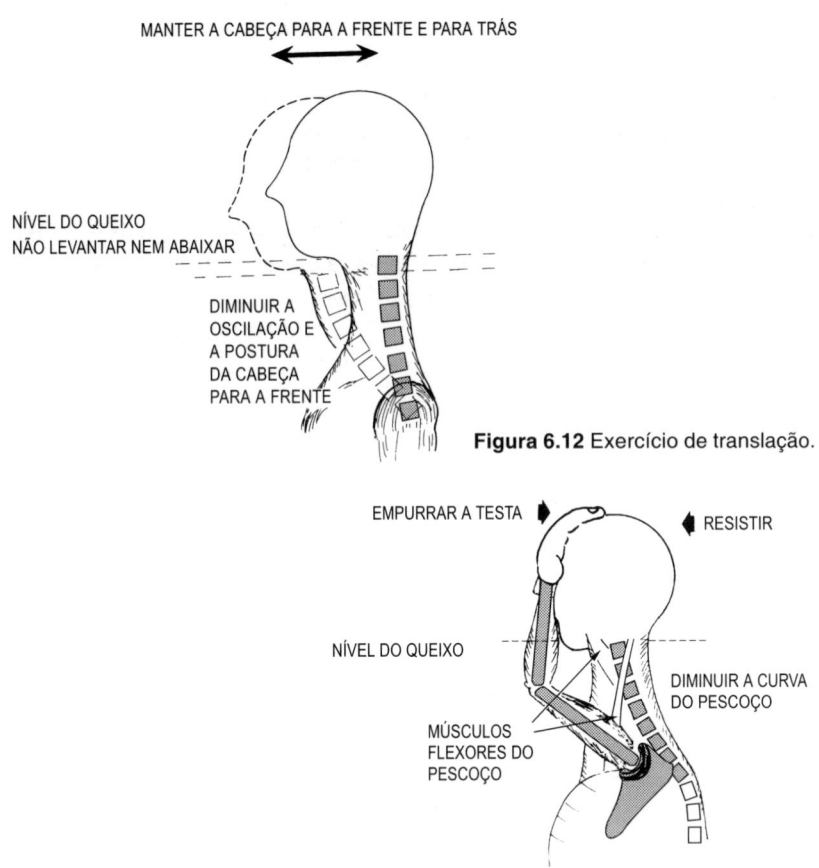

Figura 6.13 Exercício de fortalecimento do pescoço (1).

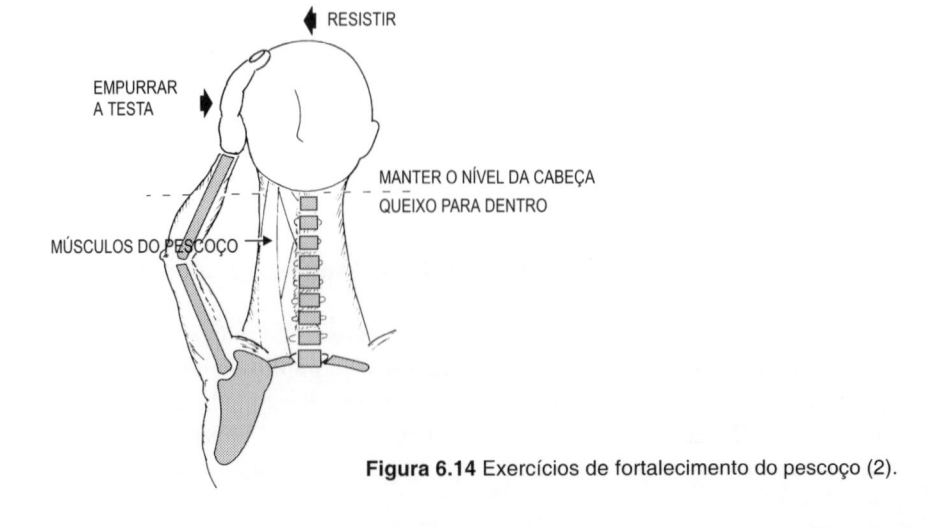

RESISTIR

EMPURRAR A TESTA

MANTER O NÍVEL DA CABEÇA
QUEIXO PARA DENTRO

MÚSCULOS DO PESCOÇO

Figura 6.14 Exercícios de fortalecimento do pescoço (2).

Um aspecto, muito freqüentemente negligenciado no tratamento de uma lesão no pescoço, e que evita a possibilidade de recorrência ou a persistência dos sintomas, é a incapacidade de melhorar a postura do indivíduo (Figuras 6.15 e 6.16).

A postura com a cabeça para a frente e com as costas arredondadas causa aumento da lordose e carga excessiva sobre o pescoço. As articulações dos processos articulares posteriores ficam compactadas, são comprimidas as fibras anulares posteriores do disco, e os forames são estreitados. Todos eles comprimem os tecidos nociceptores, causando dor e incapacidade.

A correção da postura requer esforço consciente da parte do paciente através de exercícios. Porém, somente a modificação do conceito de boa postura e os esforços diários para alcançá-la é que resultam em boa postura como hábito inconsciente.

As atividades da vida diária devem ser avaliadas e modificadas a fim de evitar qualquer posição que agrave a condição cervical ou evite a cicatrização após lesão aguda. Elas são numerosas e devem ser abordadas por um terapeuta ocupacional competente, que avalia as suas atividades específicas diárias. Atividade diária comum, freqüentemente executada de forma imprópria, é o sentar-se em uma cadeira. A maneira apropriada está mostrada na Figura 6.17.

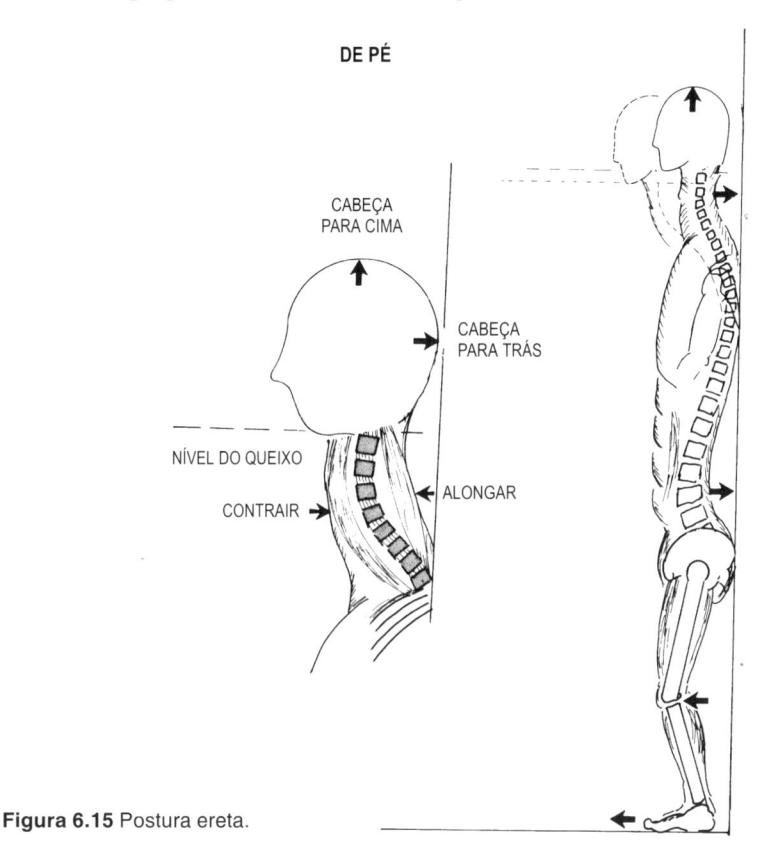

Figura 6.15 Postura ereta.

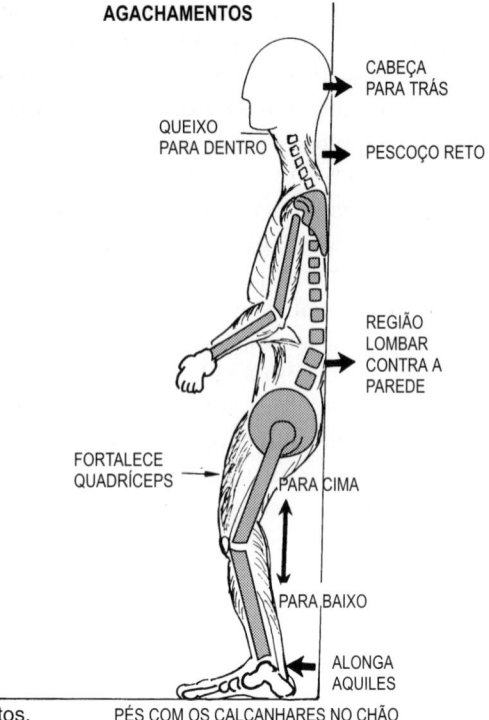

Figura 6.16 Exercício de postura: agachamentos.

AGACHAMENTOS
- CABEÇA PARA TRÁS
- QUEIXO PARA DENTRO
- PESCOÇO RETO
- REGIÃO LOMBAR CONTRA A PAREDE
- FORTALECE QUADRÍCEPS
- PARA CIMA
- PARA BAIXO
- ALONGA AQUILES
- PÉS COM OS CALCANHARES NO CHÃO

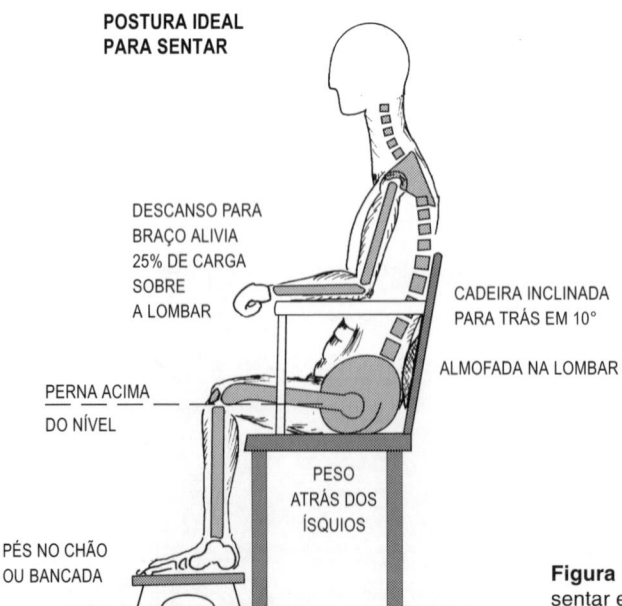

POSTURA IDEAL PARA SENTAR
- DESCANSO PARA BRAÇO ALIVIA 25% DE CARGA SOBRE A LOMBAR
- CADEIRA INCLINADA PARA TRÁS EM 10°
- ALMOFADA NA LOMBAR
- PERNA ACIMA DO NÍVEL
- PESO ATRÁS DOS ÍSQUIOS
- PÉS NO CHÃO OU BANCADA

Figura 6.17 Postura adequada para sentar e evitar tensão no pescoço.

Há muitos outros exercícios (Figuras 6.18 a 6.23) que influenciam a amplitude de movimento do pescoço e a postura correta. Eles aumentam a flexibilidade e fortalecem o tronco e o ombro, assim como servem para ensinar uma postura correta para todo o corpo. Eles podem ser incluídos no período de exercícios diários ou, preferentemente, feitos durante as recomendadas e freqüentes pausas diárias.

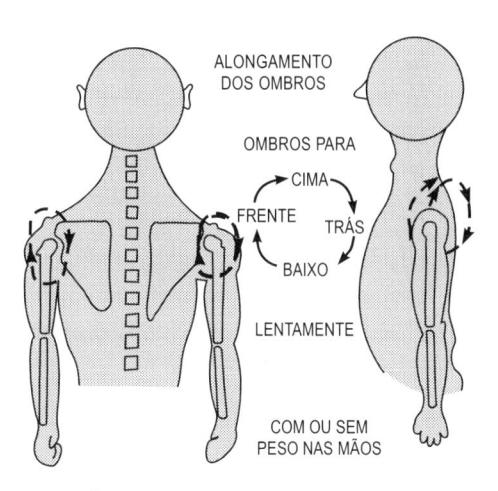

Figura 6.18 Alongamento dos ombros.

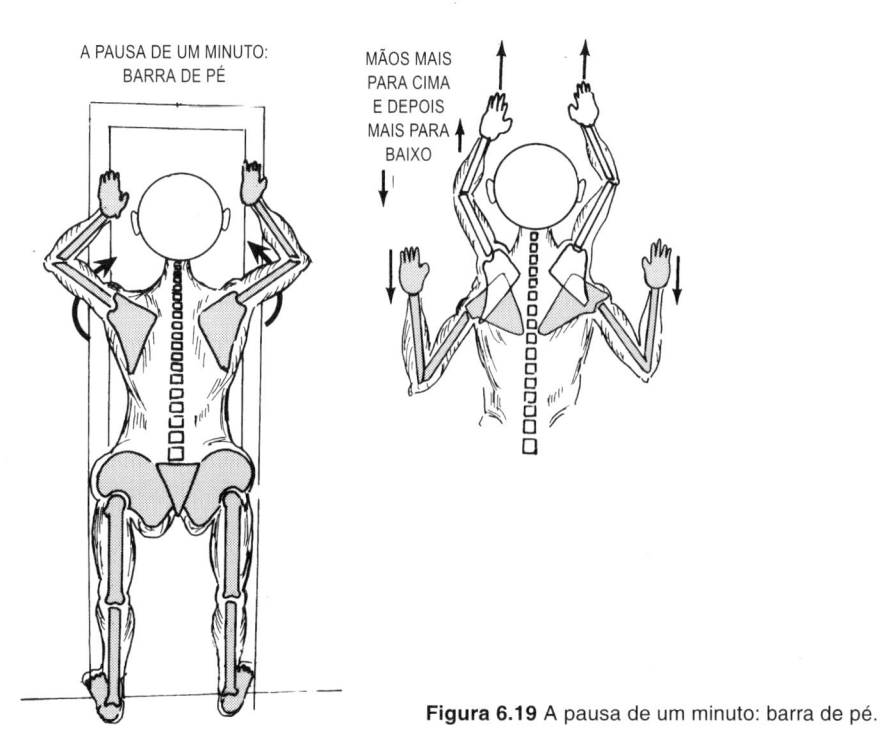

Figura 6.19 A pausa de um minuto: barra de pé.

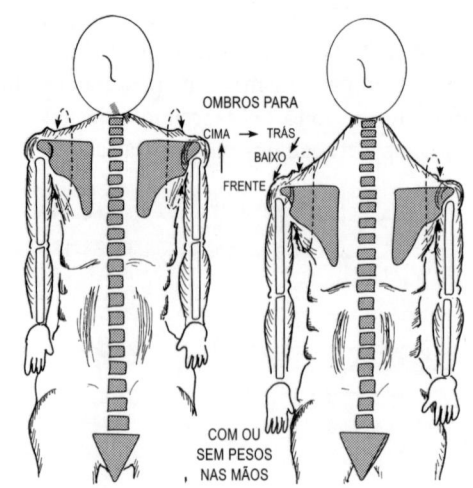

Figura 6.20 Amplitude de movimento da omoplata.

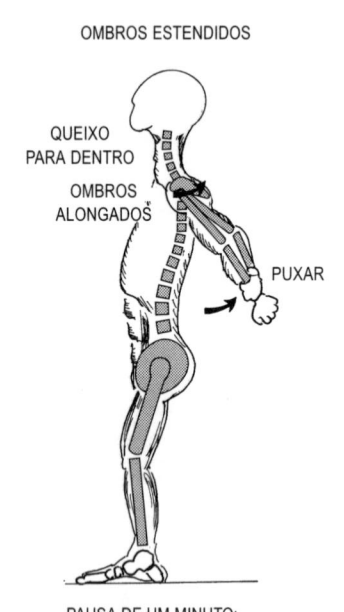

Figura 6.21 A pausa de um minuto: alongamento de ombro 1.

PAUSA DE UM MINUTO: ALONGAMENTO DO OMBRO 1

Esta pausa de um minuto significa afastar-se da tarefa por um momento e fazer o exercício, que não requer mudança de roupa, perda de tempo no trabalho, transpiração e, em adição à melhora da flexibilidade da parte anatômica em alongamento, permite o relaxamento da intensidade do trabalho da pessoa lesionada.

A medicação indicada durante a fase aguda da lesão cervical leve precisa ser abordada. A ênfase refere que medicamentos desnecessários sejam evitados. Certos medicamentos podem causar dependência ou até adicção.

A dor pode ser intensa, mas normalmente não o é. A ansiedade é prevalente e tende a intensificar a gravidade da dor ou aumentar as implicações da gravidade da lesão. A raiva do acidente – Por que isso aconteceu comigo? Meu carro novo foi danificado – pode intensificar a percepção de desconforto do paciente.

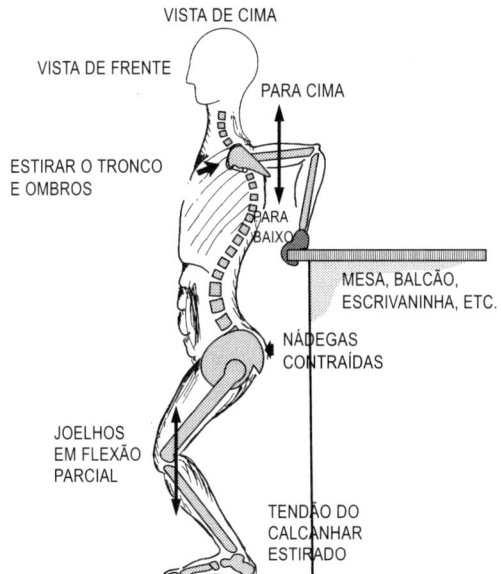

DOR CERVICAL E NO BRAÇO / **119**

Figura 6.22 A pausa de um minuto: alongamento de ombro 2.

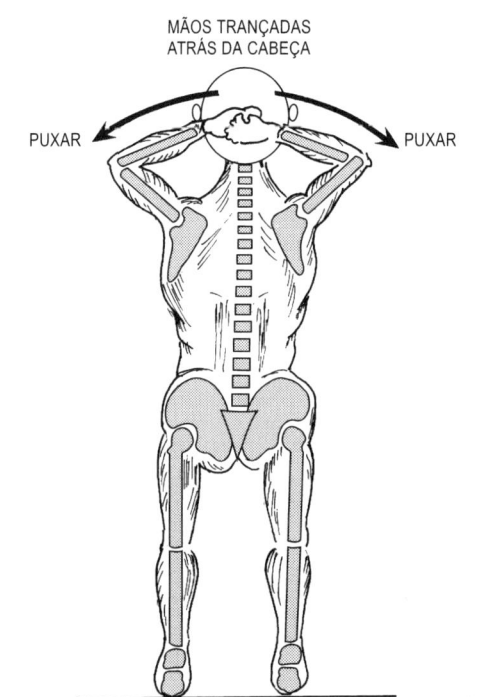

PAUSA DE UM MINUTO:
ALONGAMENTO DO OMBRO 2

VISTA DE CIMA
VISTA DE FRENTE
PARA CIMA
ESTIRAR O TRONCO E OMBROS
PARA BAIXO
MESA, BALCÃO, ESCRIVANINHA, ETC.
NÁDEGAS CONTRAÍDAS
JOELHOS EM FLEXÃO PARCIAL
TENDÃO DO CALCANHAR ESTIRADO

MÃOS TRANÇADAS ATRÁS DA CABEÇA
PUXAR   PUXAR

PAUSA DE UM MINUTO:
ALONGAMENTO DO OMBRO 3

Figura 6.23 A pausa de um minuto: alongamento de ombro 3.

O litígio, infelizmente, também intensifica os sintomas. Um bom advogado consegue dramatizar a gravidade do acidente para garantir a compensação máxima. Isso é, com freqüência, acrescentado ao atraso do pagamento pela seguradora ou pela insensibilidade do médico do atendimento primário. A raiva intensifica a tensão muscular, agrava o componente postural e leva à depressão, o que diminui os esforços voluntários da pessoa machucada.

Os medicamentos são prescritos para aliviar a dor, diminuir a tensão muscular ou para reduzir a inflamação. Todos são úteis se forem administrados de forma limitada e judiciosa, com duração limitada e revisões periódicas cuidadosas para determinar se ainda são eficazes ou necessários. Uma explicação sobre o papel dos fármacos e seus potenciais efeitos colaterais é obrigatória para garantir a cooperação e a complacência do paciente.

A avaliação adequada da lesão tecidual revela o tipo de remédio a ser prescrito. O conhecimento do estado emocional da pessoa e a sua reação à lesão influencia o medicamento e a sua dosagem. Uma explicação para a causa e extensão da lesão, com freqüência diminui a necessidade dele ou pelo menos a potência e a duração de seu uso.

Lesão de hiperextensão aguda grave

Uma lesão por hiperextensão *grave* envolve lesão tecidual significativa que excede aquela do tipo aguda leve.

Nessa lesão pode haver:
1. ruptura ou avulsão do ligamento longitudinal anterior;
2. ruptura dos músculos flexores anteriores;
3. ruptura das camadas anulares do disco intervertebral. Essa lesão, a ruptura das fibras anulares do disco, está discutida no Capítulo 7.

A lesão por hiperextensão pode incluir:
1. luxação em hiperextensão;
2. fratura-avulsão do arco anterior do atlas;
3. fratura de extensão em gota de lágrima do atlas;
4. fratura do arco posterior do atlas;
5. fratura laminar;
6. espondilolistese traumática;
7. fratura-luxação (Harris e cols.).

Qualquer dessa lesões é diagnosticada com estudos radiológicos apropriados; cada uma requer atenção médica, ortopédica ou neurocirúrgica específica. *Suspeitar é estudar.* Estudar é diagnosticar e, assim, garantir o tratamento adequado. A possibilidade de qualquer uma dessas alterações indica a necessidade de radiografias comuns de um dano, mesmo que, inicialmente, a sua gravidade não esteja determinada.

Lesões em hiperflexão

Uma lesão a um indivíduo a partir de força veicular pela frente resulta em ação reflexa, causando flexão aguda da coluna cervical e lesões, sintomas e achados teciduais diferentes (Figuras 6.24 e 6.25).

A classificação das lesões agudas da coluna cervical (Harris e cols.) pode ser enumerada da seguinte forma:
1. Flexão:
   a. subluxação anterior;
   b. luxação interfacetária unilateral (Figura 6.26);
   c. luxação interfacetária bilateral;
   d. fratura simples por compressão;
   e. fratura-avulsão do processo espinhoso de C6, C7 ou T1;
   f. luxação completa com ruptura dos ligamentos posteriores, da cápsula da faceta e das fibras discais anulares. Pode ocorrer alguma fragmentação do corpo vertebral.

2. Flexão-rotação:
A lesão pode levar a outra classificação em que há rotação e também flexão. Esse mecanismo pode provocar luxação unilateral de faceta (Figura 6.27).

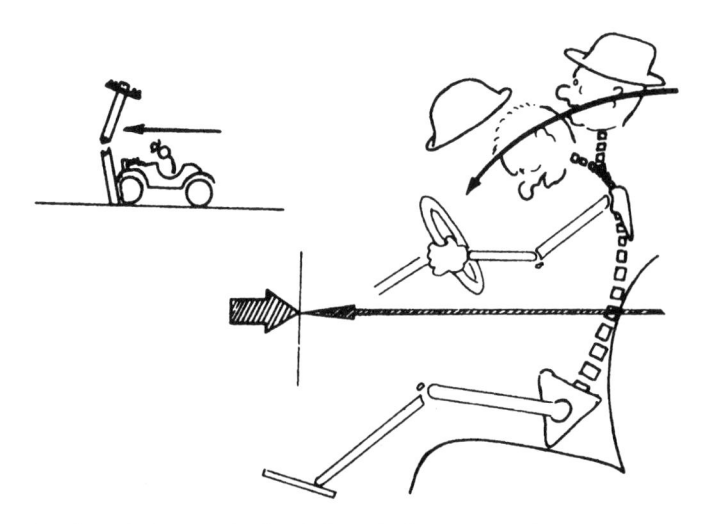

Figura 6.24 Lesão veicular por flexão. A fase de flexão da lesão por aceleração no pescoço (torção). O corpo pára subitamente, mas o pescoço mantém o movimento por causa do momento continuado. O pescoço flexiona e pode até hiperfletir. Possíveis lesões são (a) sinovite aguda por subluxação das facetas articulares, (b) ruptura capsular da articulação, (c) herniação nuclear posterior e (d) ruptura do ligamento longitudinal posterior. Todos eles podem causar lesão na raiz nervosa. A fase de flexão da lesão pode ser isolada, podendo seguir como um "rebote" da lesão de extensão, ou pode ser seguida por uma fase de hiperextensão.

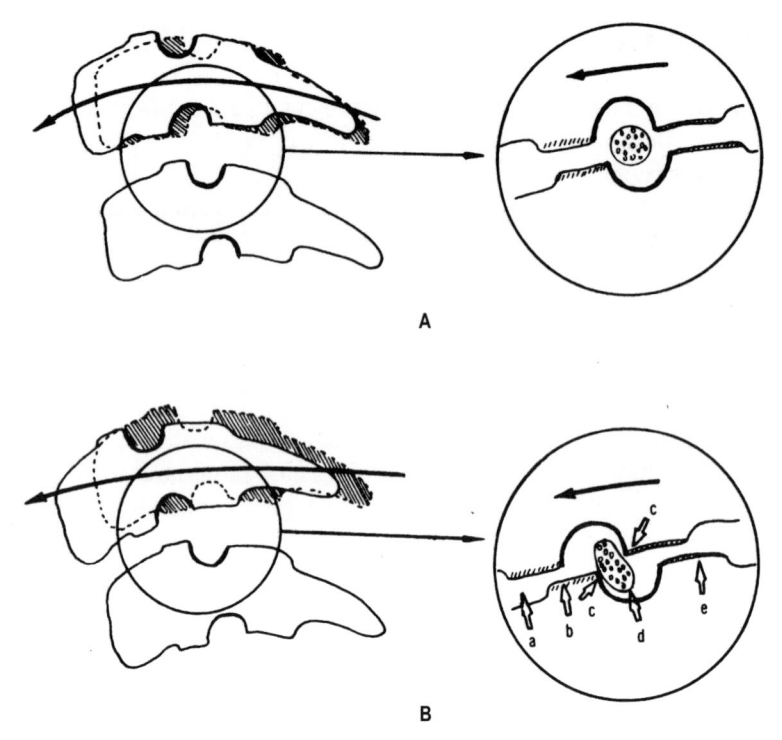

Figura 6.25 Mecanismo de lesão por hiperflexão do pescoço. (A) Deslizamento normal para frente da vértebra superior sobre a inferior e seu efeito sobre o forame intervertebral. (B) Hiperflexão com distorção do disco, (a) distorção do forame e compressão de raiz nervosa, (d) ântero-inferiormente pela articulação uncovertebral inferior e súpero-posteriormente pela faceta articular superior; (c) as facetas articulares estão subluxadas (e).

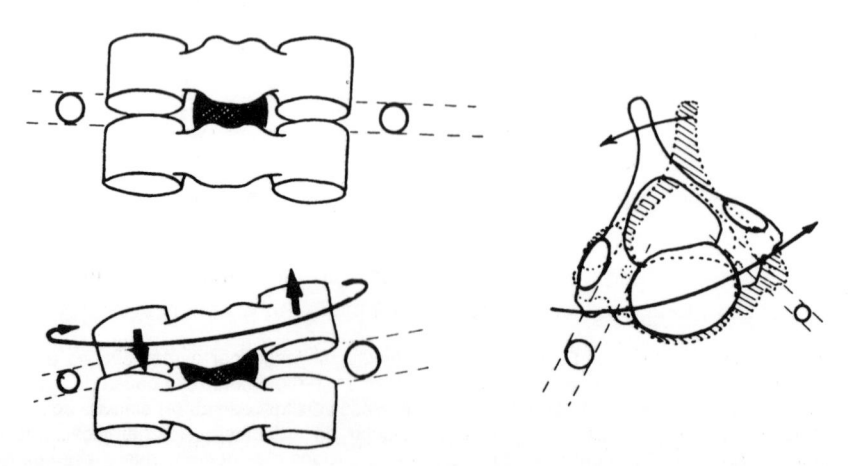

Figura 6.26 Subluxação unilateral por rotação excessiva (compressão ou luxação unilateral de faceta).

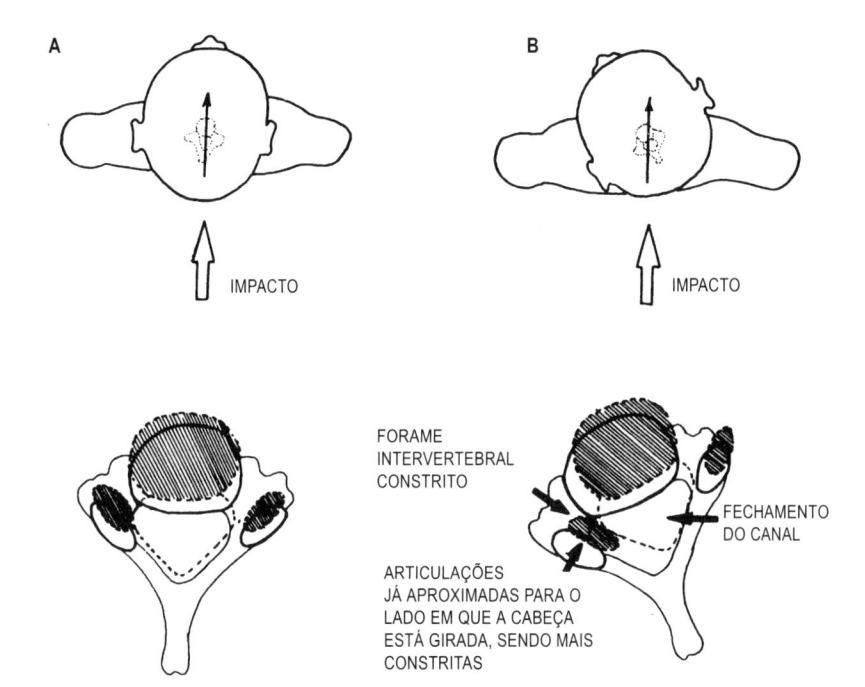

Figura 6.27 Efeito da lesão por desaceleração no pescoço com a cabeça virada. (A) O movimento para a frente e para trás de flexão e extensão de uma lesão por desaceleração com a cabeça virada para a frente. (B) Com a cabeça rodada à esquerda, o deslizamento anterior causa constrição do forame no lado em direção ao qual a cabeça é girada. O forame já está menor (fisiologicamente) naquele lado, e as articulações já estão em proximidade. O canal vertebral também sofre maior deformação, podendo resultar em mais tensão na medula espinhal.

3. Compressão vertical:

Como em qualquer mecanismo de trauma, pode haver um componente de compressão, bem como de flexão linear ou extensão (Figuras 6.28 e 6.29), e as seqüelas diferem no que pode ser observado:
   a. fratura-compressão (explosão) do atlas;
   b. fratura-compressão de qualquer vértebra cervical (Figura 6.30).

A maioria dessas lesões são notadas em estudos radiológicos adequados. Maior certeza diagnóstica é possível com tomografias planas ou computadorizadas. A suspeita ou confirmação de uma fratura-luxação demanda um exame neurológico completo e outros exames, como a RM. É também necessária a consultoria ortopédica ou neurocirúrgica.

Lesão por flexão aguda leve. A lesão por flexão aguda causa compressão anterior da coluna anterior (vértebras e estruturas anulares discais anteriores) e distração dos componentes da coluna posterior.

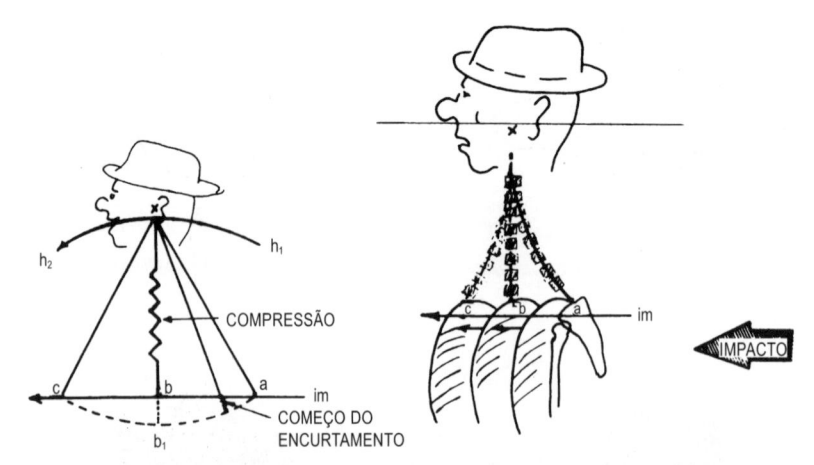

Figura 6.28 Teoria da compressão na lesão do chicote. O impacto é recebido pelo corpo, que se move horizontalmente (im). A cabeça não se move nem para cima e nem para baixo, ou para a frente ou para trás. O comprimento do pescoço em repouso (antes do impacto), x-a, encurta até o comprimento x-b no momento em que a cabeça está verticalmente acima do corpo. Nesse ponto, o comprimento do pescoço deve ser x-b$_1$; por conseguinte, nesse ponto, há compressão. No final do movimento de impacto, o pescoço recobra seu comprimento completo, x-c (igual a x-a). O diagrama à esquerda mostra a rota do pescoço quando o mecanismo for de movimento deste sobre o corpo, h$_1$-h$_2$ (Figura 6.25). O comprimento permanece o mesmo em todo o arco e no máximo causa tração sobre a coluna cervical.

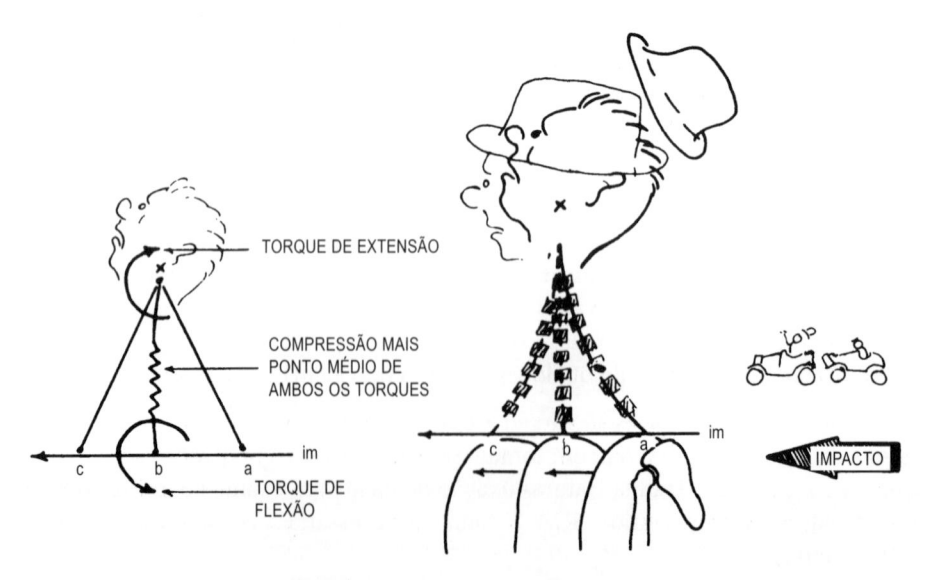

Figura 6.29 Teoria da compressão-mais-torque da lesão cervical resultante da *chicotada*. O impacto é recebido pelo corpo, que se move horizontalmente (im). Similar à Figura 6.28, há compressão da coluna cervical quando a cabeça está diretamente sobre o corpo no ponto médio da reação de impacto. Em contraste à Figura 6.28, a cabeça é elevada e roda (*torque*). O torque de extensão de C e o torque de flexão de C7 colocam o esforço de avulsão na região mediocervical.

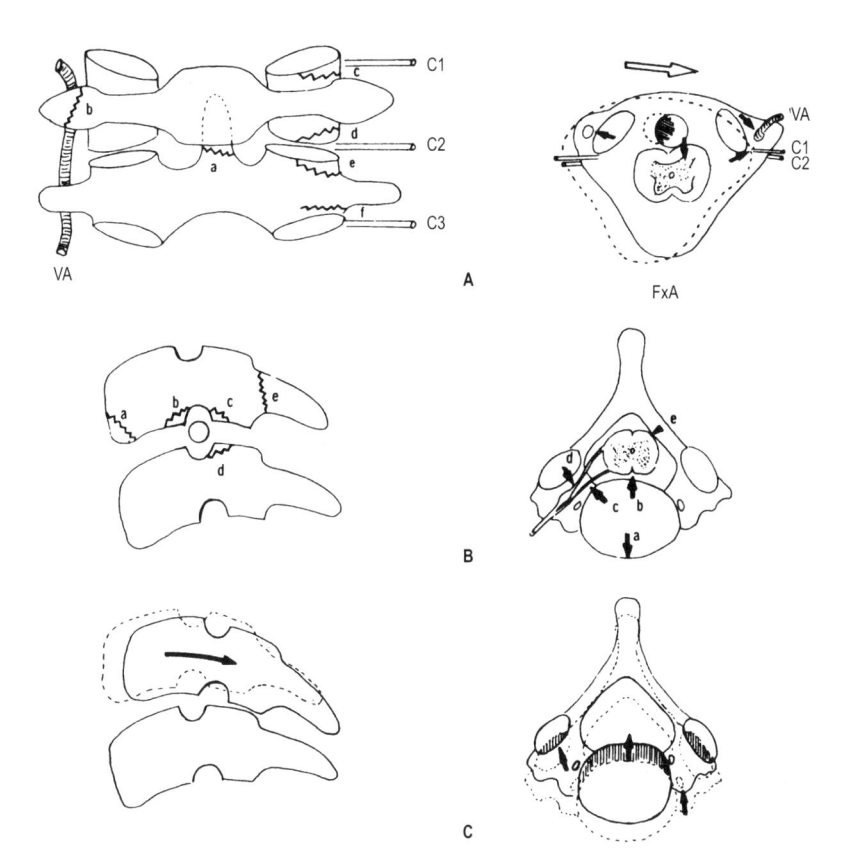

Figura 6.30 Locais de fraturas-luxações na coluna cervical. (A) Locais de fratura-luxação: a, processo odontóide; b, processo; c-f, facetas articulares do atlas-áxis. (B) Locais de fratura: as letras mostram locais correspondentes em ambas as incidências. (C) Locais de luxação posterior (bilateral).

Os tecidos que sofrem o dano são essencialmente aqueles incluídos nas duas colunas. Os ligamentos interespinais e supra-espinais são alongados. Eles são elásticos, de forma que a ruptura é rara em lesões leves, mas indubitavelmente ocorre alguma lesão ligamentar. Estima-se que 50% são submetidos a instabilidade instantânea (Chesire).

Os músculos extensores podem ser *ultrapassados*. Isso implica no seu hiperalongamento antes que seu sistema fusal reaja apropriadamente, permitindo que as fibras extrafusais e seu compartimento fascial sofram trauma (Figuras 6.31 e 6.32).

As articulações facetárias sofrem uma subluxação menor, sem luxação verdadeira, mas apenas alongamento capsular.

As fibras anulares anteriores sofrem compressão, e as fibras discais anulares posteriores, alongamento. O ligamento longitudinal posterior é também alongado.

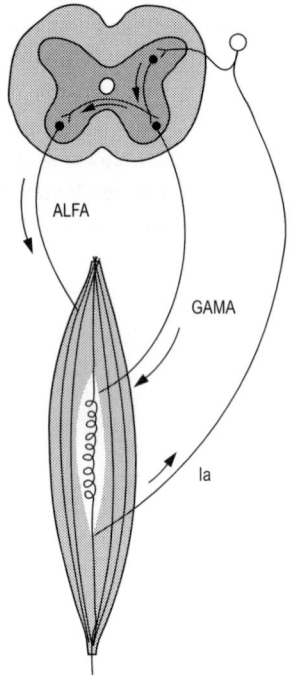

Figura 6.31 O sistema fusal. O sistema do fuso muscular modera o tônus das fibras extrafusais. Ele transmite a informação à medula via fibras Ia ao nível medular, onde modifica o tônus das fibras musculares extrafusais (inervadas por fibras somáticas alfa). O sistema fusal é "reiniciado" no tônus apropriado por fibras gama.

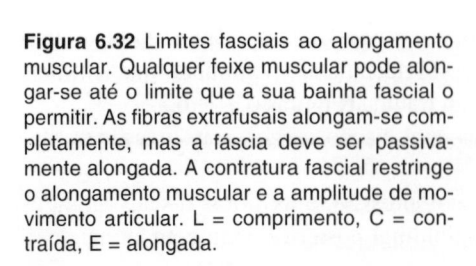

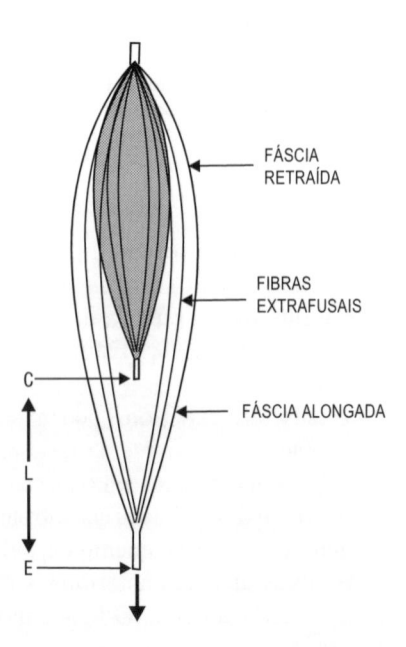

Figura 6.32 Limites fasciais ao alongamento muscular. Qualquer feixe muscular pode alongar-se até o limite que a sua bainha fascial o permitir. As fibras extrafusais alongam-se completamente, mas a fáscia deve ser passivamente alongada. A contratura fascial restringe o alongamento muscular e a amplitude de movimento articular. L = comprimento, C = contraída, E = alongada.

Os tecidos contendo nociceptores são os músculos eretores da espinha, o ligamento posterior, o ligamento longitudinal posterior, as cápsulas articulares e as fibras anulares externas. A dor é sentida localmente no pescoço e referida na distribuição dos miótomos e dermátomos.

Muitos têm afirmado que a lesão do chicote "típica" apresenta um componente reflexo de rebote em flexão, imediatamente após lesão em hiperextensão. Alega-se o oposto também, ou seja, que a hiperextensão segue-se à lesão em hiperflexão. Ambos podem ocorrer, mas o rebote de reação reflexa é provavelmente a menor das incidências e causa menos lesão tecidual.

Também deve ser notado que muitos veículos batem por detrás, causando lesão por hiperextensão, sendo secundariamente propelidos no veículo à frente, resultando em uma segunda lesão em flexão. A anamnese confirma essa lesão dupla nos tecidos anterior e posterior.

Sintomas, achados e tratamento. A dor e a sensibilidade são sentidas posteriormente nos músculos eretores da espinha e na área de inserção superior dos músculos trapézios. A flexão do pescoço é dolorosa e limitada, assim como a rotação. A base do tratamento é a mesma que a da lesão aguda em hiperextensão.

Cefaléia pós-traumática

A cefaléia após lesão do chicote não é rara. Isso ocorre provavelmente por (1) inserção do músculo trapézio; e/ou (2) subluxação do segmento cervical occipital.

A dor na cabeça e na parte superior do pescoço nas inserções occipital e cervical das fibras superiores do trapézio discutida mais adiante, na seção sobre dor miofascial. É suficiente aqui afirmar que o músculo trapézio superior torna-se dolorido e nodular (Figura 6.33). Os locais de inserção e de emergência do nervo occipital maior tornam-se uma zona dolorida (Figuras 6.34 e 6.35).

Os sintomas de cefaléia são também atribuídos, por alguns autores (Bogduk, 1979), à subluxação da articulação occipitoatlantoaxiais (o segmento cervical superior) (Figura 6.36).

A cefaléia, melhor designada cefalalgia, é um desconforto na testa, na área do escalpo e na base do crânio. Há numerosas causas de dor de cabeça, mas aqui nos preocupamos somente com a cefalalgia após a lesão do chicote, a cefalalgia occipital.

As cefaléias podem ocorrer a partir da irritação dos músculos extensores cervicais, bem como por tensão reflexa dos músculos occipitais. Os *pontos-gatilho*, áreas de nodularidade muscular, são encontrados no esternocleidomastóideo, no esplênio da cabeça, no temporal, no masseter e no trapézio, que referem dor à área occipital (Figura 6.37).

Hunter e Mayfield dependem que o ramo posterior de C3 era esmagado entre o arco posterior do atlas e a lâmina do áxis como resultado da extensão excessiva da cabeça. Isso se juntava com a rotação simultânea do crânio.

SCM
▓ DOR REFERIDA
✗ ÁREA-GATILHO

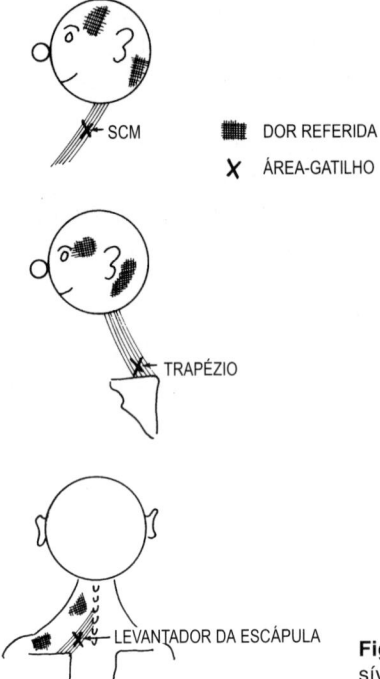

TRAPÉZIO

LEVANTADOR DA ESCÁPULA

Figura 6.33 Pontos-gatilho e dor referida. As áreas sensíveis em diversos locais do pescoço e ombro, quando irritadas, podem referir dor em locais distais.

MAIOR C2
NERVO OCCIPITAL
MENOR C2, 3

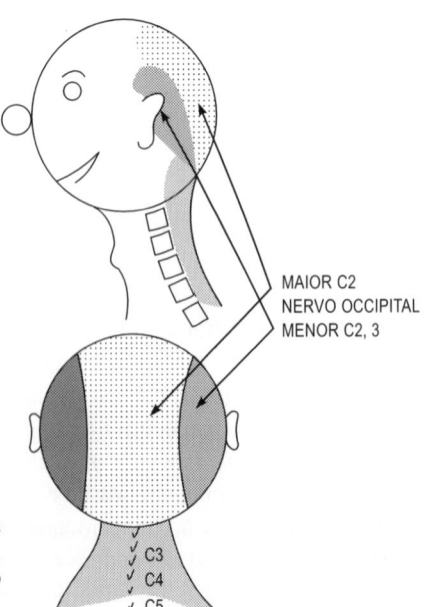

C3
C4
C5

Figura 6.34 Distribuição dermatômica dos nervos occipitais. Os nervos occipitais maior e menor, formados pelas raízes C2, C3 e C4, referem dor ao vértice occipital ou às áreas parietais da cabeça, como mostrado nas áreas pontilhadas.

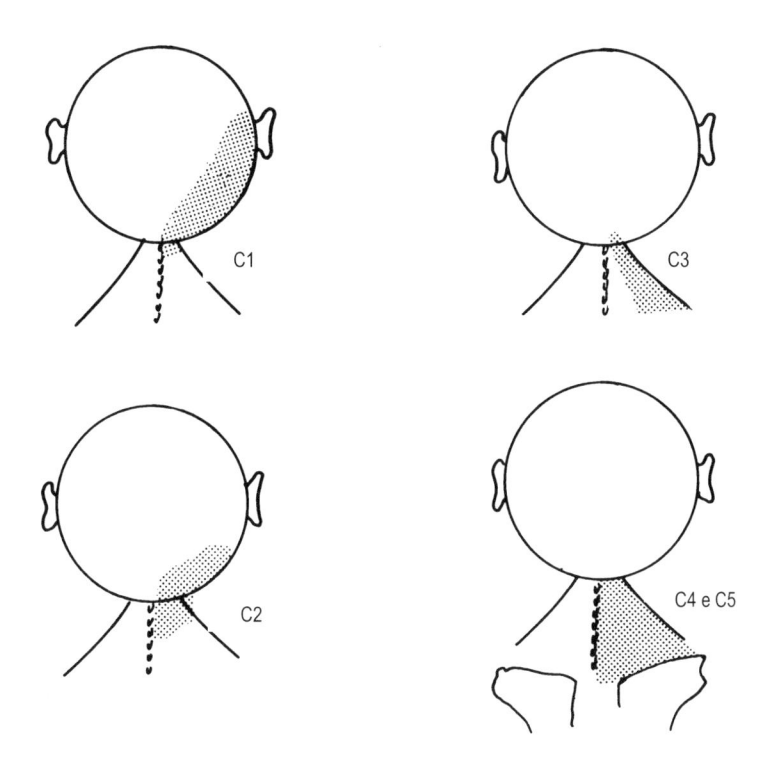

Figura 6.35 Zonas referidas de níveis radiculares. A injeção de um irritante nas áreas paraespinais da coluna cervical (de C1 até C5) resulta em dor notada pelos pacientes e mostrada aqui nas áreas pontilhadas.

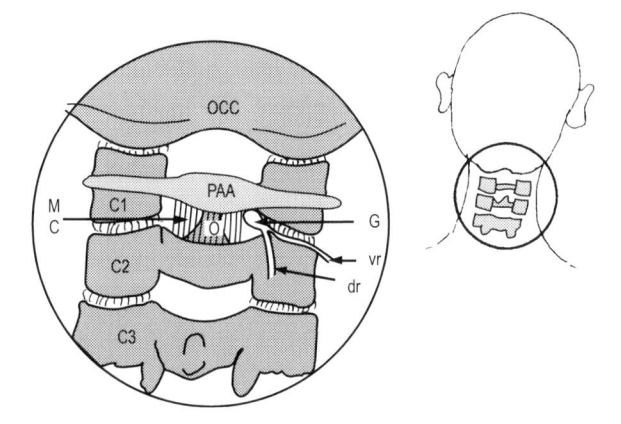

Figura 6.36 Nervo occipital maior (C2). As raízes extradurais do nervo emergem da coluna cervical como mostrado à direita. C1: atlas; C2: áxis; C3: terceira vértebra cervical; OCC: occipital; M: membrana atlantoaxial posterior; O: processo odontóide do áxis; PAA: arco posterior do atlas (C1); G: gânglio do nervo C2; C: cápsulas das articulações cervicais; vr: raiz ventral de C2; dr: raiz dorsal de C2

SCM — ■ DOR REFERIDA
X ÁREA-GATILHO

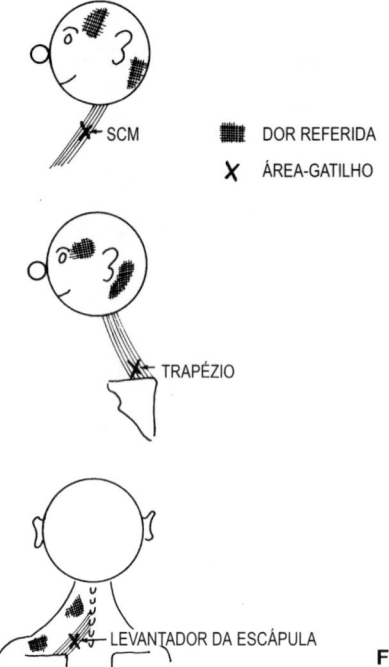

TRAPÉZIO

LEVANTADOR DA ESCÁPULA

Figura 6.37 Pontos-gatilho e dor referida. Áreas doloridas em vários pontos do pescoço e do ombro, quando irritados, podem referir dor em locais distantes.

Bogduk demonstrou claramente que o nervo não pode ser anatomicamente comprimido por essa manobra. Também foi refutada a idéia, comumente exposta, de compressão do nervo occipital maior no seu ponto de saída, abaixo da mastóide e entre as fibras superiores dos músculos trapézio e esternocleidomastóideo (Bogduk, 1980).

Bogduk postulou a seguinte seqüência do mecanismo de neuralgia occipital: o gânglio C2 fica sob o arco posterior do atlas, medial à cápsula articular dos corpos laterais do atlas e do áxis. O nervo, então, bifurca-se em ramos dorsal e ventral, que suprem as fibras sensitivas da cápsula daquela articulação.

A lesão cervical de uma chicotada subluxa violentamente aquela articulação (atlantoaxial), causando estiramento capsular excessivo. A raiz dorsal do nervo occipital maior, ao penetrar na cápsula articular inflama e causa dor na região dermatômica daquela raiz nervosa (Figura 6.35).

Tratamento. O tratamento é similar ao das lesões em hiperextensão, incluindo gelo, seguido por calor, massagem, mobilização e medicação. Pode ser feita uma tentativa de tração manual e depois mecânica, bem como acupuntura, TENS, etc. As injeções locais nas zonas-gatilho têm seus defensores, como também a técnica de *spray strecth* (Travell e Simons). Embora as injeções epidurais de agentes esteróides tenham sido amplamente usadas na radiculopatia lombar, há referência ao uso exitoso dessa técnica na dor e na radiculopatia cervical (Warfield e outros).

Vertigem pós-traumática

Há muitas causas postuladas para a vertigem pós-traumática. Após lesão cervical aguda em hiperflexão-hiperextensão, muitos pacientes com lesão cervical queixam-se de vertigem, assim como de cefaléia, náuseas e desconforto ocular. O procedimento diagnóstico específico para determinar a causa permanece obscuro, e o tratamento continua difícil.

Há muito tempo, postula-se que o desequilíbrio do sistema nervoso simpático constitui causa. Esse distúrbio é atribuído à chamada *síndrome de Barré-Liéou*. Esta última tem sido, por sua vez, atribuída ao trauma nas fibras simpáticas que acompanham as artérias vertebrais; alega-se que a leve subluxação comprime as artérias vertebrais na região atlas-áxis (C1e C2), sob o argumento de que as forças rotacionais em demasia excedem a rotação fisiológica da articulação atlantoaxial.

Quando há insuficiência concomitante de artéria vertebral por aterosclerose ou por alguma anomalia congênita, a vertigem é mais comum. A presença de osteófitos também tem sido reconhecida como causa do aumento de compressão da artéria vertebral na região cervical média e inferior, pois os osteófitos não estão habitualmente presentes na região atlantoaxial.

Um artigo recente (Tomita e cols.) documentou a compressão dinâmica da artéria vertebral pelo ramo ventral do segundo nervo cervical. Essa compressão foi confirmada por arteriografia e aliviada com cirurgia.

Quando a vertigem pós-traumática persiste, é significativa *e* pode ser influenciada pela rotação manual ativa ou passiva do segmento cervical superior, estão indicados estudos vasculares. Tal possibilidade também significa que a manipulação, na presença de vertigem, é contra-indicada até que sejam feitos os exames adequados.

Lesão medular central aguda

Ao avaliar as seqüelas neurológicas da hiperextensão, da hiperflexão, ou de qualquer deformação rotacional na coluna cervical, o trauma medular deve ser considerado junto com a lesão às raízes periféricas. A *lesão medular central aguda* é uma síndrome neurológica resultante significativa.

Foram documentados pacientes que sofreram déficit neurológico grave após uma lesão cervical de hiperextensão-hiperflexão com alteração mínima, ou até insignificante, do alinhamento vertebral nos exames radiográficos. Pode ter ocorrido qualquer grau de luxação, com retorno ao alinhamento vertebral apropriado, mas pode ainda haver compressão ou angulação medular resultante.

Sintomas. A síndrome da lesão medular central aguda revela evidências subjetiva e objetiva de disfunção do sistema nervoso central. A história habitual é que o paciente não bateu a cabeça e nem perdeu a consciência. Ele está completamente consciente do incidente em alguns detalhes, e não somente que a cabeça e o pescoço "estalaram".

Imediatamente após a lesão, o paciente refere insensibilidade em todo o tronco e/ou extremidades e não é capaz de mover os braços ou as pernas. Pode haver uma sensação de formigamento, e a coordenação, se existir função em extremidade, pode estar prejudicada.

Achados ao exame. O exame neurológico revela reflexos tendíneos profundos hiperativos, com evidência de *espasticidade*, podendo ocorrer até os sinais de Babinski e Hofmann. A perda proprioceptiva é evidente. Além disso, pode haver déficit sensitivo de nível medular e evidência de disfunção da coluna posterior. Também existe a possibilidade de disfunção vesical do tipo neurogênico.

O exame deve ser completo nos aspectos neurológico e musculoesquelético. Incluem-se os exames fundoscópico, de nervos cranianos e retal, para assegurar-se do tônus esfinctérico. A documentação objetiva das queixas subjetivas deve ser corroborada.

As radiografias da coluna cervical podem revelar apenas *retificação*, ou seja, inversão da lordose. Devem ser obtidas incidências laterais em flexão e extensão para verificar listese e determinar o segmento da hipermobilidade. A TC ou, preferentemente, a RM, pode revelar compressão para dentro do canal medular ou do disco herniado e deformidade da medula. Indica-se também estudos contrastados com TC ou mielografia.

Teoria do mecanismo. O postulado atual sugere que na síndrome da lesão medular central aguda há contusão medular ou angulação aguda. É possível que o ligamento amarelo também tenha sido amassado ou preguedo. Pode ocorrer oclusão momentânea do suprimento arterial à medula (Figura 6.38).

Tratamento. É necessário verificar em que graus há anormalidade anatômica, fratura, luxação ou fratura-luxação. O tratamento preciso é mais bem-feito pela consultoria ortopédica ou neurocirúrgica, porquanto o tratamento varia, dependendo se a paresia é total ou parcial.

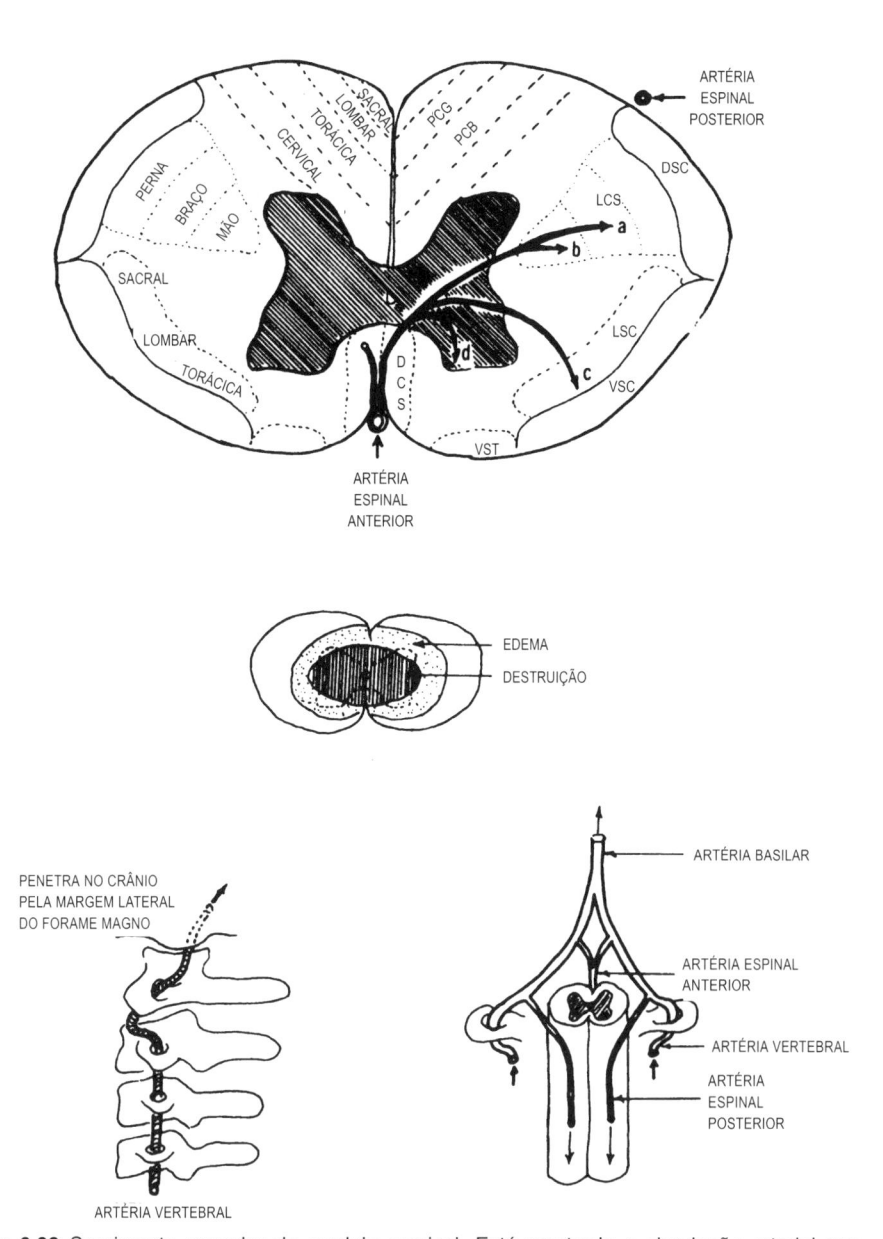

Figura 6.38 Suprimento vascular da medula cervical. Está mostrada a circulação arterial que mantém um prejuízo transitório na síndrome de lesão medular central aguda. Os sintomas neurológicos clínicos são explicados pelos tratos medulares que sofrem a isquemia: *a* e *b* suprem a área do braço e da mão do trato corticospinal lateral (piramidal), *c* supre as áreas lombar e torácica do trato espinotalâmico lateral, *d* supre a porção média anterior da substância cinzenta. PCG = coluna posterior de Goll; PCB = coluna posterior de Burdach; DCS = espinocerebelar dorsal; LCS = corticospinal lateral; LST = espinotalâmico lateral; VSC = espinocerebelar ventral; VST = espinotalâmico ventral; DSC = corticospinal direto

REFERÊNCIAS BIBLIOGRÁFICAS

Barré, MJ: Sur un syndrome sympathique cervical posterieur et sa cause frequente, l'arthrite cervicale. Rev Neur (Paris) 1:1246,1926.
Basmajian, JV and Latif, A: Integrated actions and functions of the chief flexors of the elbow: A detailed electromyographic analysis. J Bone Joint Surg 39A:1106,1957.
Bogduk, N: Headaches and cervical manipulation: Leading articles. Med J Aust 28:65, 1979.
Bogduk, N and Harsiand, A: The cervical zygapophyseal joints as a source of neck pain. Spine 13(6):610,1988.
Bogduk, N: The clinical anatomy of the cervical dorsal rami. Spine 7(4):319, 1982.
Bogduk, N: The anatomy of occipital neuralgia. Clin Exp Neurol 17:167, 1980.
Bosworth, DM: Editorial. J Bone Joint Surg 41-A:16, 1959.
Braaf, MM and Rosner, S: Trauma of the cervical spine as a cause of chronic headache. J Trauma 15:441,1975.
Braaf, MM and Rosner, S: Whiplash injuries of the neck: Symptoms, diagnosis, treatment and prognosis. NewYork State J Med 58:1501,1958.
Brieg, A: Biomechanics of the Central Nervous System. Year Book Publishers, Chicago, 1960.
Buonocore, E, Horstman, T, and Nelson, CL: Cineradiograms of cervical spine in diagnosis of soft tissue injuries. JAMA 198(1):13, 1966.
Cailliet, R: Soft Tissue Pain and Disability, ed 2. FA Davis, Philadelphia, 1988.
Cameron, BM: A, "Whiplash" symposium: Theory critique. Orthopedics 2:127,1960.
Cammack, KV: Whiplash injuries to the neck. Am J Surg 93:663, 1957.
Campbell, DC and Parsons, EJ: Referred head pain and its concomitants. Nerv Ment Dis 9:554, 1944.
Cheshire, DL: The stability of the cervical spine following the conservative treatment of fractures and fracture-dislocations. Paraplegia 7:193, 1969.
Cloward, RB: Cervical diskography: A contribution to the etiology and mechanism of neck, shoulder and arm pain. Ann Surg 150:1052, 1959.
Chrisman, OD and Gervais, RF: Otological manifestations of the cervical syndrome. Clin Orthop 24:34,1962.
Colachis, S and Strohm, BB: Cervical traction: Relationship of traction time to varied force with constant angle of ull. Arch Phys Med Rehab 46:815,1965.
Colachis, S and Strohm, B: Radiographic studies of cervical spine motion in normal subjects: Flexion and hyperextension. Arch Phys Med Rehab 46:753,1963.
Crowe, H: Injuries to the cervical spine. Presented at the Annual Meeting of the Western Orthopedic Association, San Francisco, 1928.
Crue, BJ: Importance of flexion in cervical traction for radiculitis. USAF Med J 8:375, 1957.
Crue, BJ and Mabie, PD: Conservative treatment of halter traction is acute cervical trauma. West J Surg Obstet Gynecol 68:176, 1960.
Crue, BJ and Todd, EM: The importance of flexion in cervical halter traction. Bull LA Neurol Soc 30:95, 1965.
Fielding, JW: Cineroetgenography of the normal cervical spine. J Bone Joint Surg 39-A:1280,1957.
Fisher, SV et al: Cervical orthosis effect in cervical spine motion: Roentgenographic and goniometric method of study. Arch Phys Med Rehab 58:109, 1977.
Frykholm, R: Deformities of dural pouches and strictures of dural sheaths in cervical region producing nerve root compression: Contributing to etiology and operative treatment of brachial neuralgia. J Neurol Surg 4:403, 413,1947.
Greenberg, AD: Atlanto-axial dislocation. Brain 91:655, 1968.
Hall, RF, Stuck, RM, and Hall, OEK: Whiplash: Injury of the cervical spine, II. Orthopedics 109: March 1959.
Harris, JH, Edeiken-Monroe, B, and Kopaniky, DR: A practical classification of acute cervical spine injuries. Orthop Clin North Am 15:30,1986.

Hohl, M: Soft tissue injuries of the neck in automobile accidents: Factors influencing prognosis. J Bone Joint Surg 56:1675, 1974.
Holdsworth, FW; Fractures, dislocation and fracture dislocation. J Bone Joint Surg 45-B:6, 1963.
Hunter, CR and Mayfield, FH: Role of the upper cervical roots in the production of pain in the head. Am J Surg 78:743, 1949.
Johgkees, LB: Whiplash examination. Laryngoscope 93:113,1983.
Jones, MD: Cineradiographic studies of abnormalities of the high cervical spine. Arch Surg 94:206, 1967.
Juhl, JH, Miller, SM, and Roberts, GW: Roentgenographic variations in the normal cervical spine. Radiology 78:591,1962.
Kovacs, A: Subluxation and deformation of the cervical apophyseal joints. Acta Radiol 43:1,1955.
Krout, RM and Anderson, TP: Role of anterior cervical muscles in production of neck pain. Arch Phys Med Rehabil 47:608,1956.
Lipow, EG: Whiplash injuries. South Med J 48:1304,1955.
Louis, H: Surgery of the Spine: Surgical Anatomy and Operative Approaches. Springer-Verlag, Berlin, 1983.
Macnab, I: The "whiplash" syndrome symposium on diseases of the intervertebral disc. Orthop Clin North Am 2:(2)389,1971.
McGhee, FO: Whiplash: Injuries of the cervical spine, I. Orthopedics 105, March 1959.
MacNamara, RM, 0'Brien, MC, and Davidheiser, S: Posttraumatic neck pain: a prospective and follow-up study. Ann Emerg Med 17(9):906, 1988.
Maitland, GD: Vertebral Manipulation, ed 4. Butterworth & Co, London, 1977.
Martinez, JL and Garcia, DJ: A model for whiplash. Journal of Biomechanics 1:23, 1968.
McFarland, JW and Krusen, FA: Use of Sayer head sling in osteoarthritis of cervical portion of spinal column. Arch Phys Med Rehabil 24:263,1943.
McKeever, DC: The so-called whiplash injury. Orthopedics 2:14,1960.
Mealy, K, Brennan, H, and Feneron, GCC: Early mobilization of acute whiplash injuries. Br Med J 292:656,1986.
Mertz, HJ and Patrick, LM: Investigation of the kinematics and kinetics of whiplash. In Stapp, JP: Medical Aspects of Safety Seat Belt Conference. October 1967.
Munro, R: Treatment of fractures and dislocations of the cervical spine. N Engl J Med 264:573, 1961.
Panjabi, MD and White, AA: Clinical Biomechanics of the Spine. JB Lippincott, Philadelphia, 1978.
Reynolds, GG, Pavot, AP and Kendrick, MM: Electromyographic evaluation of patients with post-traumatic cervical pain. Arch Phys Med Rehabil. 170, March 1968.
Saternus, KS: The mechanics of whiplash injury of the cervical spine (German-English abstract). Z Rechtsmed 88:1,1982.
Schneider, RC and Crosby, EC: Vascular insufficiency of brainstem and spinal cord in spinal trauma. Neurology 9:643,56,1960.
Schneider, RC and Schemm, GW: Vertebral artery insufficiency in acute and chronic spinal trauma, with reference to the syndrome of acute central cervical spinal cord injury. J Neurosurg 18:348, 1961.
Schutt, CH and Dohan, EC: Neck injuries to women in auto accidents. JAMA 206:2689,1968.
Selecki, BR: Whiplash: A specialist's view. Australian Family Physician 13:243,1984.
Severy, DM, Mathewson, JH, and Bechtol, CO: Controlled automobile rearend collision: An investigation of related engineering and medical phenomena. CMAJA 11:727, 1955.
Stedman's Medical Dictionary, ed 23. Williams & Wilkins, Baltimore, 1976.
Su, HC and Su, RK: Treatment of whiplash injuries with acupuncture. Clin J Pain 4:233,1988.
Tomita, K, Tsuchiya, H, and Nomua, S: Dynamic entrapment of the vertebral artery by the nerve branch: A new etiology for transient cervical vertigo. Neuro-orthopedics 4:36, 1987.
Travell, J and Simons, D: Myofascial pain and dysfunction, the trigger point manual. Williams & Wilkins, Baltimore, 1983.
Trevor-Jones, R: Osteo-arthritis ofthe paravertebral joints of the second and third cervical vertebrae as a cause of occipital headaches. S Afr Med J 392:(394)30, 1964.

Warfield, CA, et al: Epidural steroid injection as a treatment for cervical radiculitis. Clin J Pain 4:201,1988.
Waylonis, GW: Electromyographic findings in chronic cervical radicular syndromes. Arch Phys Med Rehabil 407, July 1968.
White, AA and Panjabi, MM: Clinical Biomechanics of the Spine. JB Lippincott, Philadelphia, 1978.
Yoss, RE, et al: Significance of symptoms and signs in localization of involved root in cervical disc protrusion. Neurology 7(10)673, 1957.
The Revolt Against "Whiplash." The Defense Research Institute, Syracuse, 1958.

CAPÍTULO 7

Doença do disco cervical na produção de dor e incapacidade

Há anos que se tem aceito que a pressão interna aumentada no disco intervertebral poderia causar dor (Hirsch). Inicialmente, a inervação do disco intervertebral para a transmissão de estímulos dolorosos não estava nem clara, nem era também aceita (Roofe). Havia, e até hoje há, investigadores e profissionais que negam a presença de quaisquer nervos desmielinizados capazes de transmitir estímulos dolorosos dentro do disco. Nenhuma terminação nervosa foi identificada no núcleo ou nas fibras anulares internas de um disco normal.

Recentemente foram identificadas terminações nervosas no interior das camadas anulares externas do disco intervertebral, capazes de transmitir sensações dolorosas. Ainda não está claro se essas terminações são na realidade nervos que penetram o ânulo ou terminações nervosas dentro dos ligamentos longitudinais. Elas são, contudo, consideradas a base neurológica para a *dor discogênica*.

Tais terminações nervosas são consideradas a parte terminal dos nervos sinuvertebrais de Luschka e contêm fibras nervosas somáticas e simpáticas. Elas foram discutidas no Capítulo 1. Essas terminações nervosas são também similares à terminação nervosa que supre os ligamentos longitudinais anterior e posterior.

A dor originada do pescoço e sentida neste ou no ombro, no braço, na mão ou nos dedos *a partir* do pescoço habitualmente resulta da irritação das raízes nervosas cervicais na região dos forames intervertebrais.

A iniciação da dor pode ser considerada o resultado do aprisionamento do nervo pelo forame por tecidos que formam as suas bordas. Os tecidos que formam os forames (como discutido no Capítulo 1) são os seguintes:

1. anteriormente: os aspectos posteriores dos corpos vertebrais, o ligamento longitudinal posterior e as fibras anulares posteriores do disco;

2. superior e inferiormente: os pedículos do canal do complexo neural posterior;
3. posteriormente: as facetas e suas cápsulas (articulações dos processos articulares) e o ligamento amarelo.

O tamanho dos forames depende da integridade do disco intervertebral, que separa os corpos vertebrais e, também, os pedículos e as facetas articulares posteriores. A pressão interna dentro do disco (endurece) as fibras anulares externas e os ligamentos longitudinais.

O movimento normal do pescoço modifica o tamanho e o formato dos forames. A flexão da coluna cervical *abre* os forames, ao passo que a extensão os *fecha*. A rotação e a flexão lateral abrem nas bordas convexas e fecham-nas no lado côncavo, na direção em que elas se flexionam ou rodam. Essas mudanças fisiológicas são normais e habitualmente não aprisionam raízes nervosas ou suas bainhas durais (Capítulo 1).

Dos numerosos tecidos da coluna cervical a que se pode atribuir a produção de dor e incapacidade, o disco tem se destacado como de grande importância. Há muitos profissionais que refutariam essa predominância, mas o disco patológico causa maior significância e deve ser exaustivamente avaliado.

O disco pode ser afetado por patologia aguda ou crônica. Aquela implica em hérnia envolvendo o conteúdo neural do forame, enquanto esta exerce seu papel na doença discal degenerativa.

O disco intervertebral também deve ser avaliado como agente de dor no pescoço e de dor *referida* no braço, mão e dedos. A compressão do nervo pelo disco supre essas duas regiões – o pescoço e a extremidade superior – e requer esclarecimento. O exato componente tecidual do disco, o núcleo ou o ânulo, também precisa ser compreendido.

Como em todas as síndromes neuromusculoesqueléticas dolorosas, deve-se esclarecer a taxonomia e promover a compreensão dos termos diagnósticos. *Disco escorregado, disco rompido, protuberância discal, disco herniado*, etc., são termos usados com pouca ou nenhuma compreensão da exata patologia ou da relação da alteração de tecido patológico com a sintomatologia clínica.

Muito da pesquisa da patologia discogênica envolveu-se com a coluna lombossacra, mas um número cada vez maior de estudos busca explicar alterações similares nos tecidos discais da coluna cervical. As mudanças anatômicas, químicas, nutricionais, reparadoras e degenerativas de um assemelham-se às do outro. A patologia resultante tampouco é diferente.

Deve ser lembrado que o conteúdo do canal vertebral na coluna lombossacra é significativamente diferente do conteúdo na coluna cervical. Naquela, estão localizadas as raízes da cauda eqüina, enquanto na coluna cervical está contida a medula, bem como as raízes nervosas. Há também uma diferença estrutural entre o disco cervical e o disco lombar (Figuras 7.1 a 7.3).

Também deve ser lembrado que a radiculopatia – ou seja, a dor referida a partir de compressão de raiz nervosa – ocorre na coluna cervical superior (occipitoatlantoaxial), local em que não há disco.

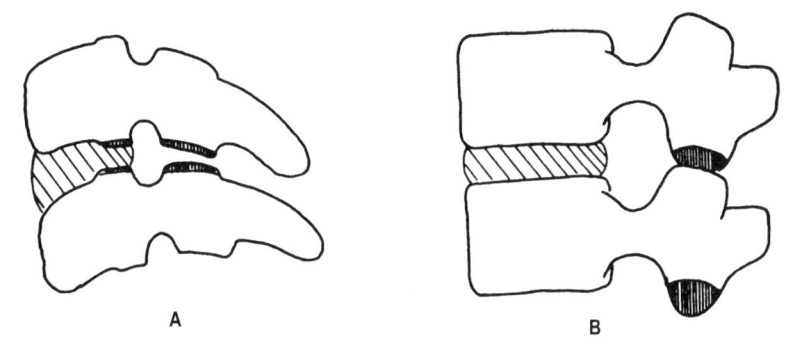

Figura 7.1 Vistas laterais comparativas das unidades funcionais cervical e lombar. (A) Coluna cervical: cinco articulações; disco, partes intervertebrais pares e articulações posteriores. (B) Coluna lombar: três articulações; disco e articulações posteriores pares.

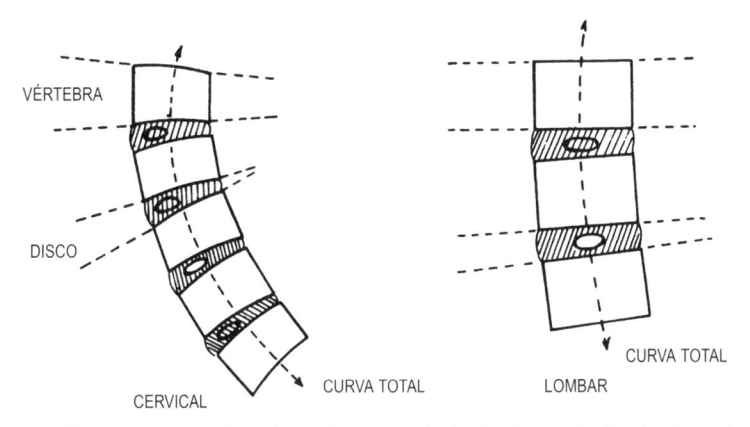

Figura 7.2 Curvas comparativas das colunas cervical e lombar: relação dos formatos discais.

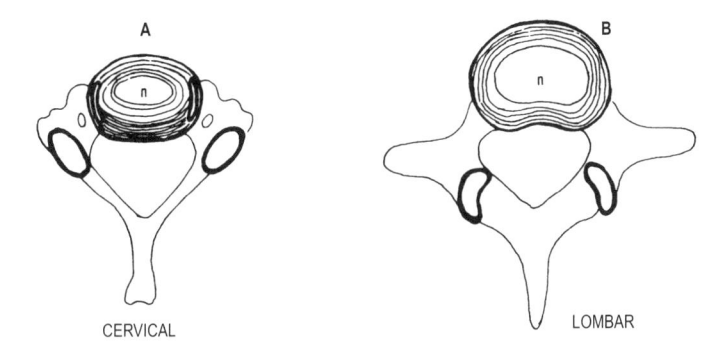

Figura 7.3 Corpos vertebrais das regiões cervical e lombar: comparação de articulações e discos. (A) Segmento cervical. Cinco articulações (incluindo as articulações intervertebrais). Discos cervicais: altura anterior duas a três vezes maior do que altura posterior. Núcleo, posição anterior. Ânulo, mais grosso posterior. (B) Segmento lombar. Três articulações. Discos lombares: altura anterior levemente maior que a posterior. Núcleo, posição média. Ânulo, simétrico.

A recente discussão acerca da *herniação discal interna*, em que o núcleo herniado ficava dentro do ânulo, em contraste com a região anular externa, tem abordado primariamente o disco lombar. Tal alteração patológica semelhante indubitavelmente ocorre no disco cervical.

A discografia tem aclarado os sintomas causados por alterações do núcleo e de ânulo, além de mudanças de pressão dentro do disco intervertebral (Cloward, 1959). Estudos recentes com a utilização de ressonância magnética (RM) revelam as alterações estruturais internas no disco intervertebral, conforme os sintomas alegados pelo paciente. Tais estudos ajudaram a compreender muitos desses fatores.

Sabe-se que o aumento da pressão interna em um disco defeituoso gera dor ao paciente, tanto na vizinhança da área interescapular quanto na região do pescoço. O mero toque nas fibras anulares externas também provoca essa dor local e referida.

A dor na região interescapular tem sido atribuída a trauma mecânico no ligamento longitudinal anterior e a fibras anulares externas anteriores no processo de execução de uma discografia (Figura 7.4). A área de dor referida na região interescapular também pode ser eliminada pela injeção local de agente anestésico (Michelsen e Mixter) para dentro da área referida (Elliot e Kremer). A área de referência da dor na região interescapular revela hiperirritabilidade na eletromiografia (EMG), mas não evidencia lesão de raiz nervosa (Wedell e outros).

O suprimento motor aos músculos da região interescapular é o seguinte:
C3 a C4: músculos elevadores da escápula;
C5: músculos rombóides;
C5 a C6: músculos supra-espinais;
C6 a C7: músculos grandes dorsais;

O padrão dermatômico da região interescapular é garantido pelas raízes T7 e não pelas raízes cervicais.

Parece que essa dor referida é muscular (miotômica) e não neurogênica, ou seja, não referida a partir de uma única raiz nervosa. Frykholm (1951) reproduziu dor escapular quando irritava intraduralmente a raiz nervosa ventral (motora). Ele afirmava que essa dor era "mais profundamente situada e referida na parte proximal do membro e cintura escapular... e doloroso à pressão". A sensação notada "era diferente da dor obtida pela estimulação das raízes nervosas sensitivas". Ao correlacionar tais achados clínicos, é difícil assegurar se essa dor interescapular é essencialmente discogênica ou neurogênica, ainda que possa ser reproduzida pelo mero envolvimento das fibras anulares externas e não necessariamente a partir da irritação de raiz nervosa sensitiva ou motora.

A nova terminologia, contudo, evolui: *discogênica, miálgica* ou *neurálgica*. A área de dor referida é também diferenciada em *dermatômica* e *esclerotômica*. O local de dor tecidual na unidade funcional da coluna cervical, e a partir dela, pode vir a ser de qualquer uma das partes moles, dentre as quais o disco intervertebral figura como componente.

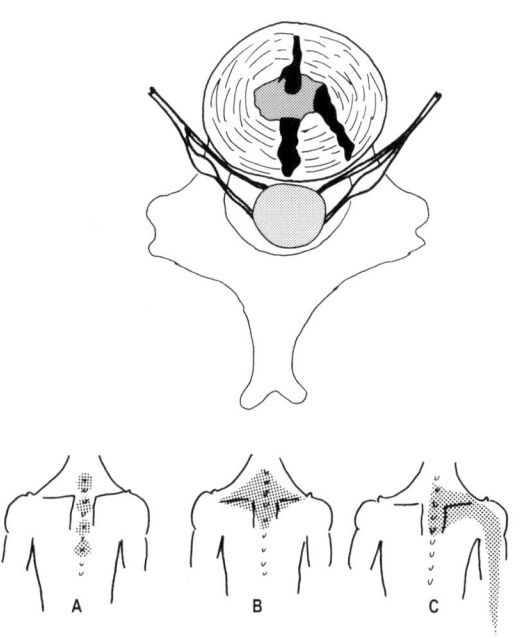

Figura 7.4 Locais referidos de dor elucidados por discografias intranucleares. (A) Irritação da porção anterior do disco refere dor na linha média interescapular. (B) Protrusão posterior do núcleo refere dor conforme mostrado. (C) Protrusão lateral posterior para a região do forame intervertebral causa dor interescapular mais dor radicular no braço, na distribuição do dermátomo da raiz nervosa.

DOR RADICULAR NEUROGÊNICA

A relação da raiz nervosa com o disco intervertebral, quando a raiz emerge através do forame, está documentada. A diferença situa-se na proximidade anatômica da região lombar à cervical, sendo notada na Figura 7.5.

Dentro da unidade funcional cervical, a raiz nervosa está protegida do trauma pela presença do ligamento longitudinal posterior cobrindo o aspecto posterior do disco, que, por sua vez, dispõe de duas camadas naquela área. O núcleo do disco cervical não é central, tal como o lombar, mas está anteriormente situado. Portanto, é circundado posteriormente por numerosas camadas (bainhas) de fibras anulares. Há também as articulações uncovertebrais (as proeminências de von Luschka) situadas entre o núcleo e as raízes nervosas bilateralmente.

Há alterações, com a idade, dentro do disco, que influenciam o tipo e a gravidade da herniação discal, sendo ela interna ou externa. Quando houver rasgos ou ruptura anular, a cicatrização do colágeno ocorre principalmente pela invasão de tecido conjuntivo, provocando *fibrose*. Essas alterações teciduais são similares à cicatrização da cartilagem, que se desenvolve por tecido fibrocartilaginoso e não por fibras colágenas puras originais. O tecido de reparo fibroso não tem o potencial hidrodinâmico e nem a capacidade de reagir aos estresses externos que normalmente enrijecem o disco.

Constitui um enigma, para os profissionais, o fato de os sintomas alegados pelo paciente estarem ou não diretamente relacionados à ruptura do disco. Há relatos que referem dor no pescoço e no braço, mas que raramente têm como causa patologia discal. Porém, outros acreditam que qualquer dor irradiada do pescoço ao braço resulta de um nervo em impactação por uma protrusão discal. A verdade definitivamente fica em algum ponto entre esses dois extremos.

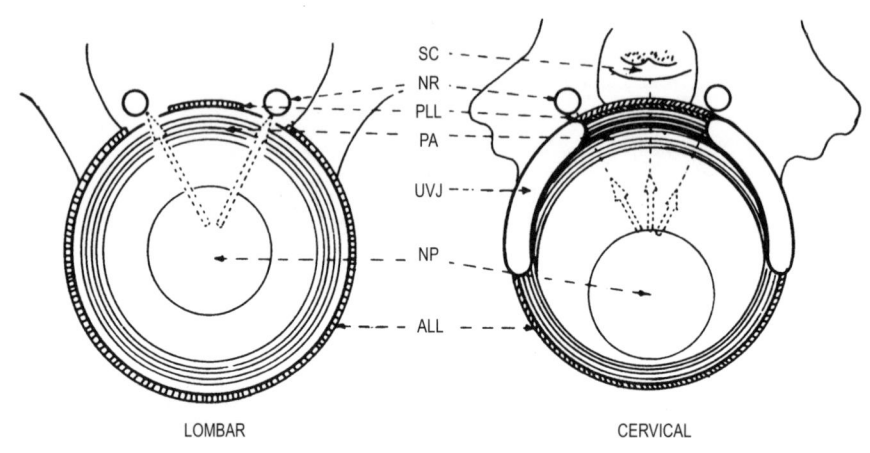

Figura 7.5 Comparação do conteúdo do disco lombar e cervical. A região lombar apresenta um ligamento longitudinal posterior incompleto (PLL), uma camada fina posteriormente ao ânulo fibroso (PA), e, assim, uma raiz nervosa relativamente exposta (NR). As setas mostram as vias pelas quais a herniação do núcleo pode alcançar as raízes nervosas. O núcleo pulposo (NP) está localizado centralmente. A região cervical tem um ligamento longitudinal posterior (PLL), que cobre toda a porção posterior do corpo vertebral, um ligamento de camada dupla. A porção posterior do ânulo (PA) é mais ampla e firme. A raiz nervosa (NR) está parcialmente protegida pelas articulações uncovertebrais de von Luschka interpostas (UVJ); e a posição anterior do núcleo (NP) fica longe das raízes nervosas e da medula espinal (SP) do material discal que protrui.

É possível que a hérnia se desenvolva dentro do ânulo (Figura 7.6). Essa herniação interna gera dor no pescoço e, talvez, alguma dor em extremidade superior, caso haja alguma protuberância concomitante do ânulo (Figura 7.7). O ânulo protrui devido à pressão interna do núcleo através das rupturas anulares, que, por sua vez, permitem a protrusão do núcleo.

A protrusão do ânulo é possível em várias direções (Figura 7.8); se for diretamente posterior, somente o ligamento longitudinal posterior pode causar dor no pescoço e no braço. Caso o ânulo protrua póstero-lateralmente, é possível que a pressão em uma raiz nervosa específica naquele nível *e* o ligamento longitudinal posterior induzam à dor.

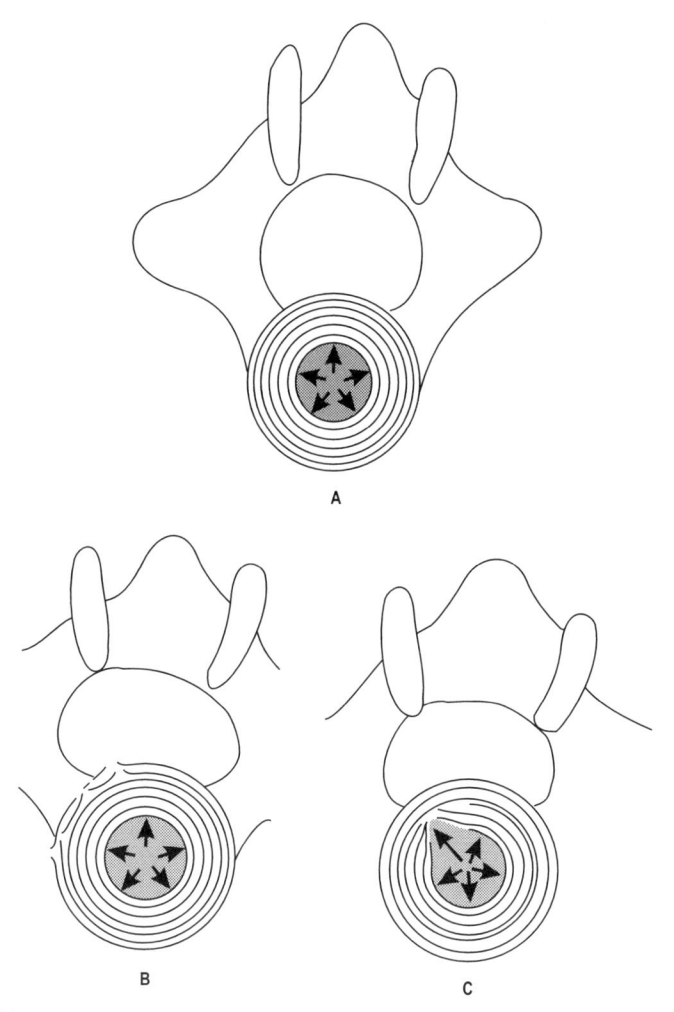

Figura 7.6 (A) Disco e núcleo intactos (esquemático). O núcleo está intacto e suas forças intrínsecas (setas) se distribuem igualmente em todas as direções. (B) Núcleo intacto com ruptura das fibras anulares externas (esquemático). As fibras anulares externas foram rompidas, mas elas estão em número suficiente para conter o núcleo intacto. As setas indicam as forças intrínsecas dentro do núcleo, mas sem protrusão no ânulo. (C) Ânulo intacto (sem protrusão), mas extrusão do núcleo (esquemático). O núcleo está extruso nas fibras anulares internas, mas há fibras anulares externas intactas o suficiente para prevenir extrusão significativa do ânulo para dentro dos canais.

O deslocamento póstero-lateral do ânulo tensiona a raiz nervosa e pode gerar dor radicular na região do dermátomo, além de irradiar dor por um grupo muscular (miótomo) via irritação da raiz nervosa motora, como foi identificado por Frykholm (1951). Ambas as áreas de irradiação, dermátomo e miótomo, são idênticas por serem inervadas por raízes nervosas similares.

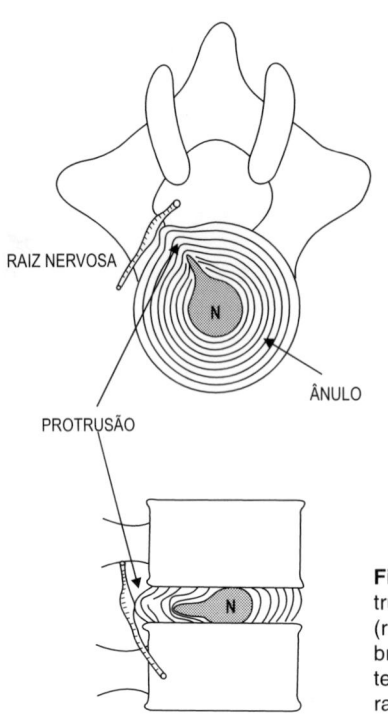

Figura 7.7 Extrusão central do núcleo, causando extrusão externa do ânulo. (Em cima) Extrusão interna (ruptura) do núcleo em direção póstero-lateral. As fibras anulares enfraquecidas permitem a extrusão externa das fibras anulares superpostas, pressionando a raiz nervosa (embaixo).

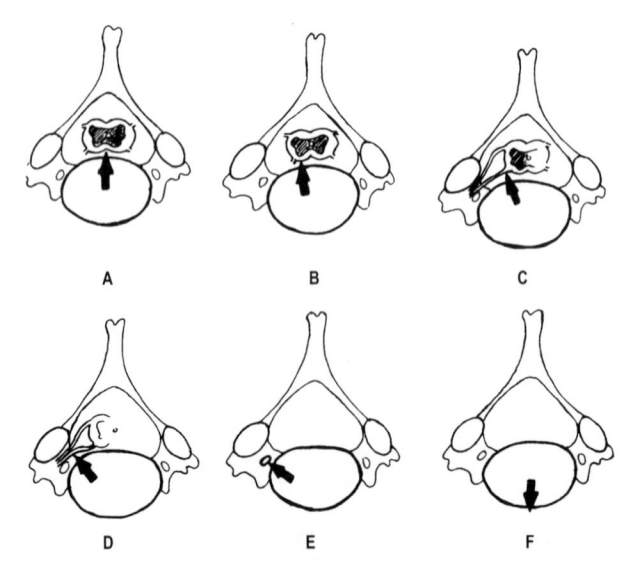

Figura 7.8 Possíveis resultados da direção da hérnia discal: A = herniação dorsomedial pode causar compressão medular bilateral; B = herniação paramedial: compressão medular unilateral; C = protrusão dorsolateral: compressão unilateral da medula e da raiz nervosa; D = protrusão intraforaminal: compressão radicular; E = protrusão lateral: compressão da artéria vertebral e do nervo; F = protrusão ventral não comprime a raiz nervosa, a medula ou a artéria vertebral.

Clinicamente, o paciente apresenta-se (história) com dor no pescoço, limitação na amplitude de movimento passivo e ativo e sensação subjetiva de dor, insensibilidade ou formigamento na região dermatômica. A causa é também revelada a partir da história, como trauma externo, postura anormal prolongada e tensão emocional prolongada e intensa. O trauma externo pode ser acidente automobilístico, queda, escorregão, manipulação, etc.

A extensão do trauma externo deve ser esclarecida acerca de (1) força de impacto postulada, (2) consciência do paciente no momento do impacto, (3) direção da face e do pescoço no instante do choque, (4) estado do pescoço e da saúde geral da vítima antes do acidente.

O exame revela (1) a defesa pelo paciente quando move o pescoço, (2) a manifestação de postura protetora, tal como segurar a cabeça e o pescoço em um dos lados evitando a extensão, etc., (3) a reprodução da dor iniciada pelo movimento ativo do pescoço e (4) a confirmação por movimento e posição específica, o que implica a restrição inicial por parte do paciente.

A extensão passiva do pescoço pode iniciar a dor, assim como a flexão, a flexão lateral e/ou rotação. Esses movimentos e sua relação com os forames foram discutidos no Capítulo 1. A extensão estreita os forames; a flexão os abre, mas também traciona a raiz nervosa. A rotação ou flexão lateral fecha os forames no lado em que é assumida e abre os forames no lado oposto ao qual ocorre.

Um aspecto do exame, freqüentemente não-executado, é a palpação digital dos forames em cada lado do pescoço. Tal procedimento irrita o nervo comprimido, provocando dor e sensibilidade local, ou até mesmo irradiação na direção dermatômica alegada pelo paciente.

A limitação da amplitude de movimento do pescoço deve ser direcionada para diferenciar o movimento cervical occipital (occipitoatlantoaxial) do movimento da coluna cervical (de C3 a C7). A localização específica por mobilização manual de, por exemplo, C5 a C6 ou C6-7, é difícil, se não for impossível. O local exato de limitação do segmento inferior da coluna cervical para o nível segmentar é feito por (1) movimento cervical limitado em flexão, extensão ou rotação-flexão lateral; (2) localização subjetiva, pelo paciente, para *onde* a dor se irradia; e (3) localização direta do forame preciso por palpação manual direta no pescoço.

Uma herniação interna central precisa, com protuberância do ânulo, pode ser confirmada por TC ou RM. Os testes revelam a presença e a localização do disco protruindo. Deve ser sempre lembrado, contudo, que o *diagnóstico de uma protrusão discal é feito de forma clínica, pela anamnese e pelo exame físico, sendo confirmado por* TC ou RM. Nunca o diagnóstico deve direcionar-se apenas para a interpretação dos testes.

A compressão da raiz nervosa pode ocorrer posteriormente pela pressão do nervo, a partir de um osteófito, em vez de um ânulo protruindo anteriormente. Aqui, o diagnóstico é também clínico e passível de confirmação por TC ou RM.

NÚCLEO PULPOSO EXTRUSO

A extrusão do núcleo, a partir dos limites do ânulo, é uma hérnia discal *verdadeira*. Essa condição consiste na *extrusão do núcleo* e deve ser classificada como tal. O quadro clínico pode ser similar a uma protuberância anular, e freqüentemente a diferenciação pode ser feita somente com TC, RM ou intervenção cirúrgica.

Há essencialmente seis diferentes direções possíveis de herniação discal, como mostrado na Figura 7.6. A possibilidade de herniação central com compressão medular deve estar sempre presente, e o teste do neurônio motor superior deve fazer parte de qualquer exame.

LOCALIZAÇÃO DO NÍVEL RADICULAR PELO EXAME CLÍNICO

O nível discal cervical preciso, com localização exata da raiz, é realizável com mielografia, RM, TC ou EMG. Também pode ser determinada por localização clínica satisfatoriamente exata.

A localização clínica é sugerida por (1) localização sensitiva subjetiva a partir da anamnese – em que o paciente sente hiperestesia, parestesia ou hipoestesia; (2) localização objetiva durante o exame de toque, como o esfregar de uma agulha ou algodão; e (3) fraqueza motora subjetiva alegada pelo paciente durante atividades diárias, que pode ser confirmada com (4) teste muscular objetivo e (5) alterações nos reflexos tendíneos profundos.

A localização da sensibilidade subjetiva é sugestiva, mas raramente exata. Uma queixa dermatômica de dolorimento ou sensibilidade é difícil de diferenciar de uma de região esclerotômica. A sensação de *espasmo* experimentada pelo paciente é quase sempre muito difusa e vaga para ter algum valor na localização do nível radicular.

A delimitação específica da raiz nervosa também é inexata (Benini). Isso porque há muitas variações anatômicas nas raízes nervosas que tornam precária a localização exata. As variações anatômicas incluem desde anastomoses periféricas dos nervos ulnar e mediano, anastomoses no plexo braquial, variações de unidades motoras específicas recebendo seu suprimento a partir de uma raiz nervosa específica, além do fato de ser a sensibilidade, agora, sabidamente transmitida via raiz de nervo motor em oposição direta à lei de Bell-Magendie.

Como já foi dito, a dor neurogênica deve ser diferenciada da dor discogênica (Figura 7.4). A dor neurogênica é sentida somente quando a protrusão discal (núcleo ou ânulo) comprimir a raiz nervosa. Quando sujeita à tração, a raiz nervosa normalmente responde com estímulo sensorial doloroso ao paciente.

A dor mais distal na irradiação é de distribuição dermatômica, enquanto que a dor proximal à área interescapular é mais provável de ser dor radicular da divisão primária posterior. A dor radicular varia de sensação dolorosa profunda a dor em agulhada, de superposta a dolorimento. Não é incomum para a dor radicular de natureza dolente ser sentida proximalmente, com parestesia ou sensação de amortecimento sentidos distalmente. A possibilidade de a sensibilidade por nervo motor (via distribuição miotômica) explica, em parte, a sensação de dor e a presença de dolorimento nos músculos distais da extremidade superior.

Conforme mencionado no Capítulo 1, a flexão do pescoço movimenta para cima o nervo dentro do canal espinal. Com isso, aumenta a tensão da raiz dentro dos canais radiculares, mas sem tensão aumentada nas bolsas durais (elas se desdobram). As raízes estão firmemente fixadas na borda externa dos forames intervertebrais (Figura 7.9). As raízes intratecais (intra-espinais) movem-se por sobre esses pontos de inserção fibrosa.

Quando a cabeça e o pescoço são estendidos, as raízes sobem ao interior da goteira foraminal, ou seja, migram superiormente no forame. Na posição fletida elas descem, isto é, migram caudalmente. As raízes nervosas normalmente são colocadas sob mais tensão em flexão. O saco dural desdobra e, na realidade, alonga-se, durante a flexão do pescoço. Há alongamento fisiológico adequado do saco dural para que as raízes nervosas envolvidas não sejam comprimidas.

Se a tensão da raiz nervosa e de seu saco dural aumentar a partir de um disco protruindo, o alongamento da bainha da dura é prejudicado; então, ocorre compressão do conteúdo da dura. O ligamento denteado, que sustenta a medula dentro do canal medular, conecta-se ao saco dural. Na flexão cervical, o canal se alonga, assim como a medula envolta. Os ligamentos dentados, sendo inelásticos e ancorados ao canal ósseo e à dura medular, tracionam a medula. Esta última, assim lateralmente distraída, estreita-se na largura ântero-posterior. As raízes são, pois, alongadas nos seus ramos. Quando a medula é alongada em flexão do pescoço, o mesmo acontece com as raízes nervosas.

Ocorre sensibilidade radicular a partir da flexão do pescoço quando um disco protruir para dentro da goteira da raiz, visto que ela está mais retesada e menos elástica.

A extensão do pescoço estreita o comprimento do canal espinal e simultaneamente fecha os forames. Se a raiz nervosa e sua dura forem comprimidas, com resultante inflamação, esse movimento do pescoço pode causar radiculopatia. Clinicamente, qualquer movimento, flexão ou extensão, reproduz a sensação dolorosa radicular alegada pelo paciente, podendo ser reproduzida durante o exame.

Ao diferenciar radiculopatia de disco protruído contra a compressão de uma raiz por um esporão osteofítico, deve-se ter em mente esse aspecto da abertura e do fechamento foraminal com o movimento da raiz nervosa e de sua dura. Como regra geral, a extensão (fechamento dos forames) mais provavelmente comprime uma raiz nervosa na espondilose cervical, e a flexão possivelmente a distrai na presença de uma hérnia discal.

A alteração vista nas radiografias, TC ou RM somente incrementa o raciocínio, mas não elimina a explicação oferecida pelo exame e pela reprodução da dor a partir de movimentos específicos.

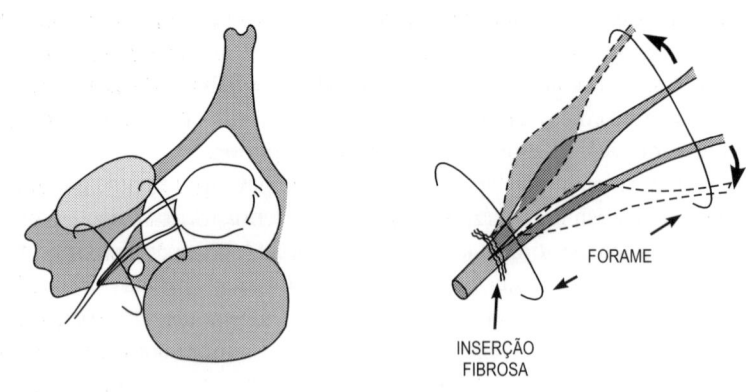

Figura 7.9 Movimento das raízes nervosas sobre seu ponto de inserção. As raízes nervosas estão ancoradas na área externa do forame. Quando os nervos intradurais se movem – cranialmente durante a flexão e caudalmente durante a extensão do pescoço – as raízes se angulam sobre a inserção fibrosa (ponto de fixação). Isso explica a tensão nervosa aumentada durante esses movimentos.

A localização de um dermátomo é mais precisa nos níveis de C5, C6, C7 ou C8 porque eles se referem a distribuições digitais mais específicas. A referência ao braço ou ao antebraço é menos exata. Na mão, as raízes de C5 a C6 referem-se principalmente ao polegar, C6 ao dedo médio e C7 a C8 ao dedo mínimo (Figura 7.10). O examinador medianamente atento minimiza a exatidão da localização subjetiva ou objetiva.

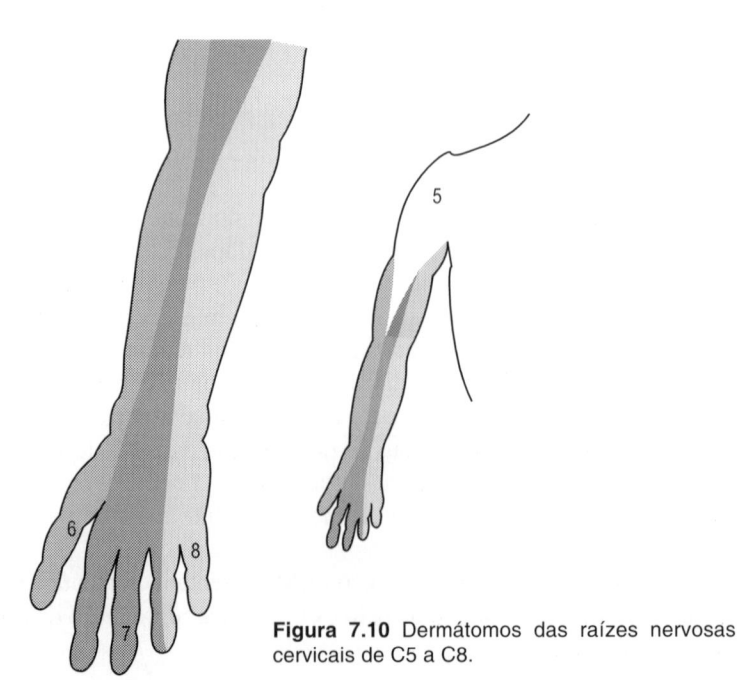

Figura 7.10 Dermátomos das raízes nervosas cervicais de C5 a C8.

Três testes clínicos têm comprovado sua eficiência na confirmação de radiculite de origem cervical. Os testes incluem compressão cervical de Spurling (Figura 7.11), tração axial manual e abdução do braço (Figura 7.12) (Viikari-Juntura e outros).

O teste de compressão do pescoço é feito com o paciente sentado, com a cabeça fletida lateralmente e rodada *para* o lado da dor radicular. A pressão é exercida para baixo sobre a cabeça. Essa manobra, na realidade, fecha os forames no lado em que a dor é sentida, e a compressão, feita desse modo, fecha ainda mais os forames e comprime o disco, aumentando a sua protrusão.

O teste de tração manual é apenas o alongamento da coluna cervical com a resultante distração de cada unidade funcional e diminuição na lordose. O alívio, embora momentâneo, indica compressão de raiz nervosa. O exame de abdução do braço sobre a cabeça é executado com o paciente em posição sentada e elevando o braço afetado acima da cabeça. Isso diminui a tração sobre a estrutura envolvida.

Resultados positivos nesses três testes confirmam compressão de raiz nervosa dentro dos forames, conceitualmente, mas sem provas de herniação discal. *Não* há localização específica de raiz pelas três manobras, somente confirmação de compressão nos níveis foraminais.

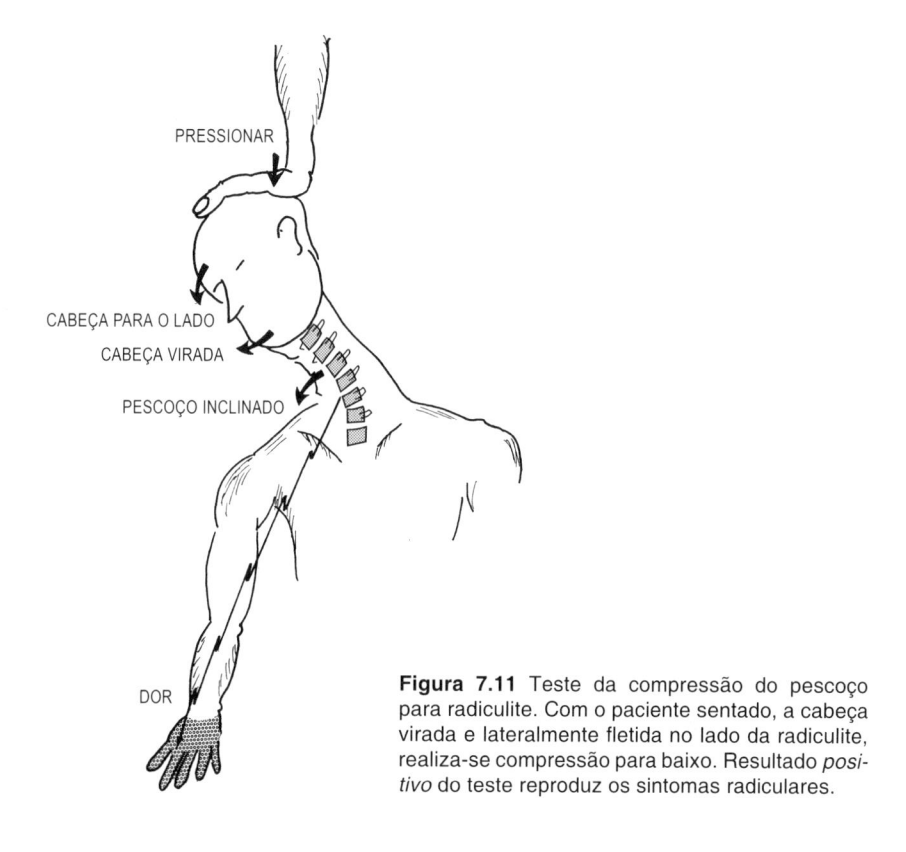

Figura 7.11 Teste da compressão do pescoço para radiculite. Com o paciente sentado, a cabeça virada e lateralmente fletida no lado da radiculite, realiza-se compressão para baixo. Resultado *positivo* do teste reproduz os sintomas radiculares.

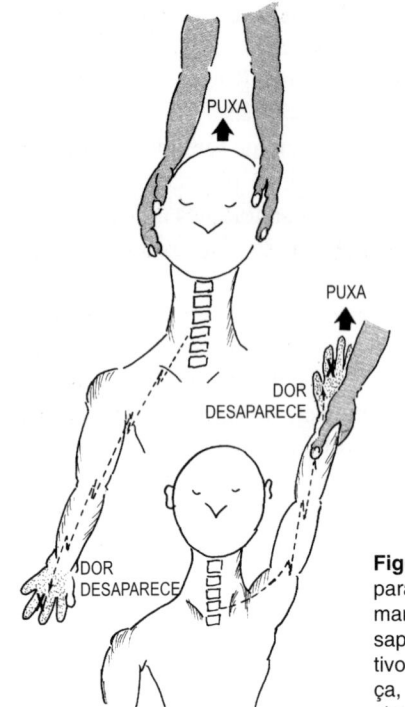

Figura 7.12 Teste da tração manual e abdução do braço para radiculite cervical. A figura de cima mostra a tração manual sobre a cabeça. Se os sintomas radiculares desaparecerem ou diminuírem, o resultado do teste é positivo. A figura de baixo mostra a elevação, acima da cabeça, do braço no lado da radiculite. O desaparecimento dos sintomas é resultado positivo para o teste.

O teste muscular (miótomo) é muito mais preciso na localização de um nível específico de raiz nervosa. A fraqueza do rotador externo do braço é específico para C5 e C6; o deltóide, C5; o extensor do punho, C6; o braquial, C6; e o tríceps, C7.

Todos os testes musculares devem ser executados com o paciente em posição própria para isolar o músculo sob teste. Outras ações daquele grupo muscular, ou de outros músculos com suprimento nervoso diferente, devem ser minimizadas. Por exemplo, o músculo deltóide é mais bem-testado com o paciente na posição de pé. O reflexo tendíneo do bíceps é mais evidenciado na posição sentada, e o reflexo do tendão do tríceps, na posição supina.

O teste do tríceps aplicado na posição supina, com o braço estendendo em direção ao teto, facilita o isolamento do músculo tríceps. Assim, testa-se a raiz de C7 (Figura 7.13). Os rotadores externos (de C5 a C6) são também examinados na posição supina (Figura 7.14).

Testar C8 implica em testar a força dos intrínsecos digitais. Isso pode ser mais preciso com o paciente na posição sentada, olhando para o examinador, que também pode detectar atrofia, caso esteja presente.

Os reflexos tendíneos profundos são feitos da maneira neurológica rotineira e garantem confiabilidade ao denotar um nível radicular específico.

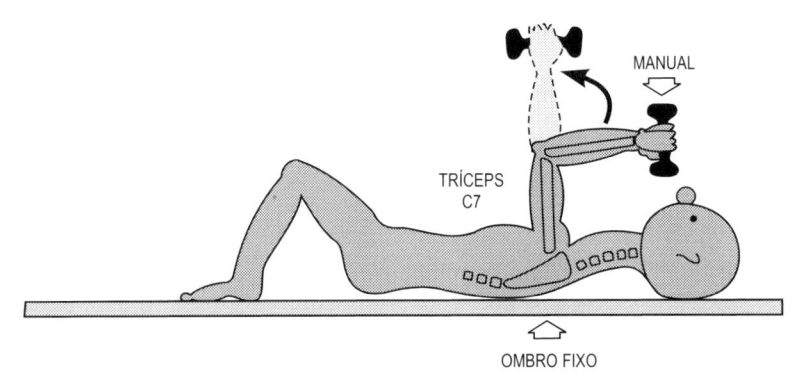

Figura 7.13 Exame muscular do tríceps (C7). Com o paciente supino e o braço mantido verticalmente, o tríceps pode ser mais facilmente testado para força e resistência. Nessa posição, os músculos escapulares estão fixos, permitindo o isolamento do tríceps (C7). A fadiga pode indicar lesão em C7 quando um único esforço falhar ao revelar a fraqueza.

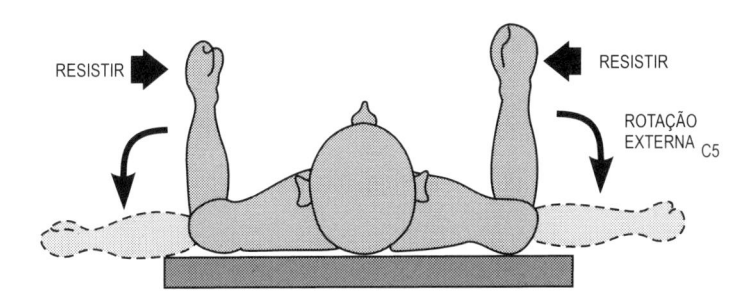

Figura 7.14 Teste para rotador externo para verificar os músculos supra-espinal e infra-espinal e para determinar a integridade da raiz de C5. O paciente é colocado na posição supina com os braços mantidos ao lado. A resistência ao antebraço, enquanto o paciente tenta a rotação externa, facilita esse exame muscular.

O reflexo do braquiorradial (C6) é verificado com o antebraço em posição média neutra de pronação e supinação, com o cotovelo fletido (Figura 7.15). Na presença de lesão radicular, pode ser obtida uma resposta de flexão do dedo, porém sem flexão do cotovelo. Esse achado é denominado de *inversão* do reflexo radial.

O exame para o reflexo do pronador (C7) assemelha-se ao reflexo braquiorradial, mas o impacto do martelo é ao lado e não sobre o rádio. Para esse reflexo, o antebraço deve estar fletido no cotovelo e seguro em posição de pronação e supinação neutra (Figura 7.16).

A resposta do reflexo do tendão pronador é a pronação do antebraço. Com o impacto apropriado do martelo, a flexão do dedo ou do cotovelo, em vez da pronação do antebraço, indica um nível radicular distinto. Um significado clínico desse reflexo tendíneo pronador é a sua sensibilidade suficiente para ser hiperativo na presença de envolvimento medular, revelando resposta do neurônio motor superior.

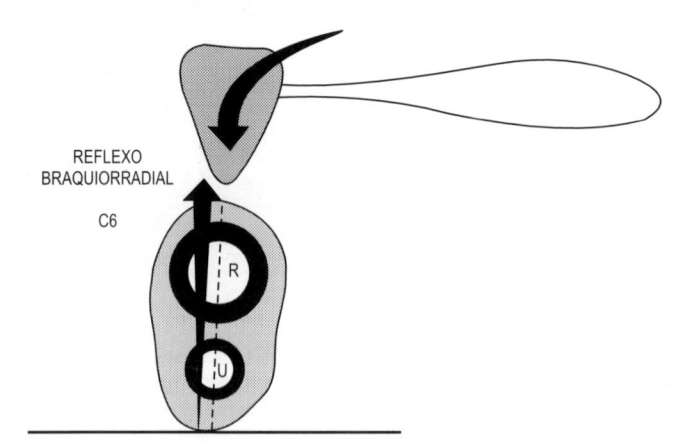

Figura 7.15 Teste do reflexo braquiorradial. Com o antebraço gentilmente sustentado e neutro entre supinação e pronação, um leve golpe sobre o rádio distal ou na estilóide (inserção do músculo braquiorradial) causa a flexão reflexa do cotovelo. Os dedos também podem fletir, mas não são parte do reflexo braquiorradial. A flexão dos dedos sem uma flexão do cotovelo – *inversão* – implica em lesão de C6.

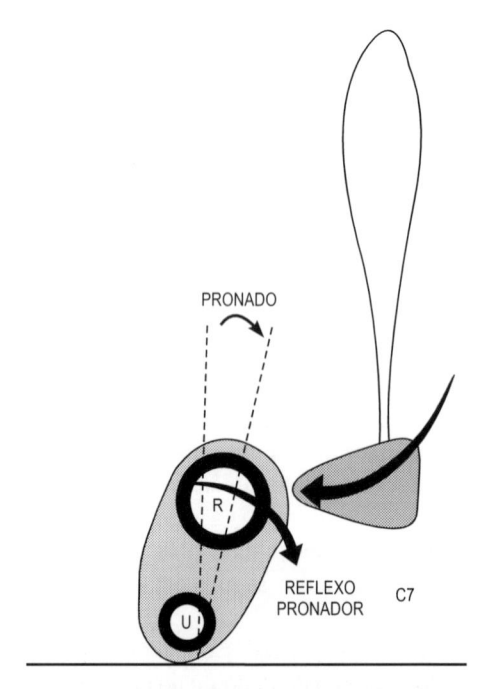

Figura 7.16 Teste do reflexo pronador. Com o antebraço levemente pronado (10 a 15°) e levemente sustentado, o martelo de reflexos é gentilmente oscilado para golpear a estilóide radial na superfície volar. Esse reflexo estira o pronador redondo e faz o antebraço pronar. Esse reflexo é mediado via raiz de C7.

Resumo do nível radicular

As Figuras 7.17 a 7.20 ilustram as características que localizam o nível radicular específico.

A localização razoavelmente exata do nível radicular pode, por conseguinte, ser feita por meio de exame clínico cuidadoso. Os níveis sensitivos subjetivos alegados na anamnese sugerem um nível específico. O prejuízo das atividades diárias a partir da perda de sensibilidade relatada pelo paciente também é indicativo. A confirmação é auxiliada com o teste sensorial objetivo com algodão, tato digital, sensibilidade puntiforme ou roda dentada. Contudo, por causa de sobreposição e do mapeamento indistinto da área, o teste sensitivo é considerado inexato.

Raiz	Dor referida	Parestesia	Fraqueza	Reflexo
C5	Ombro e braço	Nenhuma no dedo	Ombro	Bíceps
C6	Aspecto radial do antebraço	Polegar	Bíceps	Bíceps
			Braquiorradial	
			Extensores do punho	
C7	Aspecto dorsal do antebraço	Dedos indicador e médio	Tríceps	Tríceps
C8	Aspecto ulnar do antebraço	Dedos anular e mínimo	Intrínsecos dos dedos	Tríceps

Figura 7.17 Nível específico de raiz.

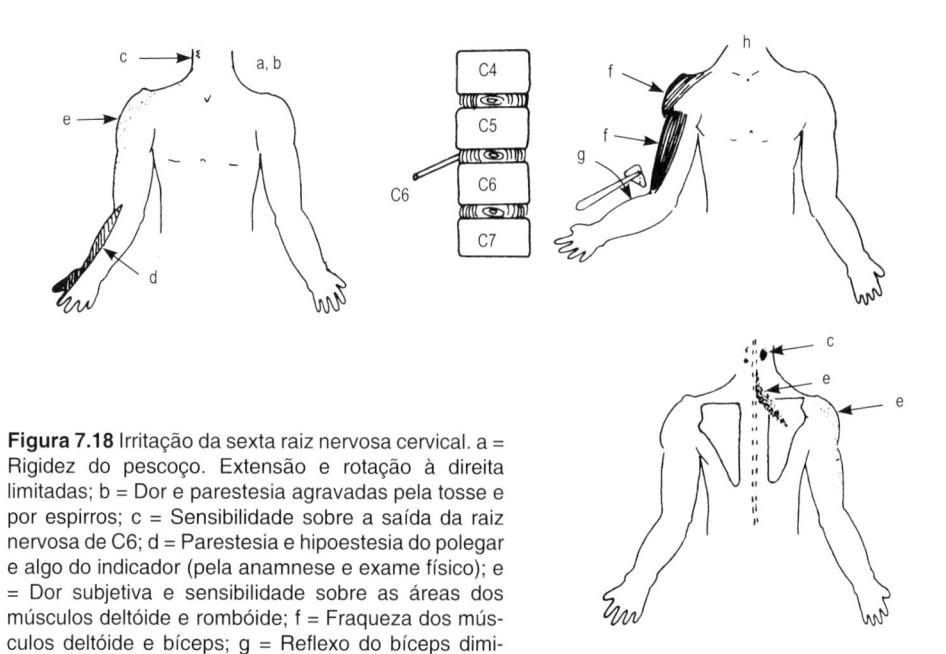

Figura 7.18 Irritação da sexta raiz nervosa cervical. a = Rigidez do pescoço. Extensão e rotação à direita limitadas; b = Dor e parestesia agravadas pela tosse e por espirros; c = Sensibilidade sobre a saída da raiz nervosa de C6; d = Parestesia e hipoestesia do polegar e algo do indicador (pela anamnese e exame físico); e = Dor subjetiva e sensibilidade sobre as áreas dos músculos deltóide e rombóide; f = Fraqueza dos músculos deltóide e bíceps; g = Reflexo do bíceps diminuído; h = Estudos radiológicos específicos.

Figura 7.19 Irritação da sétima raiz nervosa cervical. a = Rigidez do pescoço. Extensão e rotação limitadas no lado envolvido; b = Dor e parestesia agravadas pela tosse e por espirros; c = Sensibilidade sobre a saída de C7; d = Parestesia e hipoestesia dos dedos indicador e médio; e = Dor profunda subjetiva e sensibilidade sobre a parte dorsolateral do braço e ângulo súpero-medial da escápula; f = Fraqueza do tríceps (também possível do bíceps); g = Reflexo do tríceps diminuído.

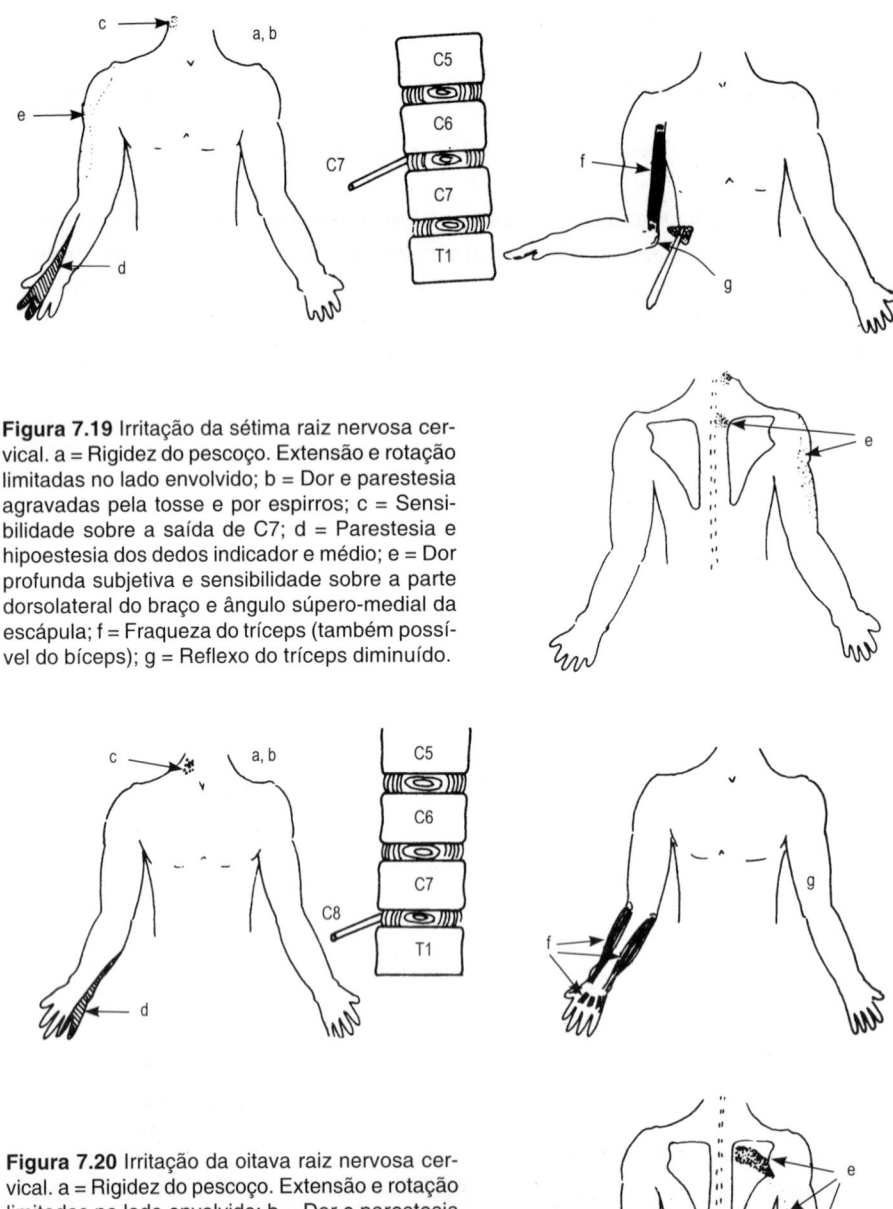

Figura 7.20 Irritação da oitava raiz nervosa cervical. a = Rigidez do pescoço. Extensão e rotação limitadas no lado envolvido; b = Dor e parestesia agravadas pela tosse e por espirros; c = Sensibilidade sobre a saída de C8; d = Parestesia e hipoestesia do antebraço interno e dedo mínimo; e = Dor profunda subjetiva e sensibilidade a partir da escápula para o lado interno do braço, antebraço e dedo mínimo; f = Fraqueza dos músculos da mão; g = Sem alterações em reflexos.

Os testes motor e dos reflexos tendíneos para a localização radicular são mais exatos. Mesmo que haja sobreposição de múltiplas raízes envolvidas e muitos grupos musculares, um exame feito com atenção ajuda a localizar o nível radicular específico. Também indica prejuízo de raiz nervosa, na doença discal inicial, a obtenção da fadiga da contração muscular, bem como a demonstração de fraqueza local de um grupo muscular.

A precisão dos reflexos tendíneos também indica o nível radicular.

A raiz nervosa específica envolvida não implica, por si, um disco intervertebral herniado, extruso ou protruído como fator causal. Somente anamnese completa, após exames físico e neurológico exaustivos e a correlação apropriada com testes confirmatórios (TC, RM, EMG, potencial cortical evocado) é que oferecem diagnóstico fisiopatológico exato.

Os estudos eletrofisiológicos estão bem-estabelecidos agora como localizadores do envolvimento da raiz nervosa (Shea e cols.). Permanece controverso, contudo, o fato de a neuropatia periférica ser de lesão radicular, de lesão do plexo braquial, ou de neuropatia periférica (Khan e cols.).

Ao estudar as medidas da onda F, descobriu-se que elas são valiosas na radiculopatia lombar, mas não na lesão das raízes cervicais, além de C8 a T1. Embora esses estudos eletrofisiológicos sejam, ainda, considerados imprecisos quanto aos níveis radiculares (Khan), eles podem ser úteis na detecção, antes da mielografia ou TC, quando houver possibilidade de cirurgia.

TRATAMENTO DO DISCO CERVICAL HERNIADO

Há um consenso entre profissionais experientes que tratam a hérnia discal cervical que se deve considerar toda abordagem terapêutica conservadora não-cirúrgica antes de se considerar a intervenção cirúrgica.

Barrie Vernon-Roberts afirma categoricamente que "os discos inferiores, comumente C7, tendem a ser afetados, e o déficit neurológico pode estar evidente. A condição habitualmente se resolve espontaneamente dentro de alguns dias e apenas o tratamento conservador é necessário, na maioria das vezes... mas a intervenção operatória pode ser necessária para remover a pressão sobre os tecidos neurais". Esse parece ser o axioma aceito com relação ao tratamento de um disco herniado, com certos aspectos ainda requerendo fundamentação.

Quando houver evidência *objetiva* de pressão sobre tecidos neurais, especialmente pressão sobre as raízes nervosas, a partir de um ânulo discal ou herniação nuclear, deve ser esclarecida a extensão do prejuízo nervoso.

A pressão a partir de uma herniação discal central sobre a medula, com sinais e sintomas de neurônio motor resultantes – sinais de Babinski e Hoffman positivos, reflexos tendíneos profundos hiperativos de extremidades superiores e/ou inferiores, um sinal positivo de L'Hermitte, bexiga neurogênica e/ou disfunção vesical – por testes confirmatórios, indica intervenção cirúrgica urgente ou até de emergência. Os sinais neurológicos confirmados por anormalidades na TC, RM, mielografia ou potenciais evocados corticais indicam urgência cirúrgica.

Na presença de prejuízo de raiz nervosa, a decisão de considerar intervenção cirúrgica reside na documentação de sinais neurológicos objetivos, que significam prejuízo funcional ao paciente. A ênfase desse axioma é no termo *funcional*. O prejuízo funcional significa que a persistência de um déficit neurológico objetivo pode causar dano ou incapacidade que não seja tolerável ou aceitável pelo paciente.

Em virtude de a herniação cervical ocorrer nas raízes do espaço foraminal de C6, C7 ou C8, a perda de sensibilidade na mão e nos dedos é na distribuição do segundo dedo (indicador), no dedo médio ou no dedo mínimo. Os primeiros dedos são necessários para preensão e destreza fina. Uma perda de C6, por exemplo, pode prejudicar atividades como a escrita, colocar linha na agulha, abotoar os botões, digitar, etc., e, assim, se persistente ou permanente, cria uma perda funcional grave na vida diária ou projeto profissional.

Aceita-se como seqüela neurológica a pressão persistente sobre uma raiz nervosa de três meses de duração. Essa pode não se recobrar quando a pressão é aliviada. A monitorização cuidadosa do paciente com testes objetivos semanais deve ser feita para verificar a permanência, agravamento ou melhora do déficit sensitivo antes de, passivamente, aderir ao dito *sem cirurgia por três meses*.

A perda de sensibilidade do dermátomo C7 ou C8 pode também prejudicar a função se houver perda de sensibilidade no polegar. Esse dermátomo é considerado atuante na região do deltóide; e a perda de sensibilidade ali em geral não seria funcionalmente grave.

A perda miotômica também é determinada a partir de uma base funcional. A lesão em C7 pode prejudicar a força do tríceps, o que não mutilaria o indivíduo, exceto se houvesse a necessidade de empurrar ou puxar na sua ocupação diária (exercício de apoio, etc.), quando, então, apareceria a deficiência.

Uma lesão em C6 tende a enfraquecer os extensores do punho e incapacitar funcionalmente, por isso, uma lesão em C5 pode debilitar os flexores do polegar, e também, parcialmente, a flexão externa do cotovelo ou a rotação do ombro. Os rotadores externos são inervados por C5 e C6, o que significa apenas fatigar, em vez de tornarem-se paréticos em uma lesão nervosa.

O resumo em avaliar a aceitação, pelo paciente, da perda neural é um teste funcional cuidadoso, uma vez que o nível radicular específico seja determinado pelo exame clínico e confirmado pela EMG.

Deve ser reiterado que um fator de tempo entra na equação: perda nervosa, seja ela sensitiva ou motora /por um período de tempo /preferivelmente menos que três meses /que não seja progressiva /aceitável para atividades diárias. Isso é uma diretriz, mas a perda nervosa deve ser monitorizada e discutida com o paciente antes que a cirurgia seja contemplada e recomendada.

A decisão em favor da intervenção cirúrgica baseia-se no déficit neurológico objetivo que não responda ou se beneficie do tratamento conservador; apresente uma perda funcional; e seja confirmada na etiologia por TC, RM ou mielografia. A escolha da técnica é prerrogativa do cirurgião.

Discectomia, nuclectomia, abordagem anterior ou posterior, com ou sem fusão, fusão intersomática anterior ou laminar posterior – a escolha da técnica depende da opinião, da especialidade, da experiência e da competência do cirurgião. O prognóstico é também da responsabilidade do cirurgião, bem como a morbidade e as complicações decorrentes da cirurgia, a duração da convalescença, o prognóstico para a possível recuperação ou perda residual e o tratamento pós-operatório necessário: tudo fica sob responsabilidade do cirurgião.

Tratamento não-cirúrgico do disco cervical herniado

O tratamento do paciente com um disco cervical herniado e déficit neurológico é essencialmente o mesmo de qualquer síndrome dolorosa cervical discogênica.
Os aspectos do tratamento podem incluir os seguintes itens:
1. repouso da região;
2. modalidades na coluna cervical;
3. medicamentos para os sintomas;
4. imobilização;
5. mobilização:
   a. manipulação;
   b. exercício;
6. tração;
7. "escola cervical":
   a. postura;
   b. atividades diárias;
8. intervenção psicológica:
   a. tensão/ansiedade;
   b. depressão;
   c. neurose de compensação;

Repouso. Esta *modalidade* é mais indicada à lesão aguda, mas carece de esclarecimento quando aplicada à herniação discal resultante. É desejável minimizar qualquer atividade que possa agravar os sintomas de dor no pescoço ou no braço. Podem ser entendidos como *repouso* minimizar o dirigir em excesso, evitar situações de estresse, trabalho no computador, etc. O repouso no leito ou reclinar-se em uma posição confortável por breves períodos, aliviando assim o estresse da gravidade sobre a cervical, pode ser útil.

Modalidades. A aplicação de gelo ou calor, estimulação elétrica, ultra-som, pressão de pontos, massagem e acupressura tendem a aliviar subjetivamente, mas não são, por si, especificamente terapêuticos. Assim, nenhum deles deve ser empregado como uma única modalidade terapêutica às expensas do tempo, esforço, deslocamento ou custo do paciente. O principal valor dessas modalidades é o de acompanhamento ao exercício. O calor e o gelo podem ser facilmente aplicados e freqüentemente recomendados como atividade doméstica. Ambos diminuem o espasmo muscular protetor e a limitação do movimento do pescoço, mas exercem efeito mínimo sobre as raízes nervosas mais profundamente situadas nos forames ou sobre o disco intervertebral.

Medicação. Inúmeros medicamentos têm sido empregados no tratamento do disco cervical herniado. Vários oferecem efeito paliativo, já que aliviam a dor e ajudam na apreensão do paciente.

Alega-se que os esteróides orais são específicos para o alívio da inflamação do disco e das raízes nervosas, que também sofrem edema e reação fibrosa (Frykholm). Postula-se que os esteróides atuam nas raízes nervosas de modo até a evitar a cirurgia. Nunca foi demonstrado que os esteróides diminuam a reação irritativa da raiz nervosa comprimida ou que exerçam efeito específico direto sobre os proteoglicanos da matriz discal ou das fibras anulares (Ghosh). Os esteróides podem ter efeito antiflogístico e diminuir a reação dolorosa do paciente em processo de recuperação ou de cura natural.

O uso de esteróides epidurais, recentemente preconizado por Warfield e colaboradores, ainda precisa ser controlado ou randomizado. Somente um pequeno número de pacientes foi tratado com essa modalidade. Foi demonstrado que seu uso diminui os sintomas, mas não melhora a força do miótomo envolvido, nem necessariamente a hipoalgesia objetiva. Os esteróides epidurais devem, por conseguinte, ainda ser considerados paliativos e experimentais. A técnica de administração é difícil e não é dominada por muitos profissionais neste momento.

Os relaxantes musculares também têm tido um papel no alívio do efeito doloroso do *espasmo* muscular protetor resultante, ocasionado pela raiz nervosa irritada. Nenhuma base científica comprovou que qualquer fármaco correntemente conhecido seja um *relaxante* muscular verdadeiro. O chamado efeito miorrelaxante é provavelmente depressor da ansiedade e apreensão. Dessa forma, esses medicamentos são úteis no alívio da dor e do *espasmo* protetor. (O termo *espasmo* está em itálico porque onde houver "espasmo" clinicamente diagnosticado, nenhuma evidência de contração de fibra extrafusal jamais foi documentada em um exame de EMG.)

Pelo fato de a contração muscular sustentada cronicamente (tônus aumentado) aumentar o efeito indesejável da herniação discal, a redução dessa tensão muscular, que não é bem-vinda, pode ser valiosa. A contração muscular externa, especialmente quando prolongada, é aceita como fator de contribuição no aumento da pressão discal.

Imobilização. O colar (Figura 7.21) ou o imobilizador (Figura 7.22) podem ser de grande valor, pois estabilizam o pescoço em uma região fisiológica. A postura correta pretendida é a de colocar e manter a cabeça diretamente sobre o centro da gravidade, minimizando a flexão ou extensão significativa e a quantidade de flexão lateral e de rotação. Essa postura fisiológica diminui a lordose cervical e mantém a abertura adequada dos forames, diminui a quantidade de pressão adicionada na raiz nervosa e minimiza a pressão irregular sobre o disco.

Ao sustentar a cabeça em uma lordose mínima e diretamente acima do centro de gravidade, um *imobilizador* também diminui a necessidade de uso dos músculos externos para imobilizar o pescoço e sustentar a cabeça.

É valioso o uso prudente de um imobilizador, suporte ou colar; mas é necessária uma palavra de cautela. O uso prolongado de um imobilizador pode trazer prejuízos sem todas as outras abordagens terapêuticas, tais como exercícios, postura e treinamento das atividades diárias. O paciente deve ser acompanhado constantemente quanto ao estado do déficit nervoso. Se houver melhoria – diminuição do déficit nervoso – ele deve ser "desmamado" do colar gradualmente para encorajá-lo a usar métodos mais fisiológicos, tais como exercícios. Se houver continuação ou progressão do déficit nervoso, o uso do colar é obviamente um tratamento inapropriado, devendo ser considerados outros métodos de tratamento.

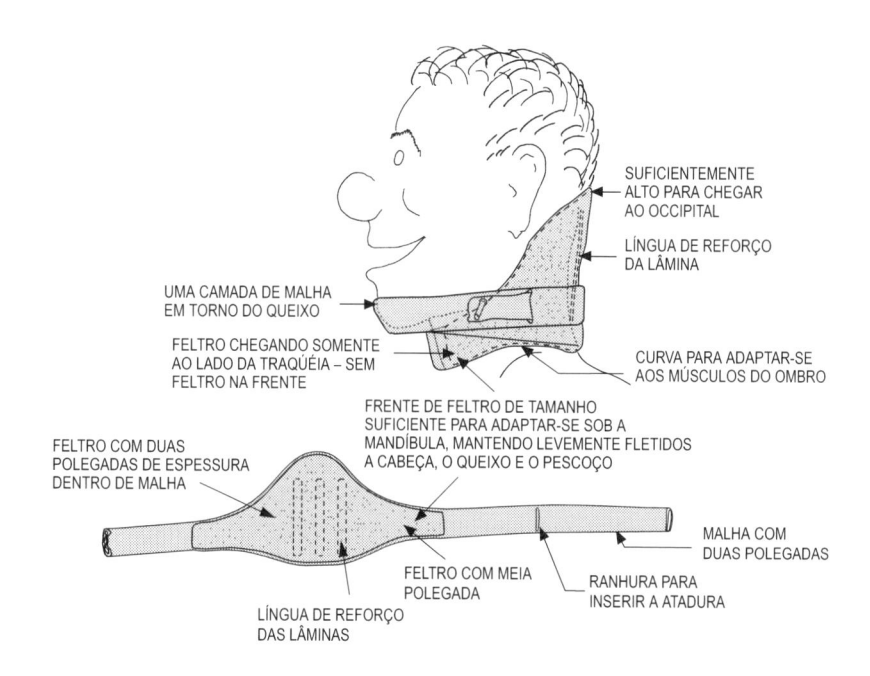

Figura 7.21 Colar macio recomendado para restrição occipitocervical.

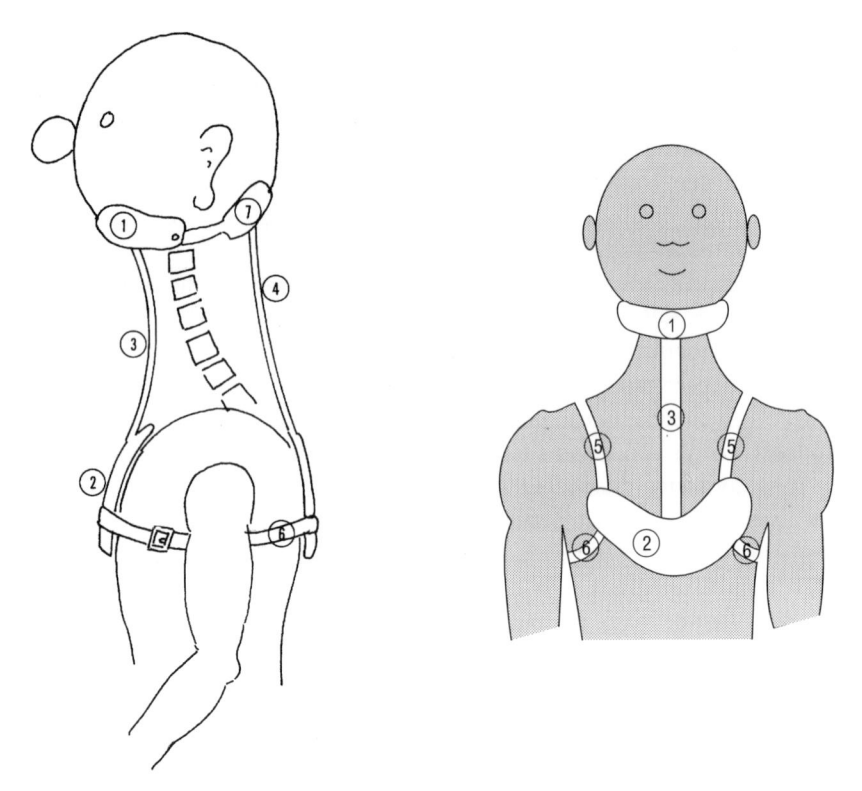

Figura 7.22 Órtese cervical tipo SOMI. Esse imobilizador é moldado com plástico e com metal para conformar-se às porções da cabeça e ombros. Ele se encaixa sob o queixo (1) e segura a porção mandibular por meio de uma barra vertical inclinada (3) que se origina de um coxim contra o esterno (2). Uma barra posterior (4) sustenta o coxim occipital (7). As tiras (5, 6 e 7) apertam o imobilizador contra o corpo e passam sobre os ombros.

Mobilização. Esta categoria pode dividir-se em *mobilização* e *manipulação*. A *mobilização* refere-se à força externa aplicada para aumentar a amplitude de movimento, mas sem *impulsão* no final para se ganhar algum aumento na amplitude. Tanto a mobilização quanto a manipulação objetivam o ganho de maior mobilidade ou de superar a imobilidade.

"A terapia de manipulação está relacionada com o alívio dos sintomas por meio da restauração do movimento normal. A amplitude de movimento (ADM) não é sinônimo de movimento normal, o que implica em que os controles do movimento também devem estar normais" (Farfan). A amplitude articular de movimento está inibida (restrita) por restrição ligamentar, limitação capsular, alterações cartilaginosas das superfícies articulares (facetas) ou limitação muscular.

O disco intervertebral não é um fator mecânico direto nessa limitação por causa de protrusão anular, ruptura ou herniação nuclear. Um disco intervertebral herniado, seja ele nuclear interno ou anular externo, não tem sido considerado *mecanicamente* capaz de imobilizar uma unidade funcional. Um disco herniado provavelmente imobiliza o movimento por espasmo muscular concomitante. Manipular uma unidade funcional cervical para retornar (reduzir) o núcleo para dentro do confinamento anular é um conceito que não se sustenta. A ressonância magnética ou a TC após manipulação nunca revelou a redução de uma herniação discal.

O disco não tem amplitude de movimento livre (Farfan). É necessária força para alcançar movimento no disco. Esse tem uma certa rigidez devido a sua pressão hidrodinâmica intrínseca e a partir da tensão das camadas anulares em sua irradiação oblíqua. Tem sido postulada uma rotação fisiológica de 5°. Maior rotação (além de 5°) é não-fisiológica e interrompe a rigidez normal do disco.

Assim, a manipulação forçada para a obtenção de aumento da amplitude de rotação somente pode ocasionar mais lesão a um disco cujo ânulo sofreu ruptura com extrusão interna do núcleo. Nunca foi confirmado que a manipulação muda a relação da protuberância anular contra a raiz nervosa esticada. A manipulação tem sido justificada somente pelo alívio clínico da radiculite.

As facetas da unidade funcional podem ser liberadas (recuperar amplitude de movimento) a partir da manipulação. Como e se isso ocorre é também objeto de especulação, variando de (1) liberação de uma prega sinovial aprisionada, (2) desbloqueamento de um disco dentro da faceta articular (o que já foi anatomicamente descrito, mas negado por muitos anatomistas), ou (3) quebra do espasmo muscular reflexo via estimulação aguda dos sistemas de Golgi e fusal. Correntemente, diz-se que qualquer benefício clínico derivado da manipulação não tem base fisiológica confirmada.

A mobilização beneficia a unidade funcional alterada pelo alongamento ligamentar, capsular e da fáscia muscular. Não foi provado, contudo, o efeito sobre o ânulo ou núcleo protruso com aprisionamento da raiz nervosa e sua dura. Na protrusão anular em recuperação com aprisionamento de raiz nervosa, a mobilização restaura o movimento fisiológico normal da coluna e auxilia na prevenção de recidivas e recorrências.

Tração. A tração é empregada desde a Antigüidade para o tratamento da doença cervical. O conceito baseia-se na *distração* das unidades funcionais afetadas. Afirma-se que esta força (1) diminui a lordose cervical, (2) abre os forames intervertebrais, (3) supera o espasmo muscular protetor cervical, (4) anula os efeitos da gravidade e (5) desbloqueia a compressão de raiz nervosa.

Qualquer um ou todos esses benefícios podem ser operacionais; por isso, um período de tração é justificado quando o diagnóstico for de herniação discal cervical com radiculite. Há também uma melhor expectativa a partir da tração se o teste de tração da cabeça (Figura 7.12), descrito anteriormente, diminuir ou eliminar os sintomas radiculares.

A tração pode ser aplicada manualmente ou mecanicamente.

No método manual, o terapeuta aplica tração ao pescoço segurando a cabeça do paciente entre as duas mãos e puxando constantemente em um ângulo de aproximadamente 20° de flexão. A duração e a força aplicada são determinadas pela resposta dele e pela habilidade do terapeuta. Em geral, a angulação, a duração e a força dessa técnica é aceita pelo paciente, que pode expressar como se sente e como isso ajuda com os sintomas. O aspecto indesejável desse método é requerer um terapeuta que aplique tração por somente um tempo limitado, com força e freqüências variáveis. Por isso, habitualmente indica-se a tração mecânica, que pode ser aplicada com freqüência, duração e força desejáveis. A tração manual, contudo, indica tolerância ou benefício do método, além do ângulo, duração e força.

Dos métodos mecânicos disponíveis de aplicação da tração cervical, o método horizontal parece ser o mais efetivo e mais bem-tolerado. Sendo a força de tração aplicada pelo paciente, obtém-se tração máxima aceita (Figura 7.23).

A angulação considerada mais efetiva é quase sempre em 20° de flexão do pescoço (Figura 7.24) aplicada por 20 minutos, de três a seis vezes por dia. Junto com a tração, a aplicação de compressa úmida quente ao redor do pescoço ajuda a relaxar os músculos e permite que a tração seja mais bem tolerada.

Se os sintomas radiculares são intensos e razoavelmente agudos, a tração doméstica ou hospitalar (Figura 7.25) são efetivas. Como acréscimo à tração direta sobre a cabeça, uma tração levemente lateral abre os forames no lado oposto ao qual ela está sendo aplicada. Alguma rotação da cabeça durante o movimento também oferece benefício.

A tração cervical doméstica, com o uso de montagem sobre a porta (Figura 7.26) é, na opinião do autor, ineficaz e menos facilmente utilizada. Um método melhor de tração doméstica está representado na Figura 7.27.

A posição de dormir também pode oferecer alívio pelo uso de um travesseiro cervical (Figura 7.28). Há numerosos tipos no mercado que podem ser usados, se forem confortáveis ao paciente. O conforto é o critério para um tipo específico de travesseiro.

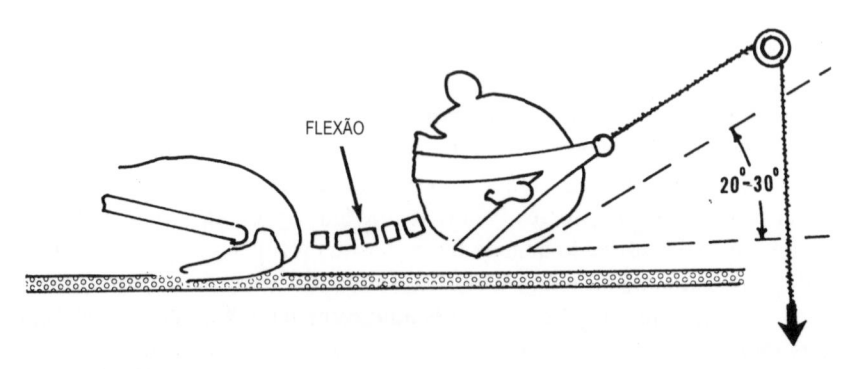

Figura 7.23 Tração cervical aplicada ao paciente supino, flexionando a coluna cervical com ângulo de tração entre 20 e 30°.

Figura 7.24 Ângulo de tração para a laçada da cabeça. A laçada superposta sobre o crânio demonstra um braço de alavanca curto e um pequeno ponto de inserção na base do crânio (x) e o braço de alavanca mais longo no queixo (y). Se a tração for a partir da direção (o), o braço mais longo tenderia a estender o pescoço; mas, ao avançar a tração para cima e para a frente da cabeça, a direção da tração tende a flexionar o pescoço. É evidente que a pressão do braço de tração y está concentrada nos dentes e na articulação temporomandibular.

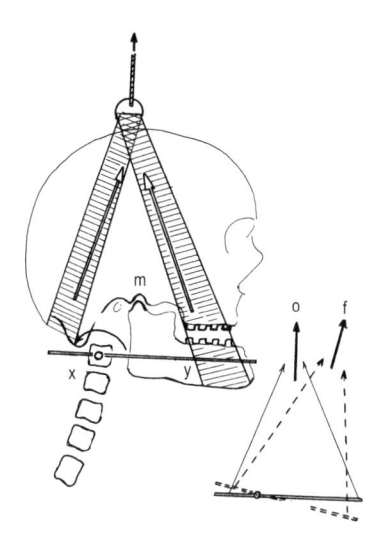

Exercícios. O valor dos exercícios na presença de disco cervical herniado clinicamente diagnosticado é primariamente por (1) diminuir a lordose cervical e a postura para a frente da cabeça (Figura 7.29), (2) fortalecer os flexores curtos do pescoço (Figura 7.30), (3) melhorar a postura para as atividades diárias (Figuras 7.31 a 7.33).

A flexibilidade (Figura 7.34) é também obtida com o exercício, bem como a força para manter a postura apropriada.

Escola de postura cervical. Tanto quanto a *escola postural para as costas* provou-se efetiva no tratamento da lombalgia para diminuir a dor, a incapacidade e para prevenir a recidiva, o mesmo propósito pode ser obtido com uma *escola de postura cervical*.

O "currículo" da escola é essencialmente o mesmo:
1. instrução sobre o básico da anatomia do pescoço;
2. instrução sobre o exercício apropriado e seu valor;
3. instrução sobre a postura apropriada (Figuras 7.35 a 7.37);
4. instrução sobre a aplicação da mecânica corporal adequada em qualquer aspecto das atividades diárias – em casa, no trabalho, etc. (Figuras 7.38 a 7.40);
5. instrução sobre como as emoções afetam a postura e prejudicam o controle dos músculos, levando à lesão dos tecidos da coluna cervical.

Intervenção psicológica. Após determinar que o paciente afligido tem problemas psicológicos significativos, inicia-se a intervenção psicológica. Uma vez instruído e orientado na relação entre tensão, ansiedade, depressão, raiva, impaciência, etc., com os músculos, ligamentos e discos da coluna cervical, o problema psicológico deve ser abordado em linguagem compreensível. Não deve haver qualquer implicação ou acusação – "Está tudo na sua cabeça", "O seu problema é a tensão", "Você está nervoso", etc. Uma explicação que seja compreendida facilmente promove segurança e, em geral, conduz a aceitar e submeter-se a auxílio psicológico.

A tensão muscular, embora de origem emocional, exerce efeito adverso nos tecidos da coluna cervical, especialmente nos músculos e discos. São efetivos *biofeedback*, auto-hipnose e orientação psicológica como manejo do estresse.

A descriçao do tratamento da depressão e sua relação com qualquer parte dolorosa do sistema musculoesquelético ou com a dor crônica não precisa ser ampliada aqui. Além dos medicamentos e psicoterapia, o tratamento da depressão deve incluir a abordagem dos componentes posturais físicos dela.

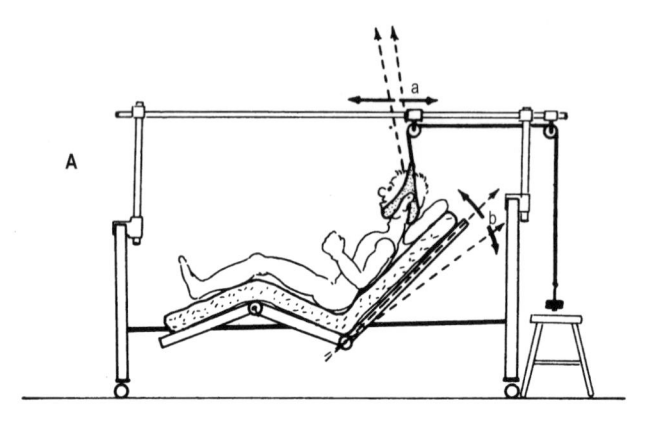

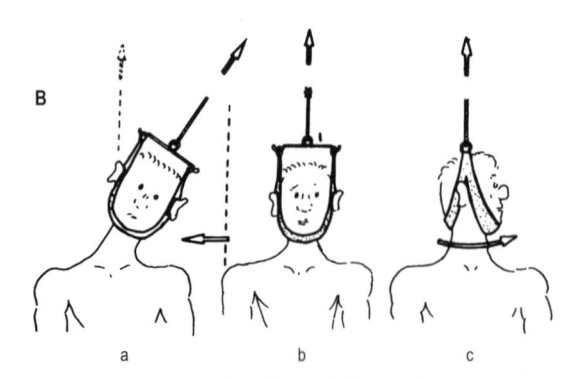

Figura 7.25 Tração cervical no leito, tipo hospitalar. (A) O paciente deve estar sentado em posição levemente fletida, com os quadris e joelhos fletidos e com a região lombar relaxada. A tração deve vir de cima e da frente do tronco. A polia, (a), pode ser movida para a frente ou para trás para alterar a direção de tração. O pescoço, contudo, deve estar sempre fletido. A linha de tração pode ser alterada pela mudança da inclinação da cama, (b). Um banco deve ficar sob os pesos, de forma que a distância seja muito pequena em caso de queda súbita. O banco também é conveniente para períodos em que os quais a tração é aliviada. Uma barra pode ser pendurada para a conveniência do paciente. (B) A maneira de tração direta com a cabeça reta para a frente, (b), e com a cabeça rodada, (c). Ao virar lateralmente o corpo, (a), a tração faz alongamento lateral, bem como tração direta.

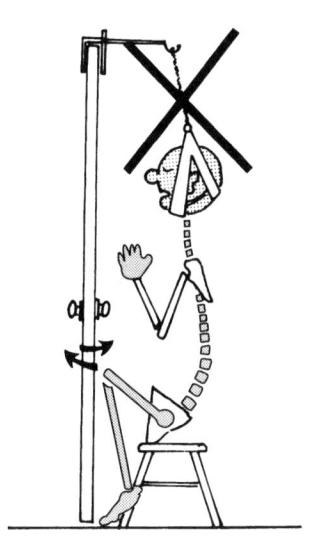

Figura 7.26 Tração cervical doméstica ineficaz. O paciente está muito perto da porta para obter o ângulo de flexão correto do pescoço. A porta abre e fecha livremente, não permitindo a tração constante. O paciente não consegue estender as pernas ou assumir uma posição confortável. Não é recomendado esse tipo de tração doméstica.

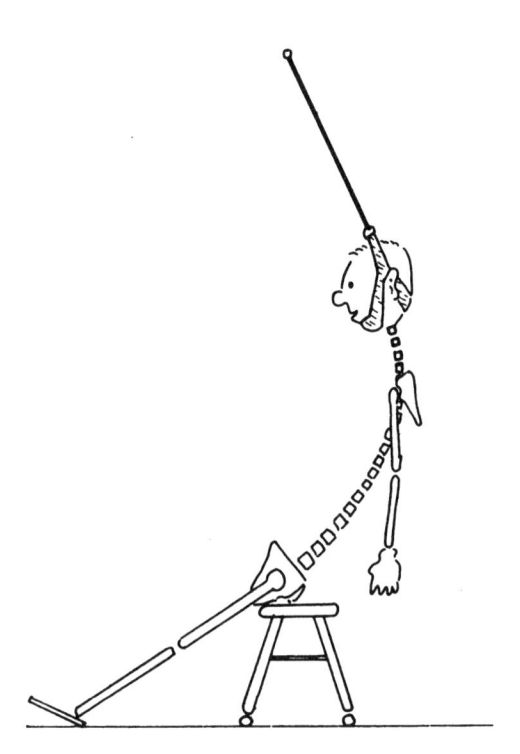

Figura 7.27 Tração cervical sobre a cabeça para uso doméstico. Com a corda apertada sobre a cabeça e levemente à frente do paciente sentado, a tração é aplicada sobre o pescoço fletido. O paciente deve estar sentado em posição completamente relaxada, com a lombar fletida, pernas estendidas e braços pendentes. Essa posição oferece o relaxamento máximo.

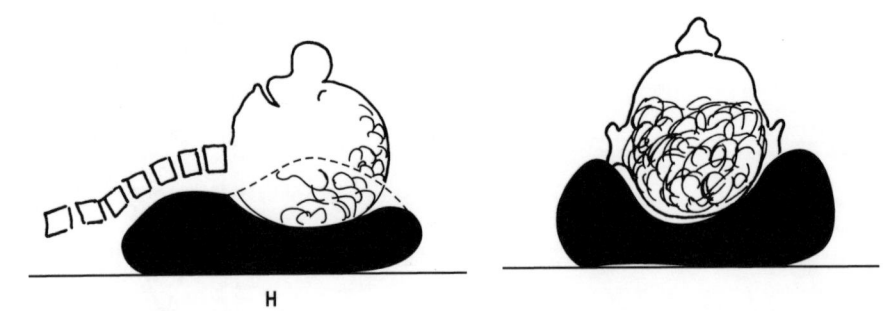

Figura 7.28 Travesseiro cervical. Há numerosas marcas e desenhos comerciais, mas a maioria é desenhada para encaixar-se na lordose cervical em um grau que ainda sustente a cabeça (H) no occipital, mantendo leve flexão no pescoço. O travesseiro também acomoda a cabeça em cada lado para prevenir a flexão lateral e a rotação.

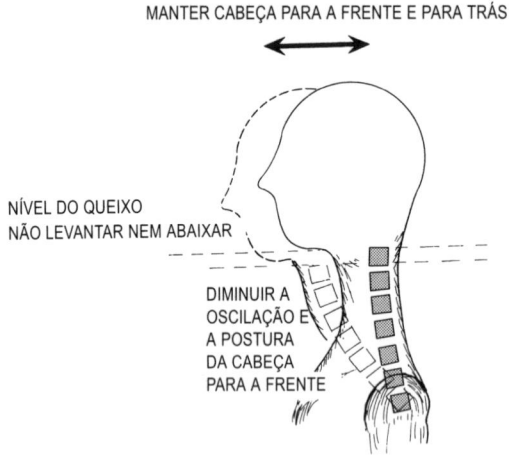

Figura 7.29 Exercício para diminuir a lordose e a postura para a frente da cabeça.

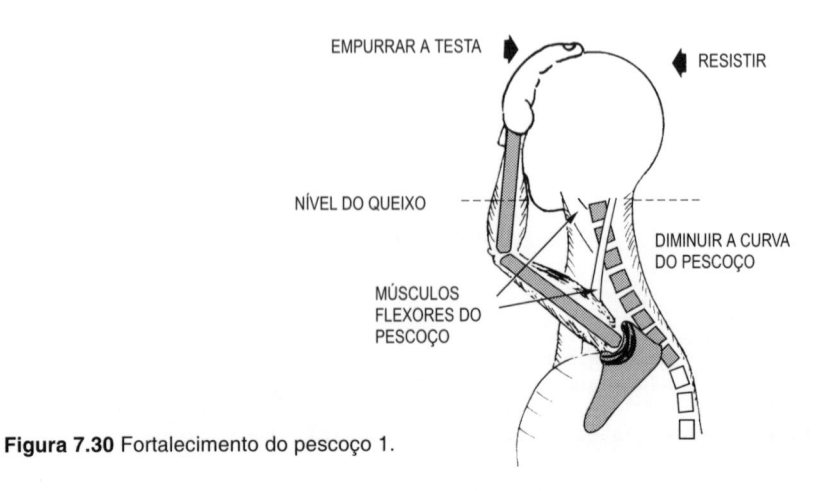

Figura 7.30 Fortalecimento do pescoço 1.

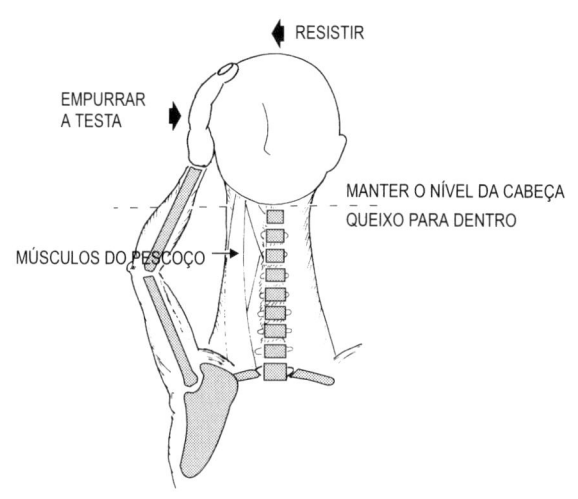

Figura 7.31 Fortalecimento do pescoço 2.

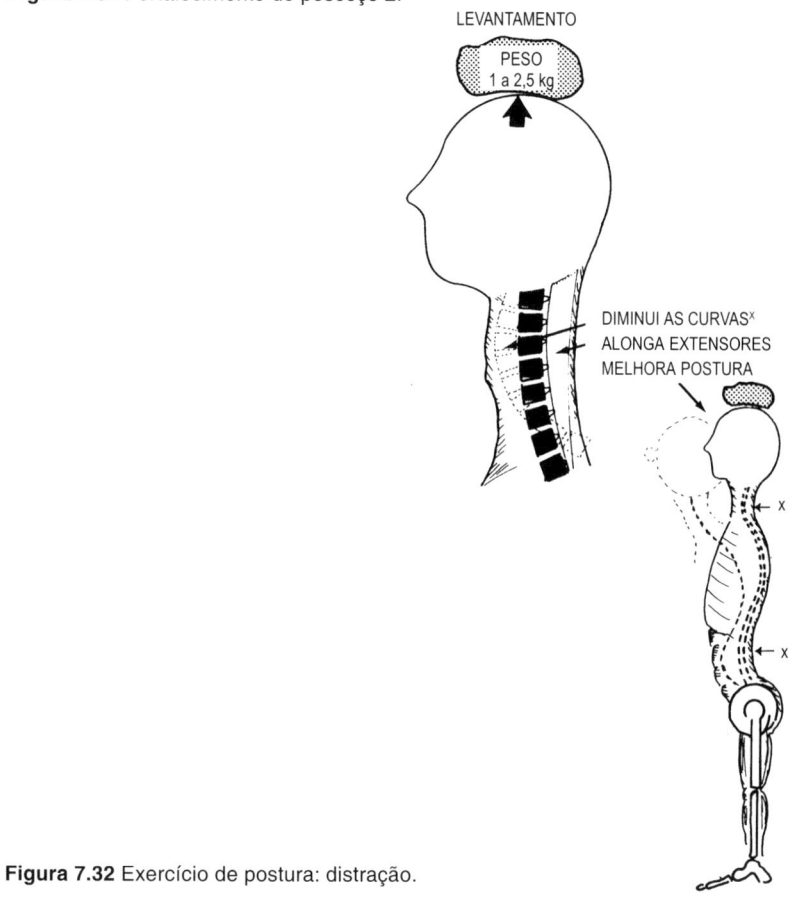

Figura 7.32 Exercício de postura: distração.

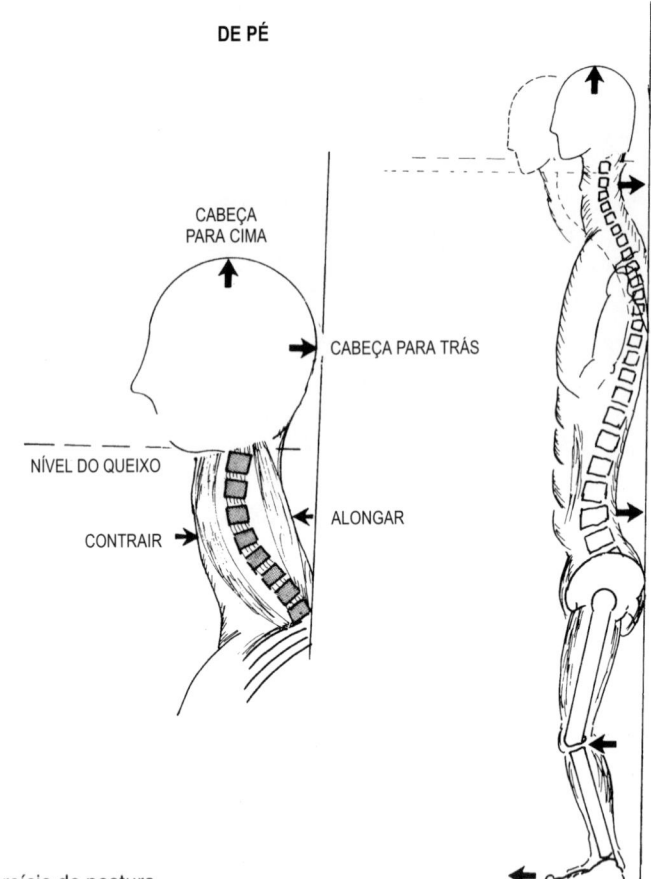

Figura 7.33 Exercício de postura.

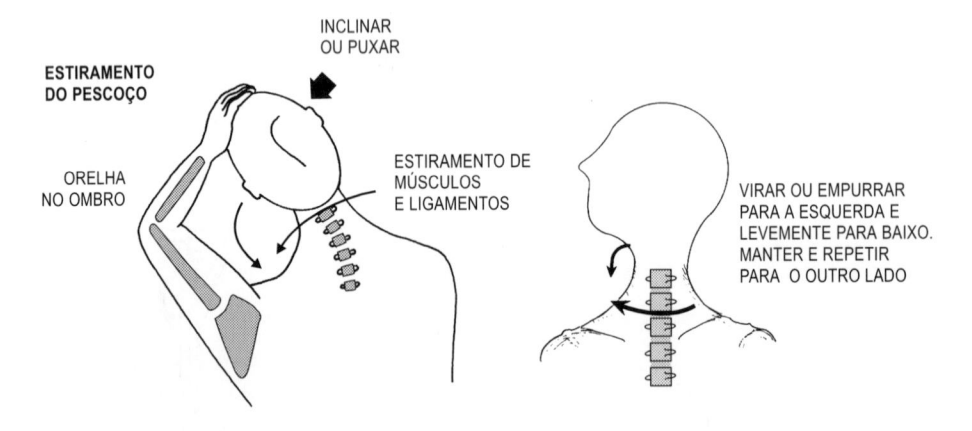

Figura 7.34 Exercício de alongamento do pescoço.

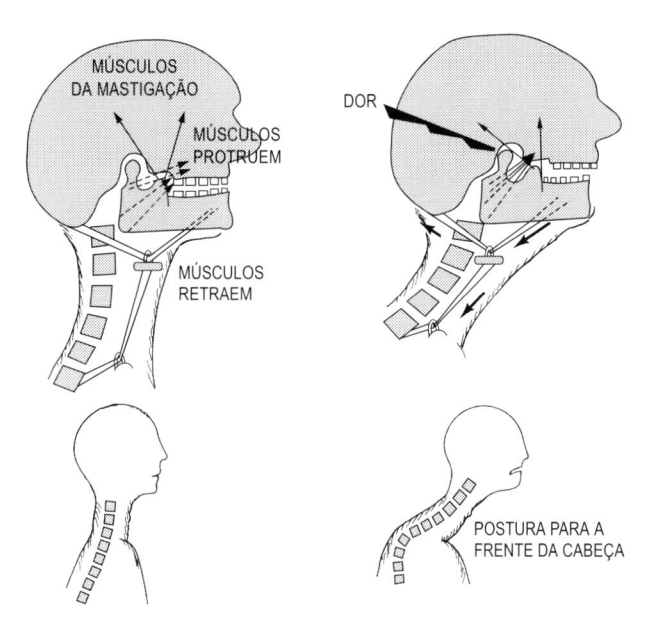

Figura 7.35 Postura para a frente da cabeça. Com a cabeça mantida à frente do centro de gravidade, há pressão no pescoço e outros defeitos posturais. A boa postura alinha todo o corpo ao longo do centro de gravidade.

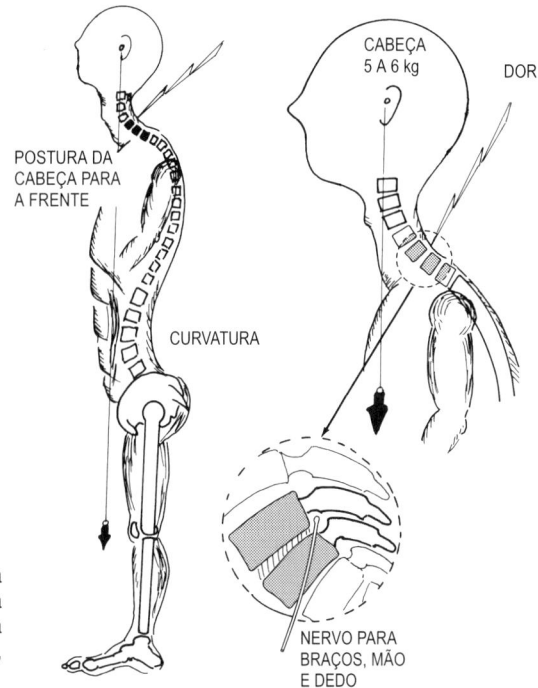

Figura 7.36 Postura para a frente da cabeça e lombar derreada. A postura para a frente da cabeça aumenta a lordose cervical e fecha os forames, aprisionando as raízes nervosas.

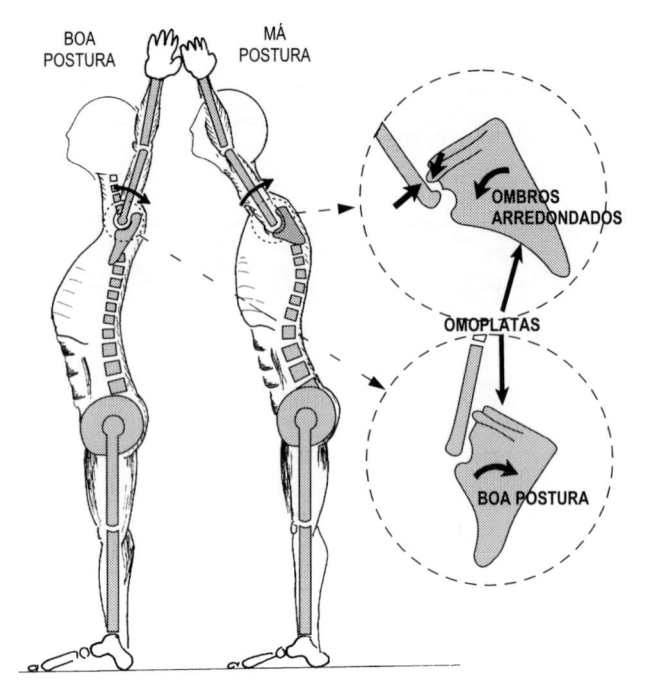

Figura 7.37 Boa postura, má postura. A má postura produz "ombros arredondados" com rotação para baixo da escápula, comprimindo os manguitos rotadores das articulações glenoumerais.

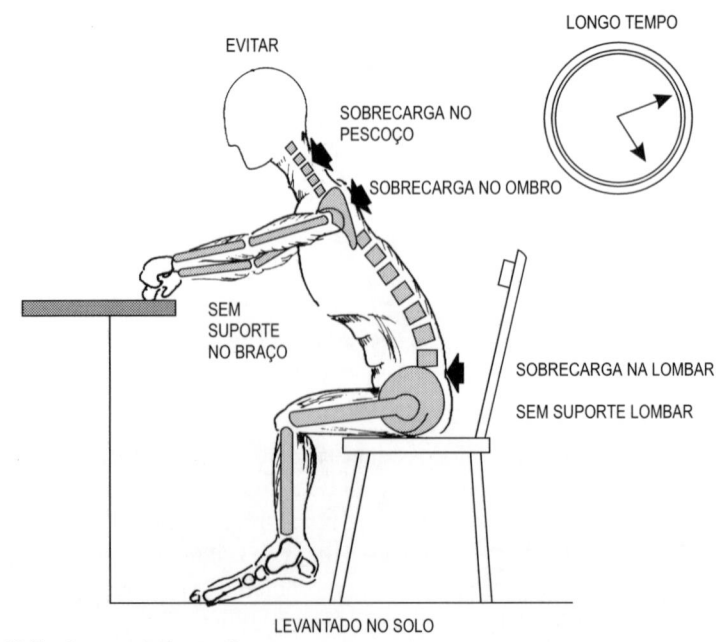

Figura 7.38 Postura sentada a evitar.

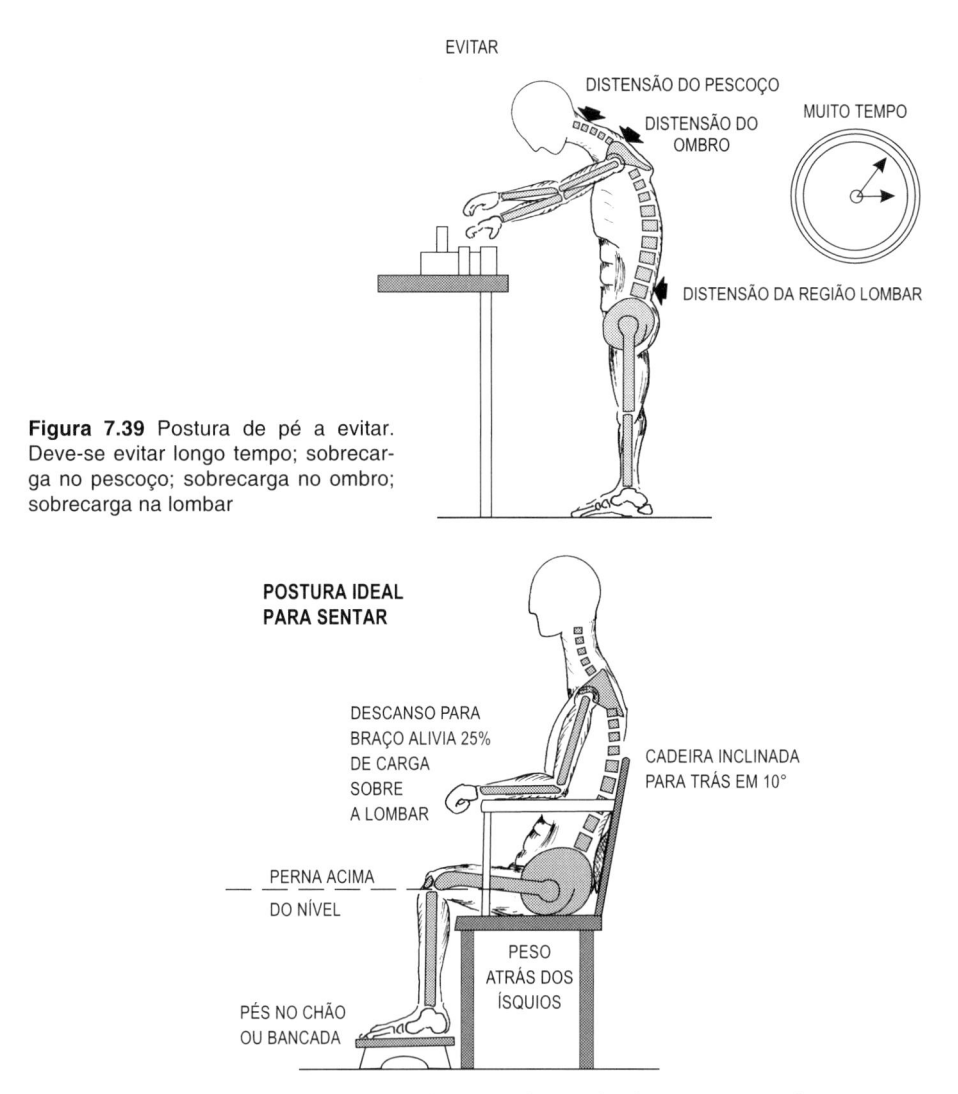

Figura 7.39 Postura de pé a evitar. Deve-se evitar longo tempo; sobrecarga no pescoço; sobrecarga no ombro; sobrecarga na lombar

Figura 7.40 Postura ideal para sentar: estão mostrados aqui todos os aspectos da postura apropriada.

A dor crônica é a persistência dos sintomas da dor aguda, dificuldade e incapacidade por mais de seis semanas após a maioria das manifestações agudas terem cedido. Essa condição merece uma abordagem completa, mas pode ser brevemente afirmado que muitos casos de dor crônica resultam de tratamento agudo inadequado. O reconhecimento precoce do paciente com problema emocional profundamente arraigado, bem como o aspecto mecânico da doença discogênica cervical, é o primeiro passo na prevenção da dor crônica.

O acrônimo SAD (do inglês *triste*) é usado no tratamento da síndrome discogênica cervical. O *S* representa os sintomas somáticos. O *A* representa ansiedade, apreensão e raiva (*anger*, em inglês). O *D* é de drogas, dependência, depressão, desencorajamento e desuso. Todos devem ser abordados para prevenir a cronicidade.

REFERÊNCIAS BIBLIOGRÁFICAS

Adams, CBT and Logue, V: Studies in cervical spondylotic myelopathy. I. Movement of the cervical roots, dura and cord, and their relation to the course of the extradural roots. Brain 94:557,1971.
Benini, A: Clinical Features of Cervical Root Compression C5-C8 and Their Variations. Neuro-Orthopedics 4, 74, 1987.
Brieg, A: Biomechanics of the Central Nervous System. Almquist and Wiksell, Stockholm, 1960.
Cailliet, R: Soft Tissue Pain and Disability, ed 2. FA Davis, Philadelphia, 1988.
Cailliet, R: Low Back Pain Syndrome, ed 4. FA Davis, Philadelphia, 1988.
Cailliet, R and Gross, L: The Rejuvenation Strategy. Doubleday & Co, New York, 1987.
Cloward, RB: Lesions of the Intervertebral Disk and their treatment by interbody fusion method. Clin Orthop 27:51,1963.
Cloward, RB: Cervical diskography: A contribution to the etiology and mechanism of neck shoulder and arm pain. Ann Surg 150:1052,1959.
Denslow, JS, Korr, IM, and Krems, AD: Quantitative studies of chronic fascilitation in human monoNeuron pools. Am J Physiol 150:229, 1947.
Eiliott, FA and Kremer, M: Brachial pain from herniation of cervical intervertebral disk. Lancet 1:4, 1944.
Farfan, HF: The scientific basis of manipulative procedures. Clin Rheum Dis 6(1)159, 1980.
Frykholm, R: Deformities of dural pouches and structures of dural sheaths in cervical region producing nerve root compression: Contribution to etiology and operative treatment of brachial neuralgia. J Neurosurg 4:403, 1947.
Frykholm, R: Cervical nerve root compression resulting from disc degeneration and root sleeve fibrosis: A clinical investigation. Acta Chir Scand (Suppl) 160,1951.
Ghosh, P: Influence of drugs, hormones and other agents on the metabolism of the disc and sequelae of its degeneration. In Ghosh P(ed): The Biology of the Intervertebral Disc, vol 11. CRC Press, Boca Raton, FL, 1988.
Gordon, EE: Natural history ofthe intervertebral disc. Arch Phys Med Rehab 42:750, 1961.
Howe, F, Loeser, JD, and Calvin, WJ: Mechanosensitivity of dorsal root ganglia and chronically injured axons: A physiological basis for radicular pain of nerve root compression. 2nd World Congress of Pain, Montreal, Pain (abstr) 1:217, 1978.
Jackson, R: The Cervical Syndrome, ed 2. Charles C Thomas, Springfield, IL, 1958.
Khan, MRH, McInnes, A, and Hughes, SPF: Electrophysiological studies in cervical spondylosis. Journal of Spinal Disorders 2(3):163, 1989.
Michelsen, JJ and Mixter, WJ: Pain and disability of shoulder girdle and arm due to herniation of the nucleus pulposus of cervical intervertebral disks. N Engl J Med 231:279, 1944.
Reed, JD: Effects of flexion-extension movements of the head and spine upon the spinal cord and nerve roots. J Neurol Neurosurg Psychiatry 23:214, 1960.
Roofe, RP: Innervation of annulus fibrosus and posterior longitudinal ligaments, fourth and fifth lumbar level. Arch Neurol Psychiat 44:100-103, 1940.
Shea, AP, Wood, WW, and Werder, DH: Electromyography in the diagnosis of nerve root compression syndrome. Arch Neurol Psychiatry 69:93, 1950.

Turner, EL and Oppenheimer, A: A common lesion of the cervical spine responsible for segmental neuritis. Ann Intern Med 10:427, 1936.

Vernon-Roberts, B: Disc pathology and disease states. In Ghosh, P (ed): The Biology of the Intervertebral Disc, vol 11. CRC Press, Boca Raton, FL, 1988.

Viikari-Juntura, E, Porras, M, and Laasonen, EM: Validity of Clinical Tests in the Diagnosis of Root Compression in Cervical Disc Disease. Spine 14 (3):23, 1989.

Warfield, CA, et al: Epidural steroid injection as a treatment for cervical radiculitis. Clin J Pain 4:201,1988.

Wedell, G, Feinstein, B, and Prattle, A: The clinical application of electromyography. Lancet 1:236, 1945.

CAPÍTULO 8

Espondilose: doença discal degenerativa

O termo espondilose designa a alteração patológica na coluna vertebral. Há vários sinônimos, como *doença discal degenerativa, espondilose degenerativa, osteofitose* e *espondilite deformante*. Na verdade, é uma anquilose (imobilidade de uma articulação) vertebral.

Clinicamente, a espondilose cervical representa papel mais importante na produção de dor no pescoço e radiculopatia do que a *ruptura do disco*, discutida no capítulo anterior. Essa afirmativa, contudo, pode ser redundante, porquanto alguma protrusão discal, uma variante da herniação discal, com compressão ou aprisionamento de raiz sobre o ligamento longitudinal posterior, é uma seqüela freqüente da doença discal degenerativa.

Há correntemente poucos estudos laboratoriais ou clínicos precisos sobre etiologia, causa, desenvolvimento, evolução e manifestação clínica da espondilose, apesar da freqüência com que é diagnosticada radiograficamente (Vernon-Roberts e Pirie).

O relato de Schmorl e Junghanns acerca dos achados em autópsias de 4.253 colunas demonstrou a evidência de espondilose em 60% das mulheres e 80% dos homens aos 49 anos. Foi encontrada incidência de 95% em ambos sexos aos 70 anos. Alterações estruturais significativas no disco têm sido relatadas na maioria dos estudos de discos patológicos em pacientes depois da idade de 30 a 35 anos.

O termo espondilose aplica-se a mudanças observadas na coluna de alterações radiograficamente significativas, incluindo (1) estreitamento da altura discal, (2) presença de osteófitos originados a partir das margens discais e (3) alterações osteoartríticas nas articulações dos processos articulares posteriores.

O diagnóstico de espondilose baseia-se nas alterações radiográficas demonstradas no exame de rotina em pacientes sintomáticos, e a "condição" é considerada a causa dos sintomas de dor no pescoço, de limitação do movimento cervical e/ou de dor referida no braço, mão e dedos.

Mais recentemente, o uso de RM lançou luz sobre as alterações precoces dentro do disco, mais do que aquelas reveladas em exames radiográficos. Espera-se que melhor avaliação e estudos cronológicos da patologia evoluam a partir desses estudos relacionados.

Permanece controversa a questão acerca do fato de que as alterações espondilóticas na coluna sejam consideradas como alteração inevitável do envelhecimento ou se as degenerativas resultam de uma série não-identificada de eventos, tais como trauma, postura incorreta, ansiedade ou fraqueza genética.

O mecanismo específico para a formação de osteófitos permanece controverso. Não se contesta a presença mecânica deles, que é responsável pela compressão de tecidos neurais – raiz nervosa e/ou medula espinal – com sintomas neurológicos resultantes.

A nutrição discal é bem-estudada (Maroudas); aceita-se que o suprimento vascular ao disco intervertebral oblitera pela calcificação das placas vertebrais terminais na puberdade. Considera-se que a resposta à nutrição discal ocorra por difusão de concentrações de várias soluções transportadas para dentro do disco via (1) vasos sangüíneos circundando o disco e (2) vasos sangüíneos nas camadas subcondrais das placas terminais.

Por variação das forças de compressão alternada, a *embebição* constitui postulada importância na nutrição do disco, assim como ocorre na cartilagem. Surgiram algumas questões, no entanto, acerca desse mecanismo. Estudos (Maroudas) indicam que a permeabilidade hidráulica da matriz discal é muito baixa, ao passo que a difusibilidade a solutos é muito alta. Isso indicaria maior infusão de solutos nutritivos via difusão do que via embebição. O método pelo qual o disco recebe sua nutrição ainda não está esclarecido.

Considera-se que a degeneração do disco começa dentro do ânulo como leves rupturas das fibras anulares. Essas rupturas aparentemente começam na vizinhança do núcleo, ascendem e descendem em direção às placas terminais; então, migram para fora. Inicialmente, o material nuclear permanece encapsulado dentro das fibras anulares internas, mas o núcleo sofre mudanças graduais, tornando-se mais denso e alterando suas fibras internas de colágeno.

O núcleo gradualmente emerge pelas fissuras no ânulo. As fibras anulares externas permanecem essencialmente intactas, mas se separam e permitem a invasão entre as camadas. Devido ao enfraquecimento do ânulo interno, há alteração no gradiente de pressão, e o ânulo discal *protrui* (Figura 8.1).

Ao degenerar, o disco também se desidrata. A pressão intradiscal diminui, mas o disco não estreita significativamente. O gradiente de pressão interna equilibra as forças da gravidade e o tônus muscular externo.

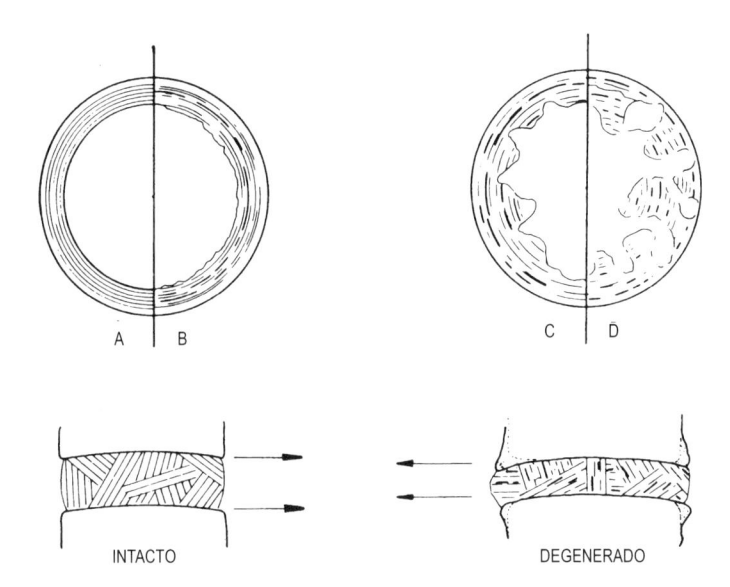

Figura 8.1 Estágios evolutivos da degeneração discal. (A) Disco jovem e intacto com fibras anulares elásticas e um núcleo bem-hidratado. (B) Estágios precoces da degeneração revelam fibrilação do ânulo, alguma fragmentação e começo da sua desidratação. (C) Estágio moderado mostra avanço de B com invasão inicial do ânulo por fragmentos do núcleo. (D) Estágio avançado de degeneração é o de marcada desidratação nuclear e fragmentação, com invasão do ânulo, permitindo que os fragmentos nucleares alcancem a periferia do disco, onde somente permanecem as estruturas ligamentares.

OSTEOFITOSE

A osteofitose, formação de osteófitos, permanece controversa quanto ao seu mecanismo exato de formação. Collins postulou que os osteófitos se formam como resultado da pressão discal interna dissecando os ligamentos longitudinais para longe do periósteo vertebral (Figura 8.2). A pressão interna permite que o material nuclear se aloje entre o corpo vertebral e o ligamento longitudinal. E esse conceito foi refutado (Vernon-Roberts) sob o argumento de que, embora o ligamento longitudinal anterior, diferentemente do ligamento longitudinal posterior, não seja contíguo ou faça parte do ânulo externo, os osteófitos anteriores ocorrem tão freqüentemente quanto os osteófitos posteriores.

Os estudos recentes não sustentam a teoria da dissecção do ligamento longitudinal com subseqüente invasão de material nuclear e sua ossificação, porque microscopicamente não há neoformação óssea subperiostal. Os estudos de Vernon-Roberts e Pirie indicam ossificação endocondral dentro do ânulo, onde as fibras anulares se prendem à cartilagem das placas terminais. Sem levar em consideração a evolução da formação, os osteófitos desenvolvem-se como seqüela da degeneração discal.

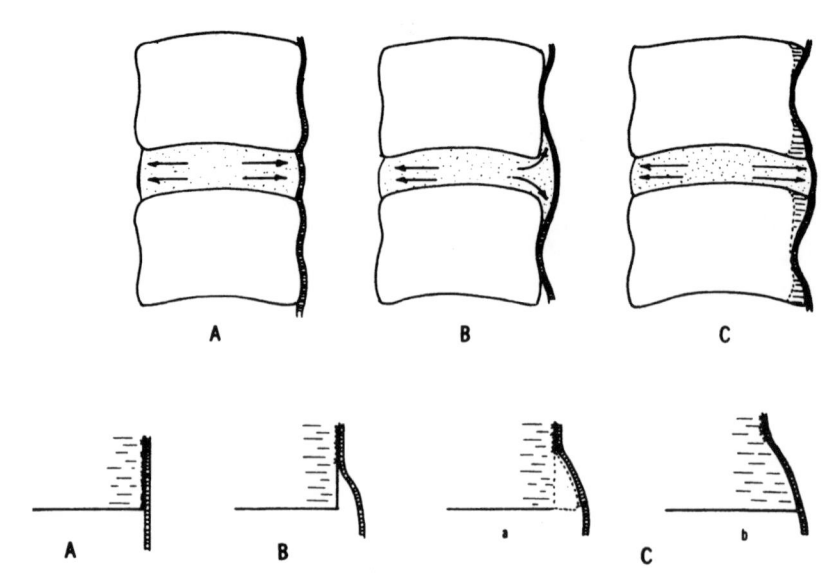

Figura 8.2 Mecanismo da espondilose. (A) Porção anterior normal da unidade funcional com um disco intacto, interespaço normal e um ligamento longitudinal posterior retesado que está totalmente aderido ao periósteo do corpo vertebral. (B) A degeneração do disco permite a aproximação de duas vértebras, causando uma frouxidão no ligamento longitudinal posterior. A pressão intradiscal disseca o ligamento para longe do periósteo, e o material discal se interpõe. (C) O material discal extruso se torna fibroso (a), então calcifica-se em um *esporão* (b).

Devido à presença das articulações uncovertebrais de von Luschka, a osteofitose (Figura 8.3) é de maior incidência na coluna cervical do que na coluna lombar, onde não existem tais articulações. Em virtude de as articulações uncovertebrais serem *pseudo-articulações* – essencialmente exostoses – elas não têm envolvimento cartilaginoso; sendo osteoartroses articuladas de aproximação, aumentam e deformam a partir da fricção, da compressão e da abrasão repetidas.

Anteriormente, os corpos vertebrais se aproximam, formando os osteófitos vertebrais. Posteriormente, as articulações dos processos articulares também se aproximam quando a porção anterior se estreita. Essas articulações suportam movimento e compressão assimétrica (Figura 8.4) por causa da instabilidade da unidade funcional. A cartilagem das articulações dos processos articulares sofre alterações degenerativas, que podem ser consideradas alterações articulares degenerativas típicas, denominadas de *osteoartrite* (Figura 8.5).

SINTOMATOLOGIA DA ESPONDILOSE CERVICAL

Como resultado dessas alterações degenerativas na coluna cervical é que podem ocorrer as seguintes seqüelas expostas.

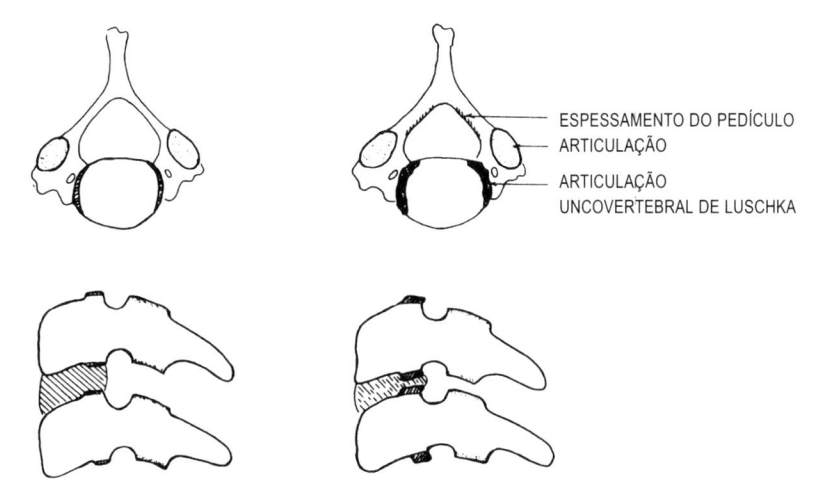

Figura 8.3 Degeneração discal com formação de *espondilose*. (Esquerda) Relação normal dos corpos vertebrais separados por um disco intacto, articulações uncovertebrais normais de von Luschka e articulações posteriores (facetas) normais. (Direita) Alterações resultantes da degeneração discal. Os corpos vertebrais se aproximam; as articulações uncovertebrais se espessam, ficam grosseiras e se distorcem; os forames se deformam; o mesmo acontece com as facetas. Esses desenhos não mostram as alterações adicionais de partes moles, tais como o espessamento dos ligamentos longitudinais e o espessamento e o enrolamento do ligamento amarelo. As cápsulas facetárias também se espessam. Todas essas alterações de partes moles, junto com as alterações ósseas mostradas, estreitam os forames intervertebrais e o canal interespinal.

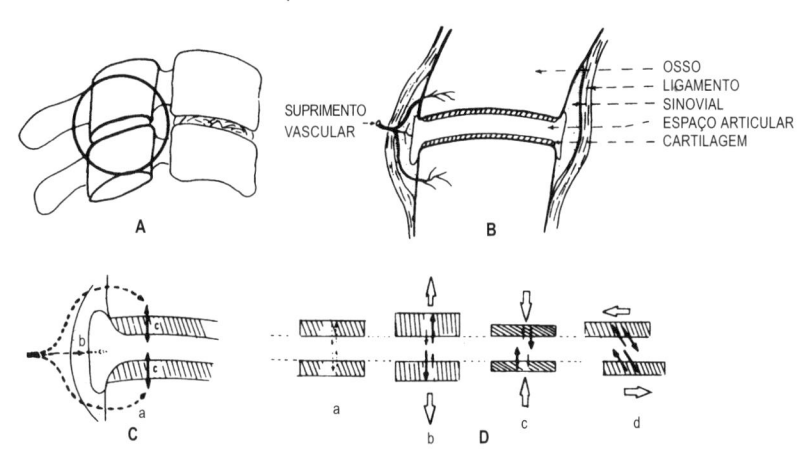

Figura 8.4 Nutrição e lubrificação normais da articulação posterior (facetária). (A) A articulação posterior, a articulação dos processos articulares. Essa articulação cervical é uma junta diartrodial contendo cápsula, sinovial, espaço articular, contendo fluido, e duas cartilagens articulares; é suprida por seu leito vascular peculiar. (B, C) Ciclo de difusão para a nutrição cartilaginosa. O suprimento arterial separa-se em um leito capilar para o osso (a) e em outro para a sinovial (b). A nutrição da cartilagem é por difusão através dela mesma (c), a partir de ambos os leitos capilares, por compressão e expansão da cartilagem como uma esponja. (D) Mecanismo de nutrição da cartilagem. (a) Nenhuma embebição com a articulação em repouso. (b) Fluxo por relaxamento ou extensão articular. (c) Passagem do fluido articular por compressão cartilaginosa. (d) Criação de uma camada de lubrificação entre as superfícies por movimento entre as duas superfícies incongruentes.

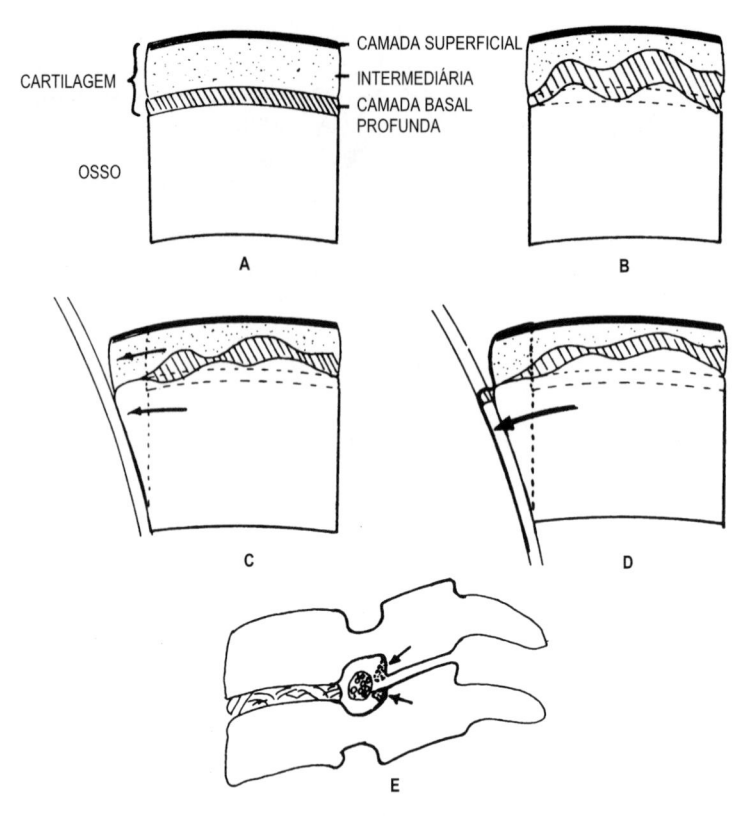

Figura 8.5 Mecanismo das alterações osteoartríticas nas articulações facetárias. (A) A cartilagem articular consiste de três camadas: (1) camada tangencial superficial de fibras de colágeno, (2) camada intermediária esponjosa, amortecedora de choques, e (3) camada profunda basal e calcificada, que está firmemente aderida ao osso subcondral. (B) O desgaste causa neoformação óssea da placa subcondral e espessamento da camada basal calcificada, com alongamento do osso. (C) O crescimento lateral periférico alarga a extremidade do osso. (D) Finalmente, os ligamentos ossificam. (E) Compressão para dentro do forame a partir da osteoartrite.

Os espaços discais estreitados limitam a amplitude de movimento do aspecto anterior da unidade funcional. Os ligamentos longitudinais sofrem espessamento e perda de alongamento (plasticidade). Clinicamente, o pescoço fica com amplitude de movimento limitada, com ou sem dor e desconforto. O paciente se torna consciente da incapacidade de mover a cabeça e o pescoço como antes. A menos que essa limitação interfira nas atividades diárias, nenhuma queixa é oferecida, e apenas ao exame será notada a limitação. A flexão e a rotação permanecem surpreendentemente satisfatórias, pois até 30 a 40° de flexão-extensão e 75 a 90° de rotação ocorrem no nível cervicoccipital (occipitoatlantoaxial), onde não ocorrem alterações degenerativas similares por causa das diferenças anatômicas das vértebras cervicais inferiores (Capítulo 1).

Em caso de trauma superposto – como trauma mecânico externo, tensão-ansiedade tecidual recorrente ou mudanças posturais ruins –, seguindo-se de inflamação nos tecidos nociceptores das vértebras, o resultado é dor e limitação da amplitude de movimento. Esses locais nociceptores são as cápsulas das facetas, os ligamentos e os músculos cervicais, além do conteúdo neural dos forames.

Os sintomas de dor (discutidos anteriormente) ocorrem, e agora é relatado o achado adicional radiográfico de *artrite degenerativa*. Há uma tendência a imputar a essa artrite a causa da dor, enquanto são o trauma e o tecido nociceptor inflamado dentro de uma coluna degenerada que a provocam.

A espondilose cervical também altera a largura e a profundidade dos forames intervertebrais (Figura 8.6). Com o estreitamento do forame, o espaço permitido às raízes nervosas com suas bainhas durais fica restrito. Isso expõe as raízes nervosas à nova lesão em caso de trauma superposto, tal como externo, ansiedade-tensão ou má postura (Figuras 8.7 e 8.8).

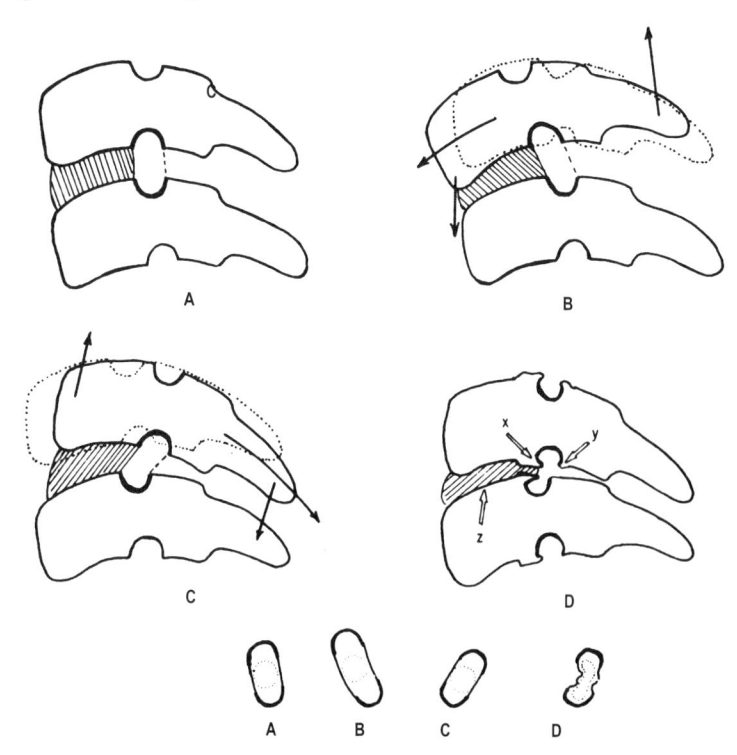

Figura 8.6 Variações da abertura foraminal. (A) Forame intervertebral normal, aberto, com o pescoço na posição neutra e levemente fletida e não-rodado ou lateralmente inclinado para qualquer lado. (B) Flexão, que ocorre abaixo de C3, por deslizamento anterior da vértebra superior sobre a inferior, mantém a abertura completa. (C) Extensão por deslizamento posterior da vértebra superior sobre a inferior, normalmente estreita a abertura foraminal. (D) Disco degenerado por formação de osteófitos a partir das articulações de von Luschka (não considerando os componentes de partes moles). A comparação com o normal (A) mostra a marcada compressão sobre o espaço foraminal.

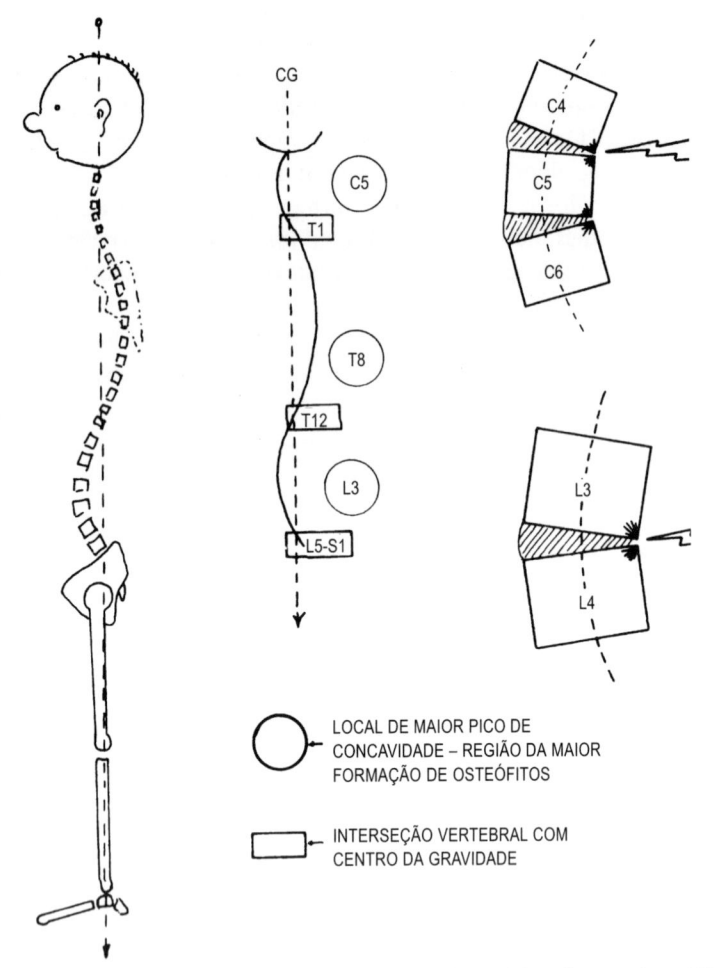

Figura 8.7 Locais de maior formação de osteófitos. A vista lateral da coluna ereta estática (postura) demonstra os locais de transecção da coluna com o fio de prumo da gravidade (meato auditivo externo, processo odontóide, T11, T12 e promontório sacral). Os principais pontos de pressão, logo os locais de formação de osteófitos, são os pontos de maior concavidade, mais afastados da linha de prumo (C5, T8 e L3).

Os locais predominantes de formação osteofitária em toda coluna estão nos picos das concavidades, os pontos mais distantes do centro de gravidade. Como mostrado na Figura 8.7, esses locais estão em C4-C5 e C5-C6. Sua presença nesses locais, incidentalmente, também dá credibilidade à teoria de que os osteófitos ocorram nos locais de irritação e de compressão mecânica.

A radiculopatia neurológica pode ocorrer a partir da espondilose cervical. Aceitando que os forames normais se fecham com a extensão cervical e no lado para o qual o pescoço vira, entende-se o porquê dos sintomas de raízes nervosas serem agravados no

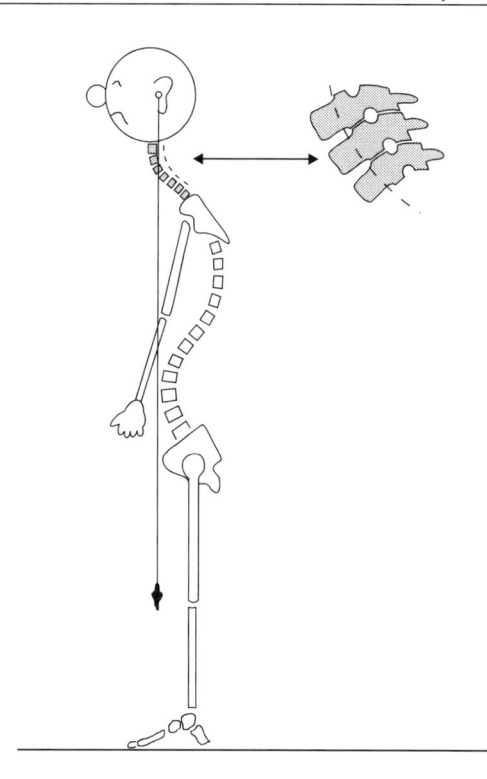

Figura 8.8 Efeito da postura sobre a coluna cervical. A postura curvada para a frente faz a cabeça pender à frente do centro de gravidade. A coluna cervical deve assumir uma lordose maior para equilibrar e assim fechar os forames intervertebrais, colocando mais pressão sobre as articulações dos processos articulares (facetas).

exame quando esses movimentos são iniciados. A presença de osteófitos e o estreitamento dos forames intervertebrais explicam a suscetibilidade da compressão de raiz nervosa. O movimento – extensão e/ou rotação – intensifica a pressão do osteófito sobre ela.

A má postura pode claramente intensificar a propensão para o aprisionamento da raiz nervosa. Quando prolongada, pode não causar, contudo, sintomas de raiz nervosa, porque estas se adaptam à compressão prolongada gradual (Brain).

RADICULOPATIA A PARTIR DA ESPONDILOSE

Há estudos que buscam correlacionar a extensão do prejuízo da raiz nervosa com o grau de doença discogênica degenerativa, mas os resultados permanecem dúbios. A razão para neuropatia também foi estudada, sem que houvesse conclusão sobre o mecanismo patológico exato.

Não há dúvida que o grau de degeneração discal influencia diretamente o grau de aprisionamento e de patologia da raiz nervosa. Também permanece suficiente pressão intradiscal residual dentro do núcleo para exercer pressão periférica. Esta última pode forçar a matriz discal e o ânulo contra o ligamento longitudinal, e o forame intervertebral contra a raiz nervosa. A herniação discal pode coexistir com alterações degenerativas discais e dos processos articulares, levando aos sintomas. Tal possibilidade justifica a execução de estudos radiológicos confirmatórios, se a neuropatia estiver objetivamente presente.

O material discal protruindo é freqüentemente denominado de *herniação de disco mole*. Por fim, a protrusão adquire preponderância de tecido fibroso, formando o que é conhecido por *disco duro*. A calcificação do material discal fibroso protruso torna-se um *esporão*, ou seja, um osteófito.

As alterações degenerativas ocorrem em pessoas assintomáticas e em pacientes com achados radiográficos normais. A presença de osteófitos invadindo os forames intervertebrais nos estudos radiológicos não resulta necessariamente em irritação de raiz nervosa (Tapiovaara e Heinevaara). Também é possível que ocorram alterações degenerativas dentro das articulações dos processos articulares sem degeneração discal intervertebral significativa, o que indica a presença de muitos fatores mecânicos ou químicos não-reconhecidos que podem alterar as estruturas da unidade funcional; estas últimas de outro modo, seriam normais (Horwitz; Holt e Yates).

O trauma superposto a uma coluna cervical estruturalmente normal e assintomática pode gerar sintomas. A coluna degenerada é obviamente menos resiliente ao trauma do que a normal.

É de interesse clínico que as lesões de raiz nervosa sejam habitualmente limitadas à raiz nervosa posterior, ao gânglio da raiz nervosa ou à junção da raiz e do gânglio. Clinicamente, o paciente percebe manifestações sensitivas, mais do que motoras, do trauma ou lesão. Uma queixa comum é a perda dermatômica de sensibilidade, denominada de *entorpecimento* ou *formigamento*. Dor, entorpecimento ou desconforto podem ser localizados pelo paciente na área interescapular (C5-C6), na extremidade superior (C5-C6), no polegar (C6) ou nos dedos anular e mínimo (C7-C8).

A razão para esse envolvimento sensitivo, mais do que déficit motor, é que a raiz nervosa normalmente se divide em duas raízes distintas (50% dos casos) no nível foraminal neural.

A raiz sensitiva fica em proximidade com as articulações dos processos articulares posteriores; assim, o aprisionamento dessa raiz posterior (sensitiva) leva à sintomatologia sensitiva, e não ao déficit motor (Figura 8.9). É por essa razão que o teste de eletromiografia (EMG) pode estar negativo (Waylonis), pois as raízes motoras são habitualmente poupadas. Os tempos de condução sensitiva, que testam somente os nervos periféricos e não as raízes, são também negativos em pacientes sintomáticos.

As raízes nervosas envolvidas com maior freqüência estão nas regiões cervical média e inferior, porque elas são mais vulneráveis ao trauma nessas regiões. No movimento cervical, é consenso que as raízes nervosas são habitualmente deslocadas para trás e para o lado. Esse movimento pode originar estiramento ou angulação das raízes sobre as proeminências ósseas que comprimem para dentro dos forames. Ao contrário das raízes nervosas motoras (anteriores), as raízes sensitivas ficam no fundo dos forames intervertebrais e podem deslizar para baixo sob o unco deformado e escapar da lesão pelo osteófito no movimento do pescoço.

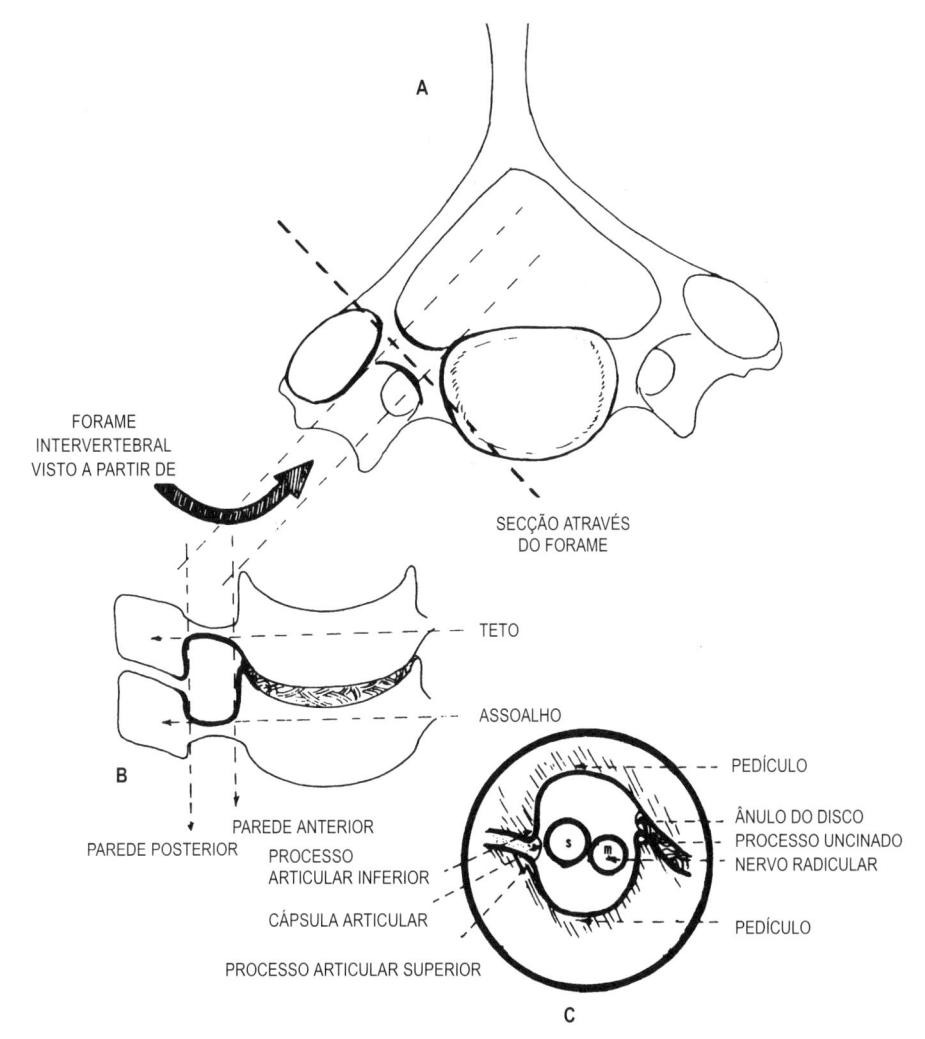

Figura 8.9 Fronteiras anatômicas do forame intervertebral. (A) As fronteiras do forame, quando vistas de fora, em direção ao canal vertebral (seta grande), revelam as paredes, o teto e o assoalho, como mostrado em B. (C) O nervo misto (s, a porção sensória; m, a porção motora). É mostrada a relação das fibras sensórias com as articulações posteriores e a relação das fibras motoras com as articulações de von Luschka e intervertebrais.

O envolvimento mais comum de raiz ocorre nos níveis de C6 e C7, causando parestesia e dor irradiada ao longo do lado radial do braço e nos dedos. É nesse local da coluna cervical (C7) que ocorre o maior grau de movimento. Também tem sido relatado (Frykholm) que o movimento de extensão do pescoço reduz o diâmetro transverso do forame intervertebral, produzindo, assim, mais compressão sobre as raízes nervosas contidas.

O comprimento do canal medular encurta quando houver degeneração discai significativa. Tal fato altera o local de emergência das raízes nervosas. As raízes que deixam a medula (via seus ramos) em um ângulo têm a diminuição deste ângulo e, ao emergir em um ângulo menor, saem em um nível mais baixo do que o normal. A deformação do contorno e/ou do comprimento da coluna cervical, assim, pode envolver uma raiz nervosa mais alta que seu nível de emergência normal.

A lordose cervical está também, muitas vezes, alterada nos casos de espondilose, podendo resultar em alterações na curvatura, no comprimento do canal medular e em todas as relações das raízes nervosas com seus forames específicos. Isso explica parcialmente a dificuldade em assegurar o nível intervertebral exato ou de raiz específica em muitos problemas dos pacientes.

Patologia nervo-raiz

É aparente quando a função nervo-raiz fica prejudicada pela compressão exercida por um osteófito, dentro de uma abertura foraminal diminuída. Por outro lado, permanecem correntemente obscuras as alterações teciduais específicas que se desenvolvem dentro da raiz nervosa e que originam os sintomas. Estudos (Holt e Yates) revelam que há alterações no formato dos gânglios e das raízes nervosas aprisionadas, comprimidos ou estirados. Histologicamente, essas raízes nervosas têm um aumento difuso no tecido fibroso do endoneuro (Figura 8.10). Esse tecido fibroso aumentado cria uma densa rede separando individualmente os neurônios. Com a irritação contínua a partir da compressão e/ou tração, as raízes nervosas revelam uma diminuição do número de neurônios e uma proliferação das células de Schwann.

Também foi notado edema e fragmentação das bainhas de mielina. A visão microscópica das raízes nervosas envolvidas mostra desintegração da mielina e um aspecto irregular inflado da raiz. Muitos estudos revelam a presença de cavidades císticas nas raízes nervosas e nos gânglios. Os cistos aparentemente contêm fluido cerebroespinal, pois parecem ser divertículos do espaço subaracnóideo. A presença desses cistos também pode explicar o porquê de tossir, espirrar ou forcejar, que elevam o fluido cerebroespinal com tanta freqüência que surgem os sintomas da radiculite. Hoyland e colaboradores afirmaram que o aprisionamento no forame intervertebral pode causar obstrução venosa originando compressão mecânica do nervo inicialmente, levando, por fim, à fibrose.

Permanece objeto de conjetura o cedo e o quão reversíveis são essas alterações de raiz nervosa. Essa documentação seria muito importante para fornecimento do prognóstico seguindo o manejo clínico da espondilose cervical com sinais e sintomas radiculares. Obviamente, é obrigatório o tratamento precoce apropriado e a cuidadosa e freqüente monitorização neurológica de tal paciente.

Como foi documentado que nos sintomas sensitivos radiculares a EMG ou o tempo de condução nervosa não são de valor diagnóstico ou prognóstico (Waylonis), torna-se, assim, obrigatória uma avaliação neurológica clínica completa.

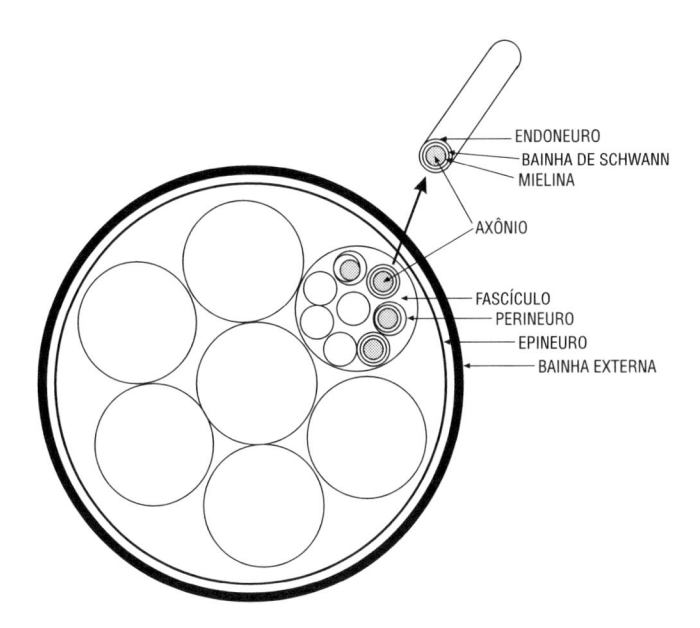

Figura 8.10 Nervo periférico (esquemático). Na secção transversa, um nervo é composto de muitos axônios agrupados em um fascículo. Cada axônio é circundado por mielina contida dentro de uma bainha de Schwann. Esta úlitma é coberta com endoneuro, que, por sua vez, é composto de tiras longitudinais de colágeno. O perineuro une os fascículos, que são mantidos juntos pelo epineuro. Todo nervo é composto por uma bainha externa.

A espondilose cervical afeta a largura do canal vertebral, bem como a largura, a altura e o formato dos forames intervertebrais. Esse estreitamento, denominado de *estenose* (Figura 8.11), tem o potencial de causar compressão medular, bem como de aumentar ainda mais o comprometimento nervo-raiz.

A medula espinal preenche quatro quintos do canal vertebral e é mantida suspensa de forma esticada pelo ligamento dentado (ligamento denticulado). Tal ligamento constitui uma ampla banda de pia-máter que se projeta como uma quilha a partir de cada lado da medula, ficando entre as raízes ventral e dorsal e inserindo-se lateralmente na dura-máter, que reveste o canal ósseo. Sua função é limitar o movimento excessivo da medula dentro do canal.

Qualquer projeção para dentro do canal – tal como um disco intervertebral protruso, osteófito, cisto, tumor ou abscesso – pode causar compressão sobre a medula ou a sua distração por causa do ligamento dentado. O envolvimento medular ocasiona mielopatia medular, com sinais e sintomas de neurônio motor superior. O próximo capítulo apresenta uma discussão completa sobre essa sistematização. É suficiente afirmar que qualquer exame clínico de um paciente com sintomas de radiculopatia e espondilose radiográfica deve incluir a obtenção de reflexos hiperativos e os sinais de Hoffman e/ou Babinski, além da determinação de sintomas neurogênicos de bexiga ou de intestino.

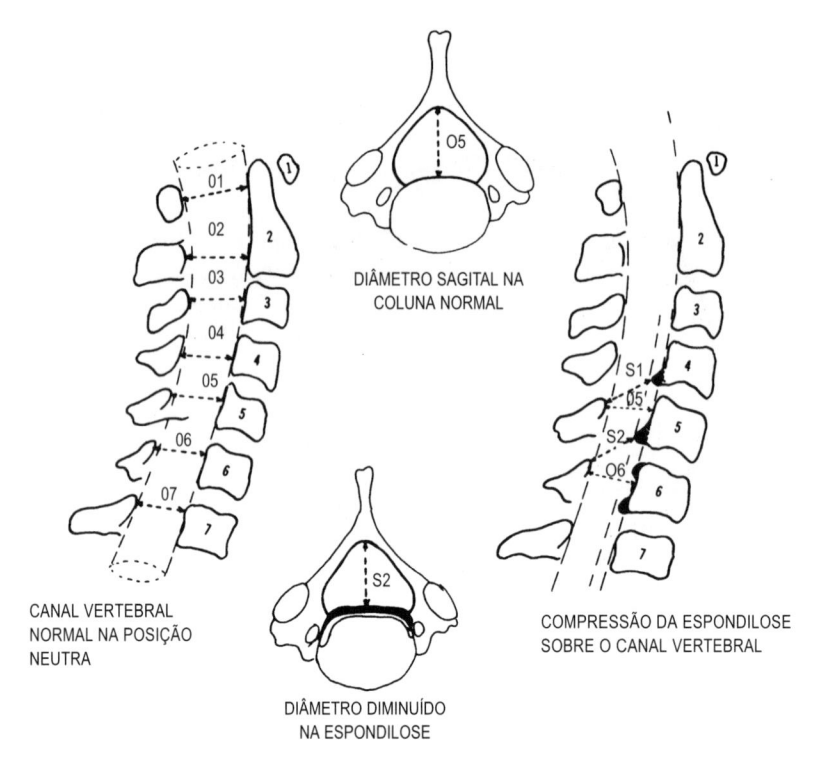

Figura 8.11 Diâmetro sagital do canal vertebral cervical. A partir de estudos radiográficos, a vista lateral mostra o diâmetro sagital (ântero-posterior) do canal cervical ósseo. Na posição neutra da coluna normal, 0_1 tem a média de 22 mm; 0_2, 20 mm; e C3 a C7 são constantes entre 12 e 22 mm (média 17 mm). A extensão do pescoço a partir da flexão completa pode alterar o diâmetro em 2 mm. A espondilose estreita o diâmetro do canal (S_1 e S_2). Essa medida é feita a partir da borda posterior de uma vértebra até a borda superior da próxima junção laminar inferior do processo posterior. A compressão medular pode ocorrer se o diâmetro for de 10 mm ou menos, mas é improvável se for de 13 mm ou mais. Ver o texto.

A presença de estenose também agrava mecanicamente a patologia nervo-raiz, pois o estreitamento evita o escape das raízes nervosas sob pressão ou tensão.

DIAGNÓSTICO E TRATAMENTO DA ESPONDILOSE SINTOMÁTICA

Sintomas radiculares, especialmente em indivíduos mais velhos, evocam a possibilidade de compressão de raiz nervosa por espondilose. Os sintomas consistem de insensibilidade ou formigamento no polegar, nos dedos, no antebraço, no braço, no ombro ou entre as omoplatas. As queixas subjetivas de distribuição dermatômica são confirmadas pelo exame sensitivo cuidadoso ao toque de algodão e de agulha.

Com muita recorrência, o pescoço tem seu movimento limitado de formas subjetiva e objetiva. Devem ser testadas a extensão, a flexão, a flexão lateral e a rotação, sendo feitas e *mantidas* nos seus extremos de amplitude de movimento por breves períodos de tempo para determinar se eles reproduzem os sintomas radiculares na extremidade superior. Geralmente, após extensão, flexão lateral ou uma combinação de ambas, os sintomas radiculares são reproduzidos.

O teste motor de cada miótomo da extremidade superior também deve ser feito. Embora a perda sensitiva seja mais prevalente e, com freqüência, o único déficit, o examinador deve certificar-se quanto ao comprometimento motor.

Ao deduzir envolvimento de raiz nervosa, torna-se um estudo radiológico completo para avaliar a presença, grau e nível de espondilose. É aconselhável que se façam radiografias oblíquas, bem como laterais (1), a fim de estabelecer o estado das articulações facetárias (dos processos articulares), (2) para determinar o nível dessa alteração e (3) para avaliar tamanho, contorno e formato das alterações dos forames intervertebrais.

Uma RM ou TC pode ter valor, mas, na maior parte dos casos, o exame clínico completo e estudos radiológicos de rotina são suficientes para confirmar o diagnóstico. A possibilidade de que sinais e sintomas radiculares sejam gerados pelo disco em vez de osteófitos é de valor acadêmico, porquanto ambos são tratados de maneira semelhante.

A resposta é diagnóstica *se* o tratamento for fisiologicamente apropriado. Os seguintes aspectos são similares aos preconizados no tratamento das síndromes discais cervicais agudas, subagudas e crônicas discutidas no Capítulo 7:
1. restaurar a postura fisiológica:
   a. diminuir a postura da cabeça para frente;
   b. diminuir a lordose excessiva;
2. instruções para exercícios, atividades diárias e tração;
3. tração supina com o ângulo, força e duração da tração determinados pela tolerância e reação de resposta do paciente (Figura 8.12);

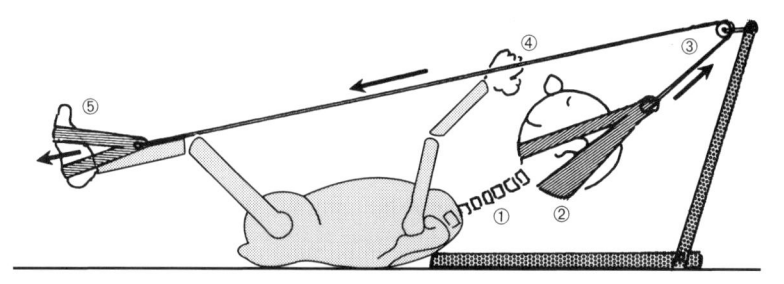

Figura 8.12 Tração cervical supina. Esse método de tração cervical é aplicável em casa, por um período de 20 minutos, várias vezes ao dia. Simultaneamente, podem ser aplicadas compressas quentes no pescoço. (1) O ângulo do pescoço (ajustável) permite a distração em leve flexão. (2) A pressão no cabresto é aplicada ao occipital em vez de ser sob a mandíbula. (3) O ângulo de tração pode ser ajustado por questão de conforto. (4) A mão pode aplicar a tração, ajustar a linha e oferecer segurança. (5) A tração é aplicada por um ou ambos pés, de acordo com a tolerância do paciente.

4. imobilizador ou colar cervical para restringir o movimento e garantir a postura adequada. Tanto um quanto o outro devem ser usados por tempo suficiente para garantir a diminuição do quadro inflamatório, mas não tão longamente que causem dependência ou desuso;
5. evitar qualquer movimento que cause ou agrave os sintomas radiculares;
6. evitar exercícios com excesso de amplitude de movimento;
7. uso criterioso de medicamentos antiinflamatórios, antidepressivos (se indicados e sob o julgamento de que contribuam para a melhora da dor excessiva e influência na postura);
8. modificação das atividades diárias consideradas agravantes.

REFERÊNCIAS BIBLIOGRÁFICAS

Bourdillion, JF: Spinal manipulation. Appleton-Century-Crofts, New York, 1970.
Brain, L: Some unsolved problems of cervical spondylosis. Br Med J March 23, 1930, p 771.
Brain, WR, Knight, GC, and Bull, JWD: Discussion of the intervertebral disk in the cervical region. Proc R Soc Med 41:509, 1948.
Brewerton, DA, et al: Pain in the neck and arm: A multicentre trial of the effects of physiotherapy. Arranged by the British Association of Physical Medicine. Br Med J 29:254, 1966.
Brieg, A and Ahmad, FEN: Biomechanics of the cervical spinal cord. Acta Radiol (Diagn) 4:602, 1966.
Caldwell, JW and Krusen, EM: Effectiveness of cervical traction in treatment of neck problems: Evaluation of various methods. Arch Phys Med Rehabil 43:214, 1962.
Colachis, SC and Strohm, BR: Radiographic studies of cervical spine motion in normal subjects: Flexion and hyperextension. Arch Phys Med Rehabil 46:753, 1965.
Colachis, SC and Strohm, BR: Cervical traction: Relationship of traction time to varied traction forces with constant angie of pull. Arch Phys Med Rehabil 46:815, 1965.
Colachis, SC and Strohm, BB: A study of tractive forces and angie of pull on vertebral interspaces in the cervical spine. Arch Phys Med Rehabil 46:820, 1965.
Collins, DH: The pathology of articular and spinal diseases. Edward Arnold, London, 1949.
Epstein, NE, Epstein, JA, and Carras, R: Cervical spondylosis, stenosis and myeloradiculopathy in patients over 65. Neuro-arthopedics 6:13, 1988.
Fisher, SV, et al: Cervical orthosis effect on cervical spine motion: Roentgenographic and goniometric method of study Arch Phys Med Rehabil 58:109, 1977.
Friedenberg, ZB and Miller, WT: Degenerative disc disease of the cervical spine. J Bone Joint Surg 45-A,1171,1963.
Frykholm, R: Cervical nerve root compression resulting from disc degeneration and root sleeve fibrosis. Acta Chirurgica Scandinavica (Suppl. 160), 1951.
Gregorius, FK, Estrin, T, and Crandall, PH: Cervical spondylotic radiculopathy and myelopathy: A long term follow-up study. Arch Neurol 33:618, 1976.
Hartman, JT, Palumbo, F, and Hill, BJ: Cineradiography of braced normal cervical spine: Comparative study of five commonly used cervical orthoses. Clin Orthrop 109:97, 1975.
Holt, S and Yates, PO: Cervical spondylosis and nerve root lesions. J Bone Joint Surg 48-B(3):407, 1966.
Horwitz, T: Degenerative lesions in the cervical portion of the spine. Arch Intern Med 65,1178-91, 1940.
Hoyland, JA, Freemont, AJ, and Jayson, M: Intervertebral foramen venous obstruction: a cause of periradicular fibrosis. Spine 14:6, 1988.
Jones, MD: Cineradiographic studies of collar-immobilized cervical spine. J Neurosurg 17:633, 1960.
Jones, MD: Cineradiographic studies of the normal cervical spine. California Medicine 93:293, 1960.
Judavitch, BD: Herniated cervical disc: A new form of traction therapy. Am J Surg 84:646, 1962.

Maroudas, A and Stockwell, RA: Factors involved in the nutrition of the human lumbar intervertebral disc: cellularity and diffusion of glucose in vitro. J Anat 120:113, 1975.
Nathan, H: Osteophytes of the vertebral column. J Bone Joint Surg 44-A:243,1962.
Odom, GL, Finney, W, and Woodhall, B: Cervical disc lesions. JAMA 166:23, 1958.
Orofino, C, Sherman, MS, and Schechter, D: Luschka's joint: A degenerative phenomenon. J Bone Joint Surg 42-A:853,1960.
Schmorl, G and Junghanns, H: The human spine in health and disease, ed. 2. Grune and Stratton, New York, 1971.
Symonds, C: The inter-relation of trauma and cervical spondylosis in compression of the cervical cord. Lancet 1:451, 1953.
Tapiovaara, J and Heinevaara, A: Correlation of cervicobrachialgia and roentgenographic findings. Ann Chir Gynecol Fenn (Suppl) 43:436, 1954.
Valtowen, EJ and Kiuro, E: Cervical traction as a therapeutic tool. Scand J Rehabil Med 2:29,1970.
Vernon-Roberts, B: Disc pathology and disease state. In Ghosh, P (ed): The Biology of the Intervertebral Disc, Vol 11. CRC Press, Boca Raton, FL, 1988.
Vemon-Roberts, B and Pirie, CJ: Degenerative changes in the intervertebral discs of the lumbar spine and their sequelae. Rheumatol Rehabil 16:13, 1977.
Waylonis, GW: Electromyographic findings in chronic cervical radicular syndromes. Arch Phys Med Rehabil. July 1968, 407.

CAPÍTULO 9

Mielopatia espondilótica cervical (MEC)

A descrição da espondilose cervical comprimindo a medula espinal e causando mielopatia foi revelada ao público médico por Brain, Northfield e Wilkinson em 1952. Antes daquele relato, muitos distúrbios neurológicos medulares obscuros em pessoas idosas eram atribuídos a indefinidas "alterações degenerativas do sistema nervoso central". Com a alta incidência das alterações espondilóticas degenerativas nos seres humanos, essa revelação abrangeu as muitas condições patológicas do sistema nervoso central observadas nos idosos.

Considerada conseqüência quase inevitável do envelhecimento, a osteoartrite afeta quase 10% da população após os 60 anos. Essa degeneração é responsável pelas muitas condições incapacitantes e dolorosas dos sistemas esquelético periférico e vertebral axial. A osteoartrite causando espondilose cervical foi reconhecida como uma alteração degenerativa que afeta o movimento do pescoço e como uma das causas de dor local e síndromes de compressão radicular. O artigo de Brain, Northfield e Wilkinson alertou a categoria médica para a sua relação com os sintomas medulares.

Um recente artigo de revisão no *New England Journal of Medicine* (Hamerman) foi enriquecido pela também recente pesquisa da biologia da osteoartrite. Aparentemente há alterações nos proteoglicanos e nas fibras colágenas da cartilagem, que agora podem ser localizados e explicar a etiologia e a seqüência das alterações degenerativas articulares. Há também forças externas superpostas sobre a cartilagem que contribuem para a degeneração, tais como fatores genéticos. Essas alterações não foram uniformemente aplicadas ao disco intervertebral ou à cartilagem das articulações dos processos articulares, mas as suas seqüelas e a espondilose estão bem-documentadas. A possibilidade de alterações genéticas e químicas não refuta os fatores de trauma, o movimento alterado e a má postura como agravamento da espondilose.

Ainda são obscuras a extensão, a progressão e a manifestação da mielopatia espondilótica cervical (MEC). A evidência prevalente indica que o mecanismo de lesão medular ocorre por compressão (Nurick). Essa ocorre a partir de osteófitos na porção anterior da unidade funcional, de alterações degenerativas da cartilagem nas articulações dos processos articulares posteriores, e, muitas vezes, pela predisposição ao estreitamento congênito do canal vertebral.

A protrusão discal intervertebral em coluna espondilótica pode ser a força compressiva na MEC. A compressão aguda a partir de uma angulação aguda da coluna resulta na compressão medular em coluna cervical com doença degenerativa. A hiperextensão aguda ou sustentada do pescoço a partir de lesão, procedimento dentário ou posição postural talvez seja a força causadora. A lesão pós-traumática pode provocar subluxação vertebral, comprometendo a medula espinal.

Os sintomas de mielopatia com freqüência começam insidiosamente e progridem de forma lenta. Não precisam estar associados ao envolvimento radicular ou a uma firme relação com os graus de MEC e de espondilose notada. Um início gradual de MEC possivelmente ocorre sem radiculite e com evidência radiográfica mínima de alterações degenerativas. Inversamente, pode haver alterações vertebrais degenerativas graves sem envolvimento ou prejuízo do sistema nervoso central. A presença repetida de sintomas radiculares leva a estudos de achado obscuro de sinais e sintomas sutis de MEC acompanhados por sinais de trato longo.

Os sinais e sintomas comuns de MEC são distúrbios da marcha, prejuízo do movimento fino das mãos e fraqueza de extremidades inferiores. O achado de espasticidade nas extremidades superiores e inferiores pode ser descoberto durante o exame, mesmo que sintomas subjetivos funcionais significativos não tenham sido percebidos pelo paciente. A dor não é normalmente prevalente, exceto se houver condições associadas de envolvimento radicular a partir de estenose foraminal, que complementam a estenose espinal.

Outras condições, que mimetizam a MEC, incluem a esclerose múltipla, a esclerose lateral amiotrófica, a siringomielia e a compressão sobre a medula, levando à MEC, podem ser intrínseca ou por tumor metastático, abscesso ou cisto. Um diagnóstico diferencial cuidadoso deve ser tornado claro antes que todos os sinais e sintomas de MEC sejam atribuídos à estenose espinal espondilótica.

Além das alterações vertebrais estruturais que comprimem a medula e causam MEC, o movimento também pode constituir fator geracional. Este último afeta, obviamente, qualquer compressão na medula (Brieg e Ahmed) (Figura 9.1). O fator pode ser determinado pela anamnese atenta e pelo exame físico.

O canal vertebral normal, na região cervical média, é oval, com um diâmetro sagital médio de 10 mm e largura de 17 mm. A medula cervical nesse nível tem um diâmetro sagital máximo de 10 mm no adulto. O diâmetro sagital do canal normalmente aumenta com a flexão do pescoço e diminui com a extensão (Hoff). O canal e também os forames, como afirmado anteriormente, podem ter sua abertura estreitada por alterações discogênicas, por angulação pós-traumática ou por subluxação. Em pacientes que desenvolvem MEC, relatou-se porcentagem maior de pessoas com estenose vertebral (Brain, Northfield e Wilkinson; Bradley e Banna).

Superposto às alterações estruturais, está o fato de que a abertura é também alterada pelo movimento ou postura do pescoço. Tanto em flexão quanto em extensão, o ligamento amarelo pode apresentar dobradura (Taylor, 1964), que comprime ainda mais o conteúdo do canal vertebral (Figura 9.2).

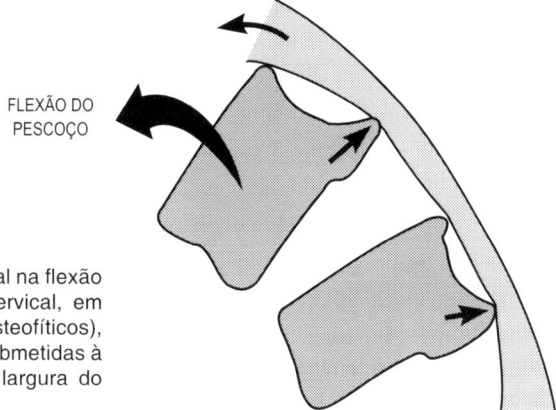

Figura 9.1 Estenose do canal vertebral na flexão do pescoço. Na flexão da coluna cervical, em presença de espondilose (esporões osteofíticos), a medula e sua bainha da dura são submetidas à tração e compressão, diminuindo a largura do canal.

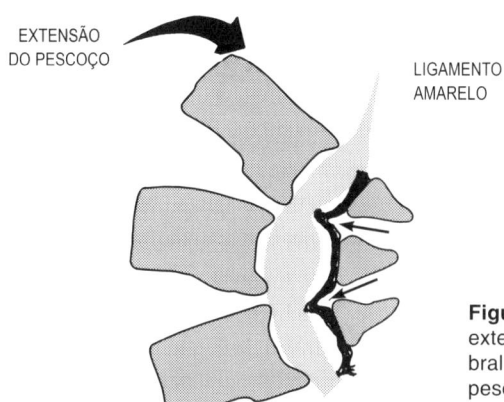

Figura 9.2 Estenose do canal vertebral na extensão do pescoço. A largura do canal vertebral pode ser mais estreitada pela extensão do pescoço e pelo pregueamento do ligamento amarelo.

A lesão na medula espinal e os sintomas decorrentes dependem do trato ou dos tratos específicos envolvidos (Figura 9.3). Permanece em discussão se a lesão medular ocorre por pressão mecânica direta ou por lesão vascular medular intrínseca. Provavelmente ambos desempenham papel significativo.

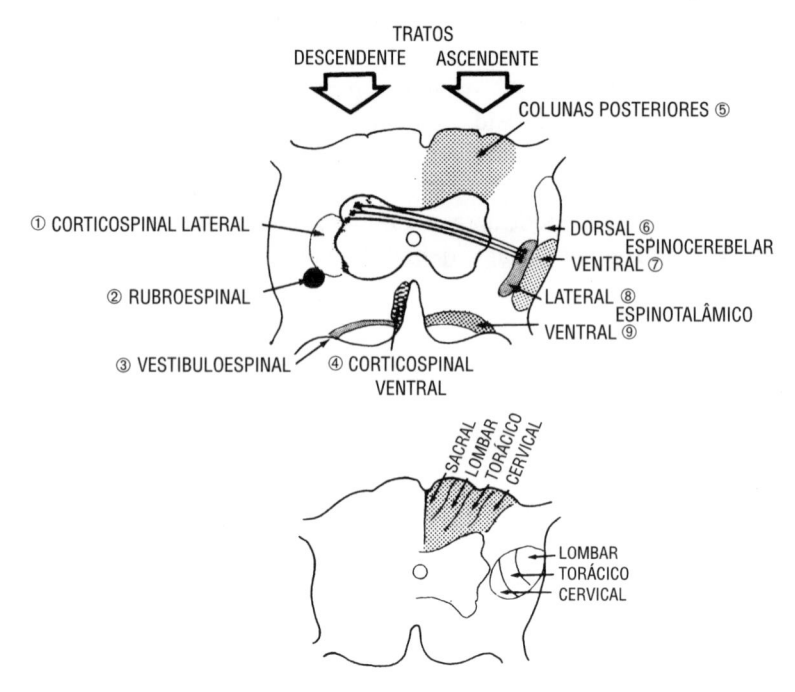

Figura 9.3 Os tratos sensitivo e motor da medula espinal (em cima). Geralmente, os tratos descendentes (1, 2, 3 e 4) são motores ou para coordenação, e os tratos ascendentes (5, 6, 7, 8 e 9) carregam sensibilidade da periferia para os centros mais altos. Os tratos ascendentes conduzem as sensações de dor, toque, propriocepção e de discriminação para interpretação (baixo). As áreas de extremidades são conduzidas pelos tratos ascendentes (área pontilhada) e descendentes (lombar, torácica e cervical).

A medula espinal recebe seu suprimento sangüíneo arterial a partir da artéria espinal anterior e das artérias pares póstero-laterais (Figura 9.4). A artéria espinal anterior recebe seu suprimento das artérias radiculares que se originam das artérias vertebrais e dos vasos sangüíneos cervicais profundos. A artéria espinal anterior é habitualmente um vaso único contido no sulco médio da medula. No seu nível superior, é formada a partir da bifurcação em Y das artérias vertebrais (Figura 9.5).

A artéria espinal anterior supre a área cinzenta central da medula e a substância branca ântero-lateral. Pequenos ramos continuam a partir dela para dar ramos às artérias espinais posteriores pares, mas são aparentemente insuficientes para suprir adequadamente o sangue à medula no caso de oclusão da artéria espinal anterior. As artérias espinais posteriores ocorrem em um trajeto circular e não estão sujeitas à tração na flexão do pescoço.

O suprimento vascular da medula, a propensão para oclusão da artéria espinal anterior e o envolvimento da área medular suprida explicam os sintomas neurológicos e porque são poupadas as colunas anteriores e a metade externa das colunas posteriores.

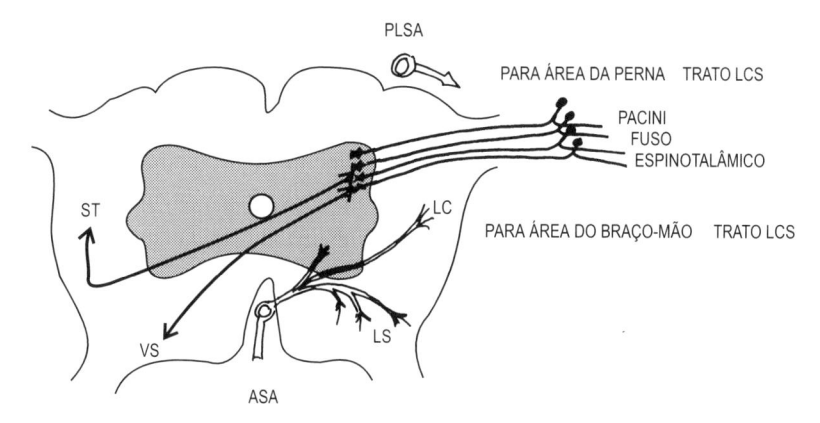

Figura 9.4 Suprimento arterial da medula espinal. A artéria espinal póstero-lateral (PLSA) supre o trato corticospinal lateral (LCS) na área da perna. A artéria espinal anterior (ASA) supre a região da medula que contém o trato corticospinal lateral da área braço-mão. As raízes sensitivas que entram na medula contêm fibras a partir dos órgãos terminais das extremidades.

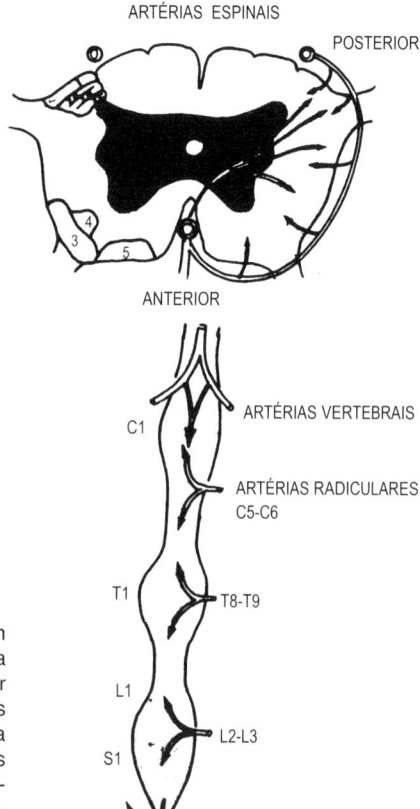

Figura 9.5 Suprimento arterial medular (em cima). Estão mostradas as áreas da medula que são supridas pela artéria espinal posterior e anterior. As áreas 1, 2A, 2B e 2C são as áreas sensitivas do trato de Lissauer e da substância gelatinosa. As áreas 3, 4 e 5 são os tratos espinotalâmico, espinocerebelar e corticospinal (embaixo). São mostradas as principais ramificações das artérias espinais.

As alterações patológicas na medula, notadas a partir da compressão da artéria espinal anterior, ficam naquela região da medula. Em estudo controlado (Crandall e Gregorious), o envolvimento do sistema motor foi observado em todos os pacientes com comprometimento medular, com complicações dos tratos corticospinal e espinotalâmico. O interessante é que durante uma laminectomia, pode-se observar que a medula torna-se pálida com a flexão do pescoço. Obviamente, a compressão da medula e a angulação do canal vertebral com o movimento do pescoço são fatores que prejudicam o suprimento sangüíneo medular com mielopatia resultante, especialmente na área central cinzenta e na substância branca ântero-lateral (Hoff).

SINTOMAS DE MEC

Os sintomas de envolvimento medular na espondilose cervical habitualmente são sutis e variáveis. Às vezes, os sintomas não são experimentados ou relatados pelo paciente, exceto se mencionados em anamnese cuidadosa e exame físico.

A queixa inicial pode referir marcha insegura, sensação de amortecimento no tronco ou fraqueza nas pernas ou braços. A atrofia dos músculos intrínsecos da mão pode ser notada, implicando o envolvimento radicular, bem como a compressão medular. A espasticidade, que pode passar despercebida ou ser ignorada pelo paciente, talvez seja observada durante o exame.

A dor não é, em geral, significativa, exceto no caso de os sintomas estarem relacionados à compressão de raiz nervosa. No envolvimento medular, é comum haver sensação de desconforto nos braços, mãos, pernas ou tronco; também ser experimentada a hipersensibilidade das mãos e/ou pés. A alteração na percepção da temperatura, vibração ou propriocepção talvez não tenha sido objeto de preocupação do paciente, mas não se descarta sua presença durante o exame. A "inépcia" das mãos e dedos resulta do envolvimento espinotalâmico medular. O distúrbio do esfíncter vesical pode constituir o primeiro e único sintoma experimentado pelo doente.

Parece que muitos sintomas medulares são notados *após* a determinação que houve envolvimento medular. A revelação de sinais neurológicos de dano medular leva à análise retrospectiva dos sintomas que o indivíduo possa ter tido; ou talvez fossem até relativamente pequenos, sem acarretar grande perda funcional ou ainda atribuídos ao pescoço e a extremidades superiores os sintomas de radiculopatia.

A documentação da ambigüidade dos sintomas possivelmente experimentados pelos pacientes, e que ultimamente prova-se serem seqüela da espondilose, foi um estudo realizado por Longfitt e Elliot, em que se notou "os sintomas mais precoces da compressão medular cervical como uma dor lombar e das pernas, porém sem dor ou rigidez no pescoço". Uma vez que a estenose vertebral cervical foi determinada, laminectomia descompressiva aliviou completamente os sintomas na lombar e nas pernas.

A progressão dos sinais e sintomas de trato longo pode ser lenta ou até não-percebida pelo paciente. Uma vez descobertos, os sinais e sintomas neurológicos devem ser periodicamente monitorizados por um médico para determinar a progressão e algum resultante prejuízo funcional (Crandall e Gregorius). Tais fatos reforçam a necessidade de exame neurológico completo em qualquer paciente que se apresente com compressão de raiz nervosa ou doença discogênica cervical assintomática encontrado em estudos radiológicos rotineiros do pescoço.

PROGNÓSTICO

Há fatores externos que influenciam a escolha do tratamento e afetam adversamente o prognóstico, não obstante o tratamento. Esses podem ser:
1. idade avançada;
2. disfunção neurogênica do esfíncter;
3. fraqueza da extremidade inferior fora de proporção ao grau de espasticidade;
4. déficit neurológico grave de longa data;
5. atrofia muscular avançada;
6. problemas clínicos significativos concomitantes, como o diabete, a doença pulmonar ou cardiovascular, a aterosclerose, a depressão ou a incapacidade grave.

Outras incapacidades musculoesqueléticas osteoartríticas podem prejudicar a melhora funcional, mesmo após a minimização dos sintomas da compressão medular.

EXAME

Um exame neurológico cuidadoso determina a normalidade de todos os dermátomos e miótomos das raízes nervosas superiores cervicais e dorsais. Esse exame documenta o envolvimento, ou não, das raízes nervosas; após os testes laboratoriais, confirma a adequação dos forames. Um exame *funcional* confirma o efeito do movimento sobre as raízes nervosas ao estender, flexionar e rodar o pescoço para reproduzir os sintomas radiculares.

A avaliação do prejuízo neuronal motor superior pela compressão medular requer:
1. obter reflexos tendíneos hiperativos das extremidades superior e inferior;
2. obter positividade nos sinais de Hoffman e Babinski e teste de L'Hermitte;
3. observar a marcha para determinar se é espástica ou atáxica;
4. teste dos tratos longos que carregam a propriocepção (músculo, articulação, tendão, vibração e toque);
5. teste para o sinal de Romberg.

CONFIRMAÇÃO LABORATORIAL

Os exames radiográficos de rotina da coluna cervical levantam suspeita de alteração discal significativa, presença e extensão dos osteófitos e seu nível, perturbações degenerativas expressivas das articulações dos processos articulares nas incidências oblíquas, nos forames estreitados ou irregulares e na largura diminuída do canal vertebral (Figura 9.6). As incidências laterais em flexão-extensão (Figura 9.7) podem revelar subluxação em uma vértebra.

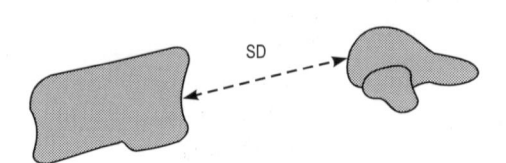

Figura 9.6 Largura do canal vertebral. Ao medir a largura ântero-posterior do canal vertebral, o diâmetro vertebral (SD) é a distância entre a margem posterior do corpo vertebral e a margem mais anterior da lâmina e da articulação dos processos articulares.

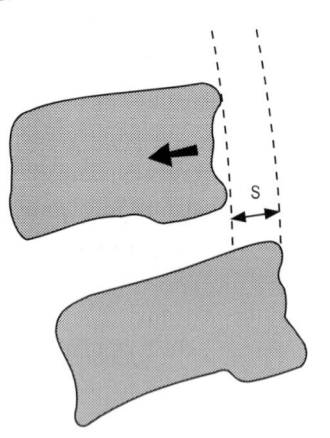

Figura 9.7 Mensuração da subluxação. A extensão da subluxação (S) pode ser medida pela comparação da protrusão mais atrás do corpo vertebral, que se projeta para dentro do canal vertebral, com a protrusão similar de um corpo vertebral adjacente.

Ao determinar a largura *patológica* do canal espinal, deve-se lembrar que a sua largura média é de 11,8 mm (9 a 15 mm) no áxis (C2), mas nesse local não ocorrem osteófitos. A mielopatia incide nesse nível quando a largura for menor que 17,2 mm. O mero achado de um canal estreito não indica compressão medular, porém revela predisposição para a mielopatia quando coincidirem outras condições, tais como osteófitos, dura plicada ou subluxação.

As incidências laterais com flexão-extensão revelam anormalidades segmentares do movimento e podem apontar a presença de determinado grau de subluxação não-observado nas incidências estáticas de rotina.

Nas décadas anteriores, somente a mielografia era capaz de revelar a presença, o grau e o nível de estreitamento do canal vertebral. O corante original foi substituído por corantes solúveis ou pelo uso de ar. Tal procedimento diagnóstico é ainda usado por muitos neurocirurgiões para confirmar o estado da compressão medular e verificar sua extensão e nível.

Hoje em dia, a radiografia e a mielografia têm sido suplantadas ou complementadas por TC e RM. Elas revelam mais, são mais fáceis de interpretar e, por conseguinte, são diagnosticamente mais efetivas. A preferência varia de acordo com o especialista neurocirúrgico e neurorradiológico. Tanto a TC quanto a RM têm grande êxito em determinar a estenose vertebral, as estenoses foraminais e seus níveis, qual tecido é responsável e, ainda, a extensão da estenose.

Sem colocar em dúvida a exatidão de qualquer procedimento laboratorial, cada um desses testes meramente documenta e confirma a presença e o grau de estenose vertebral, mas a anamnese clínica e o exame permanecem a base do diagnóstico exato.

TRATAMENTO

Permanece controverso se o paciente deve ter a mielopatia descomprimida cirurgicamente ou tratada de forma conservadora. "A terapia conservadora continua uma alternativa terapêutica viável,... embora não possa interromper a deterioração, 30 a 40% (dos pacientes) tornam-se estáveis e... demonstram melhora espontânea" (Roberts).

Relatos de benefícios favoráveis significativos surgem a partir da descompressão cirúrgica, indicando que qualquer paciente, ao mostrar déficit neurológico progressivo, em que seja determinado como um candidato favorável, deve ter a opção da descompressão cirúrgica.

O sucesso ou a falha da cirurgia não pode ser previsto por achados pré-operatórios específicos, mas aceita-se a disfunção vesical pré-operatória e a marcada fraqueza em extremidade inferior como fatores prognósticos desfavoráveis. Mesmo com a descompressão cirúrgica exitosa, muitos pacientes continuam a progredir na sua deterioração neurológica. Os procedimentos cirúrgicos não podem ser completamente discutidos neste texto, por serem muito numerosos e complexos. As alternativas variam da descompressão posterior, com ou sem fusão, ou descompressão intersomática anterior, até a fusão. Muitos favorecem o último, pois a subluxação pós-operatória é minimizada e, quando presente, pode levar a mais compressão medular.

TRATAMENTO CONSERVADOR

Até agora, como a lordose aumentada e a postura da cabeça para frente encurtam o canal cervical, o principal objetivo é alongar o canal por meio de modalidades terapêuticas. Uma vez que o movimento, especialmente se executado em demasia, impõe tração e fricção na medula comprometida, está indicada a prevenção do seu excesso.

Indica também a prevenção do exagero de movimento passivo por forças externas alongando a musculatura do pescoço. Um colar melhora a proteção à força externa excessiva, mas a musculatura forte o faz em um grau ainda maior. É recomendado que as atividades diárias do paciente sejam modificadas para evitar as posturas prolongadas com acúmulo de extensão, rotação, flexão lateral ou a combinação de todos eles. As visitas odontológicas e as atividades em casa (por exemplo, trabalho com os braços acima da cabeça) devem ser limitadas.

Todos esses tratamentos foram discutidos em capítulos anteriores, mas este resumo é pertinente:

1. a tração na espondilose cervical com mielopatia não se provou de grande valor;
2. um colar mole ou imobilizador é provavelmente o tratamento mais efetivo. Ele pode ser um imobilizador tipo Filadélfia, SOMI, colar de fibra de vidro, ou dos muitos outros encontrados no mercado. Sua função é imobilizar a cabeça e o pescoço, mantendo a cabeça diretamente acima da coluna cervical; a postura com o *queixo baixo* assegura lordose diminuída e minimiza o movimento do pescoço em todas as direções;
3. recomendar exercícios para fortalecer os flexores curtos e os extensores longos do pescoço;
4. evitar tentativas excessivas de aumentar a amplitude de movimento;
5. evitar a manipulação;
6. instruir o paciente quanto a posturas apropriadas durante o dia, à modificação das posturas e a posições erradas durante as atividades diárias ("escola de pescoço");
7. uso cuidadoso de medicamentos antiinflamatórios orais e opióides.

REFERÊNCIAS BIBLIOGRÁFICAS

Adams, CBT and Lague, V: Studies in cervical spondylotic myelopathy, III: Some functional effects of operations for cervical spondylotic myelopathy. Brain 94:587, 1971.
Bradley, WG and Banna, M: The cervical dural canal: A study of the "tight dural canal" and syringomyelia by prone and supine myelopathy. Br J Radiol 41:608, 1968.
Bradshaw, P: Some aspects of cervical spondylosis. Q J Med 26:177,1957.
Brain, L: Some unsolved problems of cervical spondylosis. Br Med J March 23, 1963, 771.
Brain, WR, Northfield, DW, and Wilkinson, M: The neurological manifestations of cervical spondylosis. Brain 75:187, 1952.
Brieg, A and Ahmed, FEN: Biomechanics of the cervical spinal cord. Acta Radiol (Diagn) 4:602, 1966.
Brieg, A and Tumbull, HO: Effects of mechanical stresses on the spinal cord in cervical spondylosis: A study of fresh cadaver material. J Neurosurg 25:45, 1966.
Bucy, PC, Heimberger, RF, and Aberhill, HR: Compression of the cervical spinal cord by herniated intervertebral discs. J Neurosurg 5:471, 1948.
Burrows, EH: The sagittal diameter of the spinal canal in cervical spondylosis. Clin Radiol 14:77, 1963.
Chakravorty, BG: Arterial supply of the cervical spinal cord and its relation to the cervical myelopathy in spondylosis. Ann R Coll Surg Engl 45:232,1969.

Clark E and Robinson, PK: Cervical myelopathy: A complication of cervical spondylosis. Brain 79:483,1956.
Collins, DH: The pathology of articular and spinal diseases. Edward Amold, London, 1949.
Crandall, PH and Gregorius, FK: Long term followup of surgical treatment of cervical spondylotic myelopathy Spine 2(2):139,1977.
Epstein, NE, Epstein, JA, and Carras, R: Cervical spondylosis, stenosis and myeloradiculopathy in patients over 65: Diagnostic techniques and management. Neuro-orthopedic 6:16,1988.
Gregorius, FK, Estrin, T, and Crandall, PH: Spondylotic radiculopathy and myelopathy. Arch Neurol 33:618,1976.
Hamerman, D: The biology of osteoarthritis. N Engl J Med. May 18,1989,1322.
Hoff, J, et al: The role of ischemia in the pathogenesis of cervical spondylotic myelopathy. Spine 2:2, 1977.
Holt, S and Yates, PO: Cervical spondylosis and nerve root lesions. J Bone Joint Surg 48B(3):407, 1966.
Longfitt, TW and Elliott, FA: Pain in the low back and legs caused by cervical cord compression. JAMA 200:383,1967.
Nurick, S: The pathogenesis of the spinal cord disorder associated with cervical spondylosis. Brain 95:87,1972.
Nurick, S: The natural history and the results of surgical treatment of the spinal cord disorder associated with cervical spondylosis. Brain 95:101, 1972.
Roberts, AH: Myelopathy due to cervical spondylosis treated by collar immobilization. Neurology 16:952,1966,
Schneider, RC, Cherry, B, and Pantek, H: The syndrome of acute central cervical cord injury with special reference to the mechanics involved in hyperextension injuries of the cervical spine. J Neurosurg 11:546,1954.
Stookey, B: Compression ofthe spinal cord and nerve roots by herniation of the nucleus pulposus in the cervical region. Arch Surg 40:417, 1940.
Taylor, AR: Mechanism and treatment of spinal and disorders associated with cervical spondylosis. Lancet 1:717,1953.
Taylor, AR: Vascular factors in the myelopathy associated with cervical spondylosis. Neurology 14:62,1964.
Vernon-Roberts, B and Pirie, CJ: Degenerative changes in the intervertebral discs of the lumbar spine and their sequelae. Rheumatol Rehabil, 16:13,1977.
Waylonis, GW: Electromyographic findings in chronic cervical radicular syndromes. Arch Phys Med Rehabil. July, 1968, 407.

CAPÍTULO 10

Diagnóstico diferencial da dor cervical no braço e na mão

Muitas patologias podem provocar dor no pescoço e ombro, com sensação de desconforto na extremidade superior – braço, mão e dedos. Várias dessas condições causam dor e parestesia em áreas dermatômicas que mimetizam sintomas radiculares cervicais, requerendo diagnóstico diferencial.

A condição da compressão neurovascular da síndrome do desfiladeiro torácico foi primeiramente descrita por Thorburn em 1905. Ela ganhou grande importância e era primeiramente diagnosticada com freqüência. Tratada por inúmeras modalidades fisioterapêuticas, tornou-se um diagnóstico que requer intervenção cirúrgica. O tempo conferiu menor credibilidade à existência dessa condição, até o ponto em que muitos a consideram não-anatomicamente possível e nem clinicamente verificável (Roos; Wilbourn).

Assumindo que haja síndrome clínica subjetiva de parestesia e fraqueza da extremidade superior a partir de compressão do feixe neurovascular no desfiladeiro torácico, ela deve ser considerada no diagnóstico diferencial da radiculite cervical como não-conformada completamente à compressão radicular no nível foraminal.

As síndromes de compressão do desfiladeiro torácico (SDT) recebem as denominações *síndrome do desfiladeiro anterior*, *síndrome claviculocostal* e *síndrome do peitoral menor*, dependendo de qual estrutura anatômica responda pela compressão. Há outros rótulos diagnósticos, como *SDT neurogênica axonopática não-discutível* e o discutível "ombro caído" (Hall).

As estruturas neurovasculares envolvidas no desfiladeiro são os ramos do plexo braquial (Figura 10.1), que são compostos dos ramos anteriores primários de C5, C6, C7, C8 e T1. Os vasos sangüíneos são a artéria e a veia subclávias.

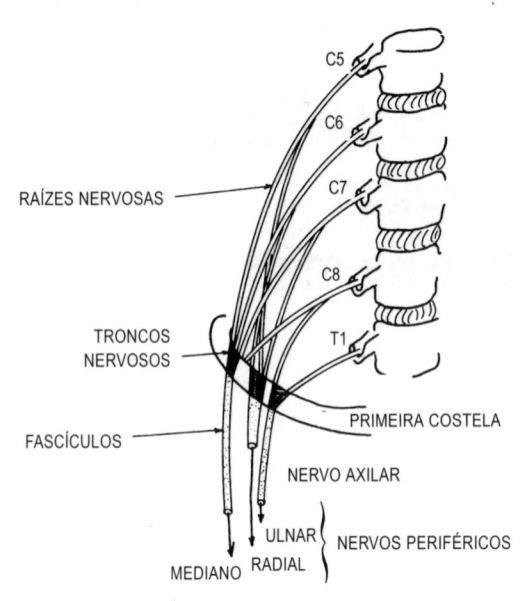

Figura 10.1 Plexo braquial (esquemático). O plexo braquial é composto pelos ramos primários anteriores de C5, C6, C7, C8 e T1. As raízes emergem a partir dos forames intervertebrais através dos músculos escalenos. As raízes se unem em três troncos na região da primeira costela. Os troncos, via divisões, tornam-se fascículos, que, por sua vez, se dividem em nervos periféricos das extremidades superiores.

Após emergirem de seus forames, os ramos nervosos (raízes) descem e ficam situados entre os músculos escalenos. Eles procedem lateralmente e para baixo, fundindo-se em três troncos (superior, C5 e C6; médio, C7; e inferior, C8 e T1). Eles podem receber fibras de C4 e T2.

Os troncos se dividem e passam sob a clavícula logo lateralmente à primeira costela. Essas divisões, então, unem-se para formar os três fascículos localizados na axila, originando a maioria dos nervos periféricos que suprem a extremidade superior.

O plexo, a artéria e a veia passam sobre a ponta da primeira costela, na sua proximidade. A veia subclávia fica anterior ao músculo escaleno anterior, que a separa das fibras nervosas (Figura 10.2). O músculo escaleno anterior origina-se a partir das vértebras cervicais e insere-se na primeira costela.

Diretamente atrás do músculo escaleno anterior fica a artéria subclávia. Lateral (atrás) da artéria está o feixe neurológico e atrás dele está o escaleno médio. O feixe neurovascular (raízes nervosas e artéria), por conseguinte, fica entre os músculos escalenos anterior e medial e sobre a primeira costela (Figura 10.2).

A síndrome dolorosa, SDT, implica compressão desse feixe neurovascular. Nisso também reside a controvérsia cujo preceito indica que muitas síndromes clí-

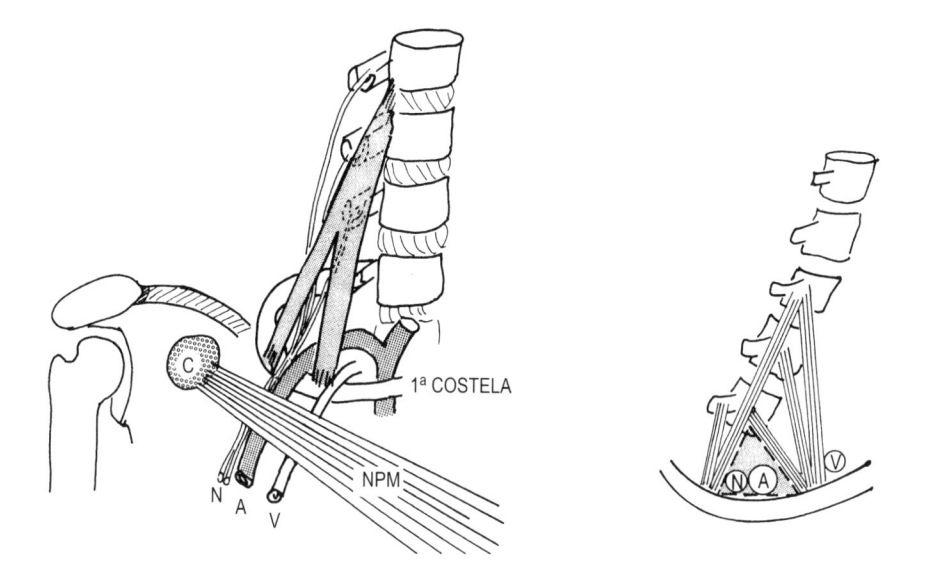

Figura 10.2 O espaço supraclavicular. Os músculos escalenos originam-se a partir da coluna cervical e se dividem para conter o plexo braquial (N) e a artéria subclávia (A). O músculo escaleno médio é posterior e o músculo escaleno anterior fica anteriormente à artéria. A veia subclávia (V) está anterior ao músculo escaleno anterior. Após passar sobre a primeira costela (não está mostrado), o feixe neurovascular passa sob o músculo peitoral menor (NPM). A clavícula cobre o feixe neurovascular e fica paralela à primeira costela. O processo coracóide está designado como C.

nicas sejam neuropáticas (sensitivas) e não vasculares. Os sinais e sintomas neuropáticos são a parestesia, assim como a dor acompanhada de dormência e formigamento e os déficits motores variáveis.

Os sintomas dependem de os nervos, vasos sangüíneos ou ambos estarem comprimidos. Os sintomas nervosos são a parestesia, dor ou fraqueza subjetiva, enquanto que os sintomas vasculares são o edema, palidez, descoloração ou congestão venosa.

Em síndromes de SDT axonopática, há fraqueza e atrofia objetiva de distribuição nervosa mediana e ulnar na mão e no antebraço. O prejuízo sensitivo é normalmente de distribuição ulnar no antebraço e na mão. Por alguma razão, a divisão sensitiva mediana é poupada. A dor, quando presente, pode também atingir a disposição dermatômica.

Com a distribuição miopática, área do nervo ulnar, são afetados os músculos intrínsecos da mão, incluindo as eminências tenar e hipotenar. O primeiro interósseo dorsal é envolvido, e a mão apresenta o característico aspecto de *oca*. A oposição digital do polegar ao dedo mínimo está fraca. Também, verifica-se fraqueza ao abrir os dedos. A flexão das falanges distais do polegar e indicador e flexão do punho na direção ulnar podem exigir algum esforço.

Dor, dormência e formigamento são sentidos no aspecto ulnar do antebraço e dos dedos. A queixa subjetiva é confirmada com o uso de algodão ou agulha.

Os estudos radiológicos confirmatórios podem revelar processo transverso grande e curvado da sétima vértebra cervical, da costela cervical rudimentar ou anormalidade óssea na clavícula. Deve-se lembrar que uma costela cervical é encontrada em 1% da população normal, não sendo diagnóstica. A TC possibilita esclarecer as anormalidades ósseas. Já a arteriografia demonstra a estenose vascular quando os sintomas vasculares forem mais proeminentes e objetivamente demonstrados. A presença de alterações ósseas anormais no desfiladeiro torácico não constitui confirmação de que essas alterações sejam a causa dos sintomas da SDT.

Os testes eletromiográficos são considerados os mais confirmatórios da SDT. Os estudos do tempo de condução nervosa irão provar a compressão quando a estimulação elétrica estiver no ponto de Erb e haver um atraso ao cruzar o desfiladeiro torácico. Uma EMG dos músculos envolvidos da extremidade superior revelará o envolvimento do nervo motor. Uma resposta em onda F tem sido preconizada como diagnóstica pelos especialistas em eletromiografia. Mais recentemente, os potenciais evocados somatossensitivos estão sendo avaliados quanto a sua especificidade diagnóstica.

Pelo fato de muitos ainda defenderem o diagnóstico clínico de SDT e subdividirem a síndrome em escaleno anterior, claviculocostal e peitoral menor, as três merecem consideração. Elas essencialmente apresentam os mesmos sintomas de compressão do feixe neurovascular, mas suas diferenças anatômicas culminam nos rótulos diagnósticos.

SÍNDROME DO ESCALENO ANTERIOR

Os sintomas da síndrome do escaleno anterior são dormência e formigamento do braço e dos dedos. Os pacientes descrevem a parestesia como "agulhadas" ou os dedos e a mão "dormindo". Há queixa de sensibilidade diminuída, inépcia de movimento e fraqueza. A dor, quando referida, é descrita como profunda e contínua no braço e na mão.

Muitos desses sintomas aparecem cedo, ainda durante o período matinal, e podem despertar o paciente. Aparecem também após a permanência por muito tempo na posição sentada, especialmente se essa posição for acompanhada por atividades manuais, como costura ou tricô.

Os achados físicos são geralmente mínimos ou ausentes. Raramente são encontradas alterações vasculares objetivas de edema, mudanças na cor, sudorese e palidez na mão ou transpiração excessiva. Quando encontradas, indicam patologia neurovascular significativa. Os sinais neurológicos objetivos, incluindo atrofia e perda de reflexo tendíneo profundo, também são incomuns. A *perda* sensorial, significando sensação diminuída ao toque de algodão ou alfinete, é subjetiva e nem sempre estritamente dermatômica.

Um teste diagnóstico positivo tem sido atribuído ao teste de Adson, o chamado teste do escaleno anterior. Ele é feito virando-se a cabeça para o lado da extremidade envolvida e estendendo simultaneamente a cabeça, abduzindo o braço, e inspirando e trancando a respiração. O teste de Adson positivo reproduz os sintomas com obliteração simultânea do pulso radial naquela mão.

Observar meramente a obliteração do pulso radial não é diagnóstico de qualquer condição, porquanto o pulso está suprimido ou diminuído em grande número de pessoas normais assintomáticas. A reprodução da parestesia sugere o diagnóstico clínico de SDT.

O mecanismo que causa a reação de Adson é assim considerado: o músculo escaleno anterior se origina dos processos transversos da terceira a da sexta vértebras cervicais. Ele se insere como uma banda larga na superfície superior da primeira costela, perto do esterno. Quando o plexo braquial e a artéria subclávia passam sobre a costela, a artéria fica posterior ao músculo escaleno. Atrás do plexo braquial, o músculo escaleno médio prende-se à costela. O triângulo formado pelos escalenos provê a abertura pela qual passa o feixe neurovascular. Ao virar a cabeça, o músculo escaleno é alongado, assim como em uma respirada profunda (ele é um músculo respiratório acessório), teoricamente comprimindo o feixe, que é estirado ao se abduzir os braços (Figura 10.3).

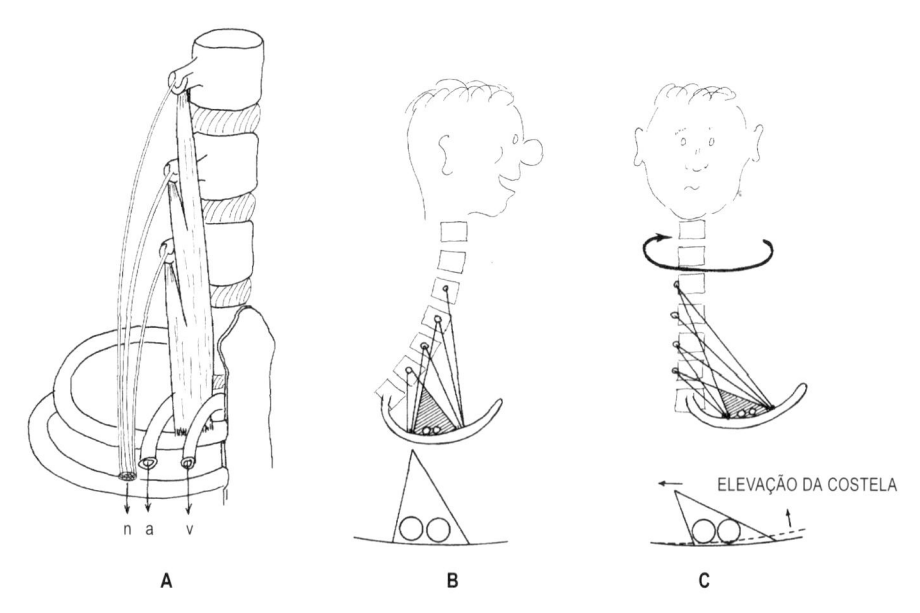

Figura 10.3 Síndrome do músculo escaleno anterior. (A) Relação do feixe neurovascular. A artéria subclávia (a) passa atrás do músculo escaleno anterior, faz uma volta sobre a primeira costela e se junta ao plexo braquial (n). A artéria é separada da veia subclávia (v) pelo músculo escaleno anterior. O músculo escaleno medial (não está mostrado) fica atrás do nervo (n). (B) O triângulo formado pelos escalenos e pela primeira costela (C). Distorção ao virar a cabeça em direção ao lado sintomático. Também a primeira costela eleva-se como resultado da inspiração profunda, sendo os escalenos músculos respiratórios. A compressão do feixe neurovascular (n, a e ocasionalmente v) pode ser vista a partir da manobra de teste da síndrome do escaleno anterior.

Permanece no campo da suposição o motivo de esses sintomas ocorrerem em pessoas assintomáticas, em geral, no grupo mais velho, sem anormalidades estruturais. O espasmo dos escalenos pode resultar de atividade física habitual, ansiedade, tensão ou como resíduo de trauma externo em virtude de lesão em hiperextensão. A má postura prolongada pode ser uma causa, daí o rótulo diagnóstico de *síndrome do ombro caído*. É bastante freqüente não ser encontrado qualquer fator causal na anamnese.

A postura da cabeça para a frente, com lordose aumentada (Figura 10.4) pode provocar irritação de raiz nervosa pelo fechamento dos forames (Figura 10.5). Isso irrita as raízes nervosas e especialmente a divisão primária posterior, fazendo com que os músculos cervicais (incluindo os escalenos) sofram contratura reativa. O fato de essa condição (SDT) ocorrer no grupo etário mais avançado pode também ser atribuído ao estreitamento discogênico (espondilose) dos forames na população idosa.

A presença de costela cervical – processo transverso acentuado da vértebra cervical mais inferior – também é considerada fator mecânico causal na compressão do feixe. Isso é altamente improvável, porquanto essa "costela" já ter estado nesse mesmo local durante toda vida do paciente; assim, acredita-se que sejam somente os fatores contíguos *somados* à costela. As costelas cervicais assintomáticas e a SDT ocorrem sem a presença de costela cervical, daí a relação ser nebulosa.

Figura 10.4 Efeito da gravidade sobre a coluna cervical. Com postura ereta, o peso da cabeça (aproximadamente 5 kg) é mantido diretamente acima do centro de gravidade. Em uma postura com a cabeça para a frente, a cabeça é mantida alguns centímetros à frente do centro de gravidade e seu peso corresponde ao da cabeça multiplicado pelos centímetros para a frente do centro: 4,5 cm = 15 kg, 6 cm = 20 kg.

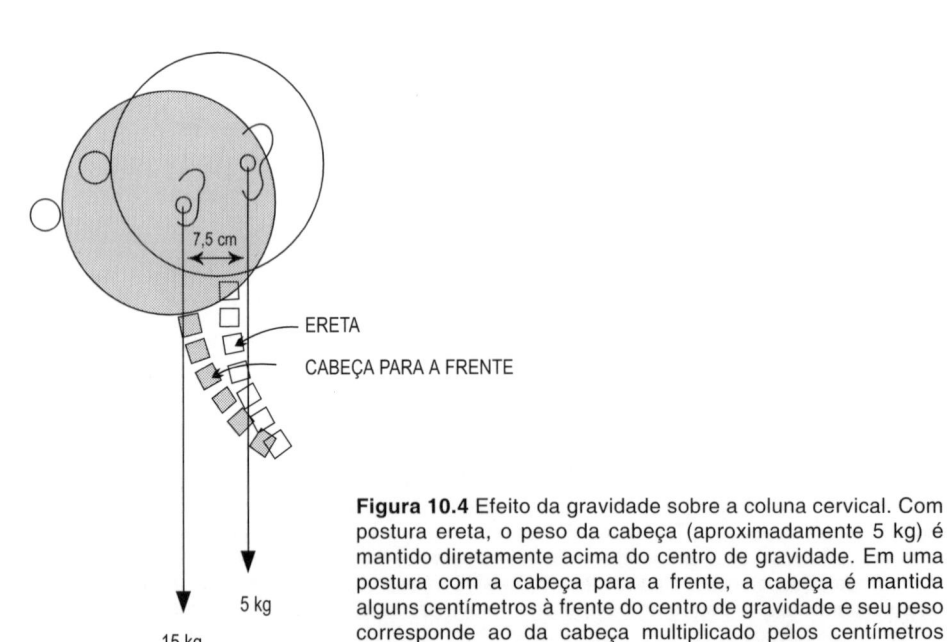

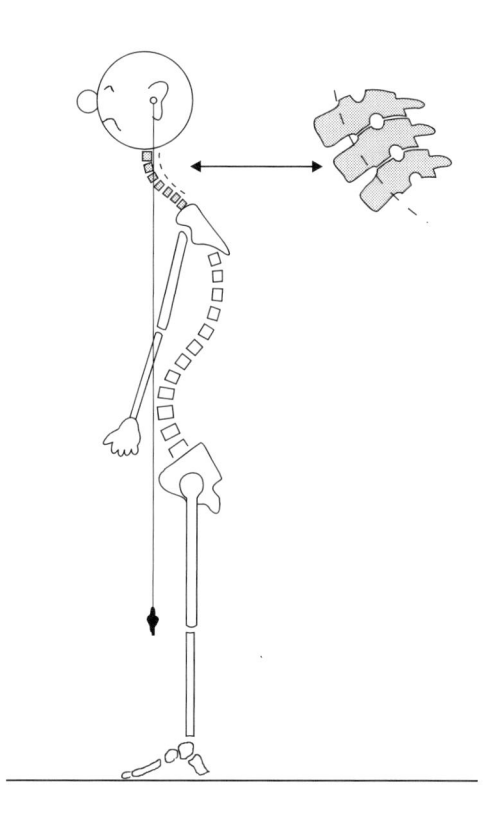

Figura 10.5 Efeito da postura sobre a coluna cervical. A postura inclinada para a frente faz com que a cabeça seja mantida à frente do centro de gravidade. A coluna cervical deve assumir uma lordose maior para equilibrar; com isso, fecha os forames intervertebrais e impõe mais pressão sobre as articulações dos processos articulares (facetas).

Tratamento síndrome do desfiladeiro torácico (SDT)

O tratamento da SDT e da síndrome do escaleno anterior assemelha-se ao da síndrome cervical discogênica:
1. melhorar postura (Figuras 10.6 e 10.7);
2. melhorar aspectos de postura nas atividades diárias (Figura 10.8);
3. melhorar a flexibilidade – ADM do pescoço;
4. uso judicioso da tração em domicílio se os sintomas tiverem intensidade suficiente para justificar o ato;
5. uso de um colar cervical para melhorar a postura e aliviar a tensão muscular até que o exercício e o treinamento surtam efeitos;
6. medicação oral para melhorar o relaxamento muscular ou para superar a depressão e ansiedade.

Em razão de muitos pacientes com SDT serem de meia-idade e terem postura deficiente, apresentarem cifose dorsal e músculos enfraquecidos da cintura escapular, são valiosos os exercícios que fortalecem essa área.

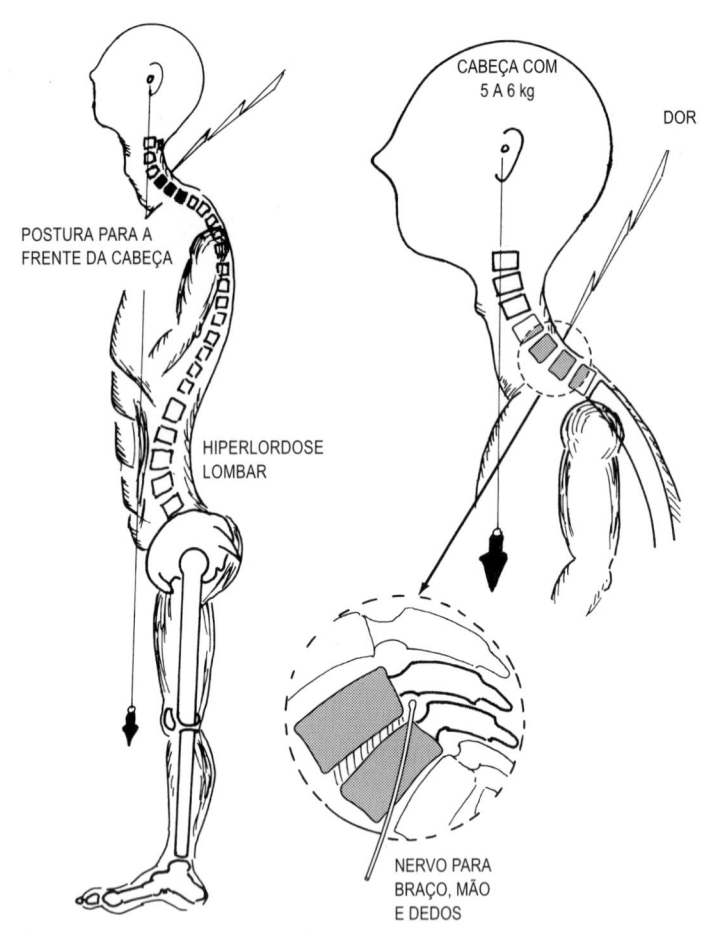

Figura 10.6 Postura com a cabeça para a frente.

Os exercícios são, em essência, formulados para encolher os ombros contra a resistência e força. Quando feitos repetidamente, servem para melhorar a resistência. Na posição sentada, com o pescoço retraído em postura correta, os ombros são elevados lentamente contra uma oposição, até a elevação completa, são mantidos, e, então, o exercício é repetido. A resistência pode advir de baldes com quantidades crescentes de água ou outros pesos similares podem ser facilmente conseguidos.

O mesmo exercício deve ser feito na posição de pé correta. Os ombros são elevados (Figuras 10.9 e 10.10), posteriormente retraídos, seguros e abaixados. O exercício é, então, repetido.

Um diagnóstico de síndrome do escaleno anterior exige que sejam afastadas as síndromes de radiculite cervical ou outra patologia supraclavicular.

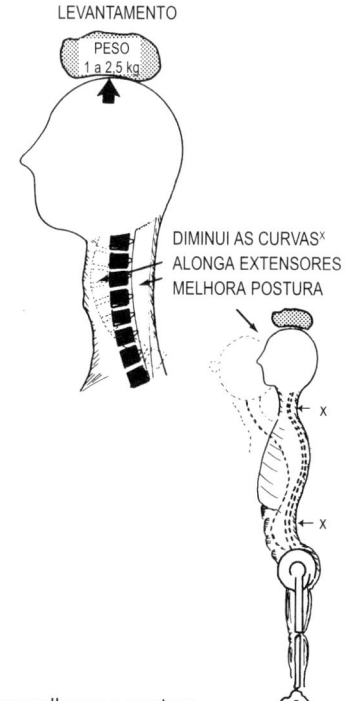

Figura 10.7 Exercício de distração para melhorar a postura.

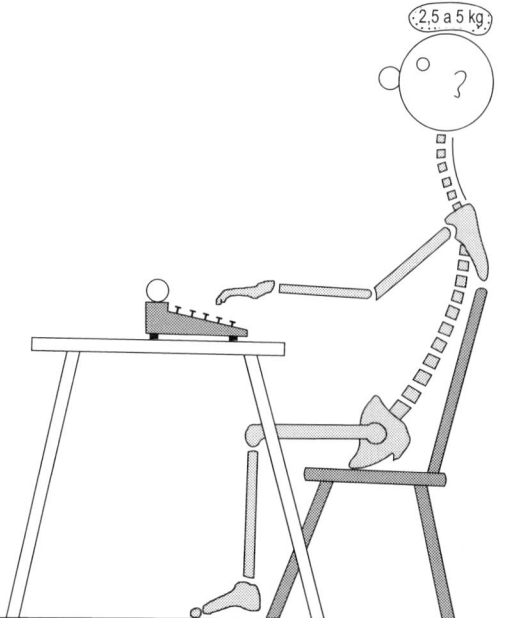

Figura 10.8 Exercício de distração para treinamento de postura. Com um peso de 2,5 a 5 kg em um coxim de areia sobre a cabeça, a postura é mantida ereta, e a lordose cervical é mínima. O conceito proprioceptivo de postura é aprendido sem esforço.

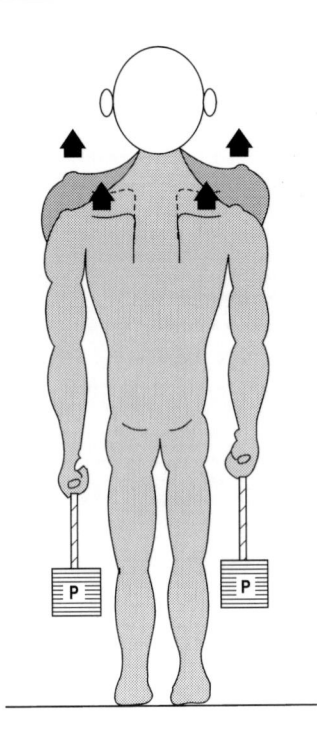

Figura 10.9 Exercícios de elevação escapular de pé. Com a postura apropriada (pelve inclinada e lordose cervical aplanada), ambos os braços são ritmicamente elevados, mantidos e lentamente baixados. Os pesos aumentam gradualmente. Os cotovelos devem ficar completamente estendidos.

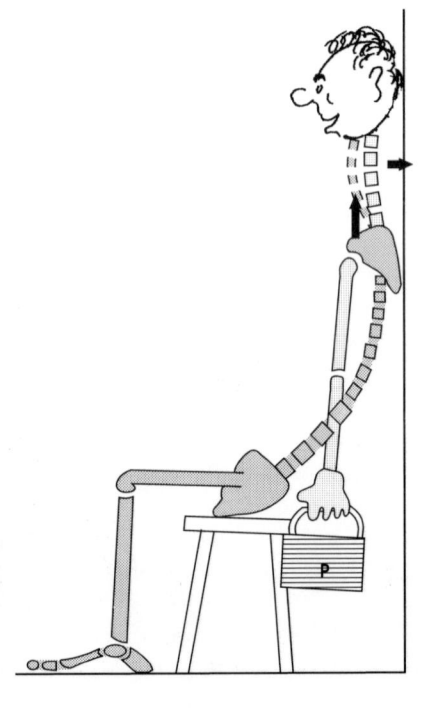

Figura 10.10 Exercícios de elevação escapular. O paciente está sentado com as costas na parede, a cabeça e o pescoço pressionados contra a parede, o que diminui a lordose cervical. Com os braços completamente estendidos e pendentes, os pesos são elevados com o movimento dos ombros. Os pesos variam de 2,5 a 15 kg.

SÍNDROME CLAVICULOCOSTAL

O desfiladeiro torácico sintomático, a compressão do feixe neurovascular ou a SDT são também atribuídos à compressão do feixe entre a clavícula e a primeira costela. Em função de ambos os ossos afetarem a compressão do feixe neurovascular, essa síndrome é chamada de *síndrome claviculocostal* (Figura 10.11). Tal como a SDT, são considerados fatores responsáveis por essa síndrome a má postura, a ansiedade e depressão, sendo esta última a causa da "postura caída".

Os sintomas são os mesmos, incluindo dormência, formigamento e fraqueza dos braços e mãos, notados principalmente nas primeiras horas da manhã.

Diferentemente da síndrome do escaleno anterior, contudo, a síndrome claviculocostal freqüentemente produz resultado negativo do teste de Adson. O diagnóstico é sugerido pela obliteração do pulso e pela reprodução dos sintomas da extremidade superior, levando-se os ombros para baixo e para trás e segurando-os brevemente assim. Esse movimento escapular é feito ativamente pelo paciente; depois, passivamente nele.

Muitos anatomistas refutam essa possibilidade, demonstrando que é "anatomicamente impossível comprimir o feixe neurovascular entre a clavícula e a primeira costela". A separação desses dois ossos e sua relação com o plexo braquial e a artéria subclávia essencialmente justificam a eliminação dessa teoria de SDT.

SÍNDROME DO PEITORAL MENOR

O músculo peitoral menor origina-se da terceira, quarta e quinta costelas na área mediocostal, inserindo-se no processo coracóide da escápula. Ocasionalmente, o músculo também se origina da segunda e/ou da sexta costelas.

A divisão de fascículo do plexo braquial passa sobre o gradil costal na axila acompanhada pela artéria e veia axilares, onde é coberta pelo músculo peitoral menor. Qualquer compressão neurovascular é considerada como existente entre o gradil costal e o músculo peitoral subjacente (Figura 10.11, porção inferior de B).

Nessa síndrome, os sintomas são idênticos àqueles presentes nas duas síndromes previamente descritas, mas a manobra diagnóstica deve trazer os braços acima da cabeça, abduzi-los e levá-los levemente para trás. Ao adquirir essa posição, o músculo peitoral menor alonga e (teoricamente) comprime de forma mecânica o feixe neurovascular contra o arcabouço costal. Esse movimento e a posição provocam os sintomas, bem como obliteram a pulsação no punho.

O tratamento dessa síndrome é similar ao das outras, ou seja, concentrado na postura, no alongamento da musculatura escapular e no alongando gentil e gradual do músculo peitoral. Esse alongamento consiste em trazer os braços atrás da cabeça e, gentil e freqüentemente, alongar os músculos peitorais. A postura errada permanece a principal causa.

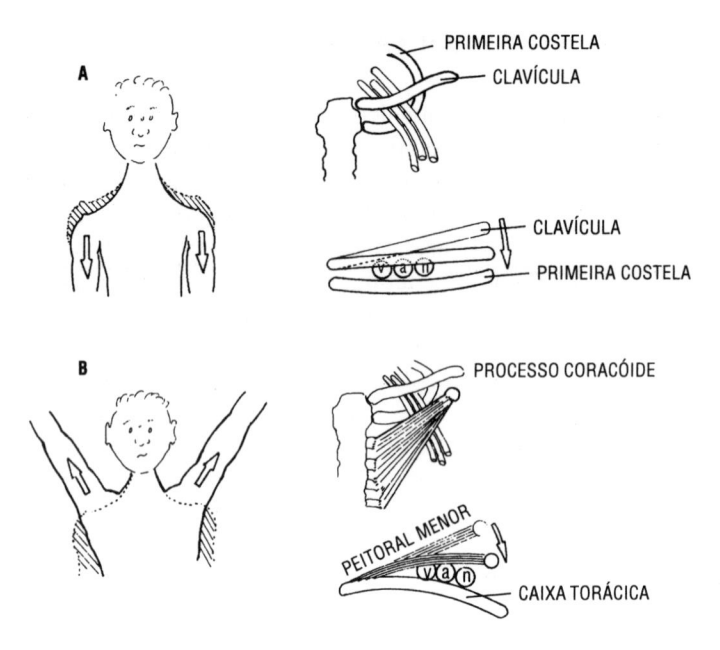

Figura 10.11 Síndrome claviculocostal e síndrome do peitoral menor. (A) Síndrome claviculocostal. O feixe neurovascular é comprimido entre a clavícula e a primeira costela pela retração e depressão da cintura escapular. (B) Síndrome do peitoral menor. O feixe neurovascular pode ser comprimido entre o peitoral menor e o arcabouço costal ao elevar-se os braços em uma posição de abdução e ao mover-se os braços atrás da cabeça.

SÍNDROME ESCAPULOCOSTAL

A dor entre as omoplatas, que é, não raro, uma seqüela da radiculite da doença discogênica cervical (Cloward), também pode ser um componente muscular da má postura, que tem sido postulado como fator na doença discogênica. Essa entidade deve ser diferenciada na avaliação de paciente com essa queixa.

A *síndrome escapulocostal* é o termo aplicado aos sintomas musculares de postura cifótica (*dorso curvo*) dorsal persistente (Figura 10.12). Por causa do deslizamento para baixo da escápula sobre o gradil costal, com rotação simultânea para fora da omoplata, os músculos que a sustentam são colocados sob contração e tensão musculares persistentes. Esses músculos escapulares são o levantador da escápula e o grupo rombóide; também, as fibras superiores do trapézio.

A causa dessa síndrome muscular é postural. Ela se torna evidente a partir de posições ocupacionais prolongadas, como aquelas assumidas na digitação, no uso de computador ou de óculos bifocais, etc. Tal postura também pode ser sustentada a partir da fadiga crônica, depressão, raiva e ansiedade. Essa síndrome também pode ser um componente dos nódulos palpáveis notados na fibromiosite.

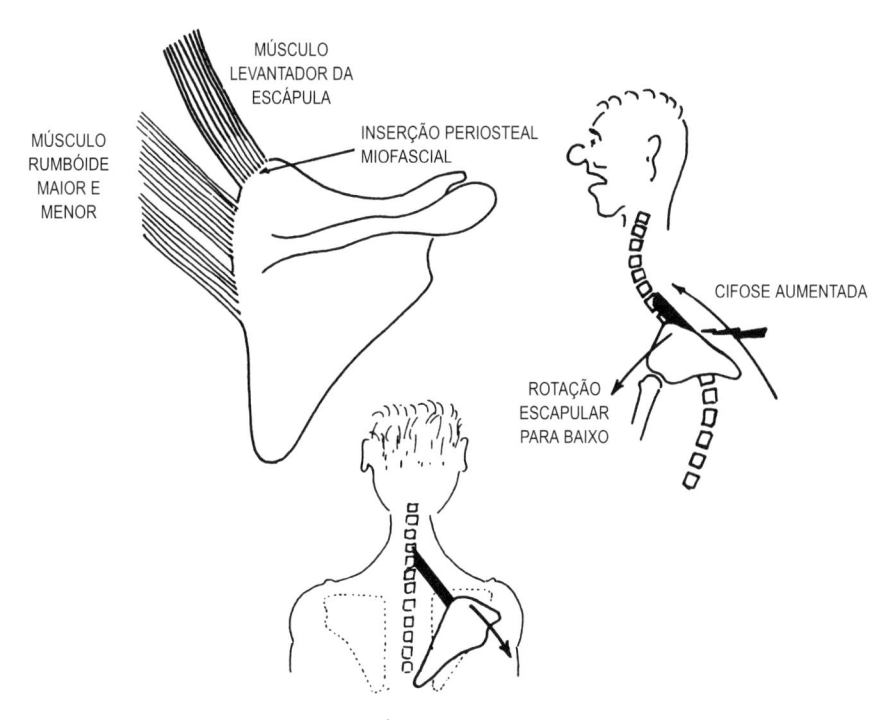

Figura 10.12 Síndrome escapulocostal. É uma miofusoperiostite a dor localizada pelo paciente na área interescapular superior; além disso, é presumida como entre a borda medial da omoplata e o gradil costal subjacente. A *área-gatilho* é o local de inserção do músculo levantador da escápula no ângulo medial e superior da escápula. O mecanismo é postural e de tração por tensão no local de inserção.

O diagnóstico de síndrome escapulocostal é uma observação clínica, por isso não há sinais neurológicos, testes laboratoriais de confirmação, e todos os exames sangüíneos e radiográficos são negativos. As incidências laterais da coluna torácica podem confirmar a cifose excessiva. Geralmente são também notadas lordose cervical compensatória e postura com a cabeça para a frente.

Tratamento da síndrome escapulocostal

Os objetivos do tratamento são, em resumo, (1) tratar as manifestações agudas, (2) prevenir a recidiva ou o agravamento e (3) evitar que a condição torne-se crônica. Em virtude de o dolorimento e a sensibilidade musculares serem o resultado da tensão mecânica dos músculos escapulares, com conseqüente isquemia e inflamação muscular, a terapia, na fase aguda, é feita com:
   1. repouso das estruturas anatômicas envolvidas – a imobilização escapular é difícil, mas, com freqüência, uma imobilização em "8" diminui a rotação

para baixo da escápula e aduz (suporta) as escápulas, levando-as para a posição na linha média em direção à coluna torácica;
2. modalidades locais, como compressas de gelo ou *sprays* enregelantes, por alguns dias, seguidas por compressas úmidas e quentes, infravermelho ou ultra-som;
3. fricção ou massagem profunda, seguida de alongamento passivo dos músculos inflamados;
4. medicamento antiinflamatório não-hormonal;
5. injeção nos locais de dolorimento e/ou nodularidade com agente anestésico local e/ou esteróide;
6. atenção à postura com treinamento, exercícios e modificação das atividades diárias;
7. a tração cervical tem valor limitado, mas freqüentemente auxilia na superação do componente postural;
8. medicamento antidepressivo e, quando indicado, aconselhamento psicológico.

SÍNDROMES DE DOR MUSCULOESQUELÉTICA CRÔNICA

As síndromes de dor musculoesquelética crônica (SDMC) sem causa orgânica patológica muscular identificável tornou-se um desafio diagnóstico e terapêutico para a população em geral, além de um dilema na profissão médica.

Milhões de dólares são gastos mensalmente no diagnóstico e nas abordagens terapêuticas dessa entidade mal-definida. Muitas vezes, o diagnóstico de SDMC tem sido de exclusão.

Numerosos rótulos diagnósticos são oferecidos a essa condição, entre eles *fibrosite, fibromiosite, miofasciite, miofasciite intersticial, miosite tensional, reumatismo psicogênico, síndrome de fibromialgia primária (SFP)* e muitos outros. Recentemente, tenta-se esclarecer essa entidade nosológica, tomando-se como exemplo aquelas do Subcomitê de Taxonomia da International Association of the Study of Pain.

Emergiram três classificações de SDMC: (1) SFP, (2) síndrome de dor miofascial (SDM) e (3) síndrome de dor e disfunção temporomandibular (SDDT). Admite-se que as três são inter-relacionadas, embora vagamente.

Síndrome de fibromialgia primária

O diagnóstico de fibromialgia primária obedece aos seguintes critérios (Yunus):

Obrigatórios:
1. dores generalizadas (ou rigidez) em pelo menos três locais anatômicos pelo período mínimo de três meses;

2. ausência de lesão traumática, doença reumática estrutural, artropatia infecciosa, artropatia relacionada a problema endócrino e resultados anormais de testes.

Importantes:
1. mudança nos sintomas com atividade;
2. mudança nos sintomas com o tempo;
3. mudança nos sintomas com ansiedade e estresse;
4. privação de sono;
5. fadiga geral;
6. ansiedade;
7. cefaléia;
8. cólon irritável;
9. edema subjetivo;
10. dormência não-radicular e não-dermatômica.

Muitos desses critérios correlacionam-se com os critérios diagnósticos de Smythe e Moldofsky, que postulam cinco critérios:
1. dor espalhada por mais de três meses;
2. dolorimento em 12 ou 14 locais específicos;
3. sensibilidade cutânea sobre a região escapular superior;
4. perturbações do sono, com fadiga e rigidez matinal;
5. resultados normais na velocidade de sedimentação globular (VSG), transaminase glutâmico-oxalacética (TGO), fator reumatóide, fator antinuclear (FAN), enzimas musculares e radiografias sacroilíacas.

Tanto os critérios obrigatórios quanto os primeiros dez critérios importantes são estritamente subjetivos e baseados na exclusão da positividade de resultados ou sinais objetivos. É difícil documentar esses sintomas objetivamente e dar um diagnóstico orgânico. Para muitos médicos que negam a existência de diagnóstico específico de fibromiosite primária e consideram todos os sintomas como psicogênicos, há uma base para esse pressuposto.

Os critérios de Smythe são mais confirmáveis, já que limitam os locais de dor muscular a regiões específicas antes que o diagnóstico seja válido. É verdade que o dolorimento é completamente subjetivo, apesar de o dolorímetro ter sido preconizado para documentação e gradação objetivas do grau de dor por pressão tecidual. A etiologia psicogênica não é, contudo, negada.

A base mais específica para a presença de SFP (Smythe) é a corroboração do distúrbio do sono postulado por Moldofsky (1975) nos seus estudos laboratoriais do sono em pacientes com SFP e pessoas assintomáticas normais. O achado de relação entre a SFP e a privação de sono não apenas acrescenta credibilidade à existência da entidade, mas também sugere uma forma de tratamento efetivo via correção do distúrbio do sono.

Assumindo a presença de SFP, o paciente (em sua maior parte do sexo feminino) apresenta-se com dor muscular prolongada difusa e com rigidez generalizada. O dolorimento e a rigidez ocorrem primariamente nas extremidades proximais em cada paciente, permanecendo em um padrão consistente.

A grande maioria dos pacientes apresenta dor na região do ombro (cintura escapular) e nos braços. Todas as porções das extremidades e tronco, contudo, não estão imunes. É possível a incidência de alguma parestesia, com edema subjetivo das mãos e dos dedos. As áreas de locais específicos de dolorimento foram todas bem-documentadas por Yunus e por Smythe.

Aqui há outro ponto de controvérsia: a diferenciação de SFP e SDM. Ambos apresentam nódulos dolorosos e o *sinal do salto* (Kraft, Johnson e LeBan) na pressão e liberação. Ambos também têm dor na rolagem cutânea, especialmente sobre as regiões escapulares superiores. Um ponto diferencial a fazer é a existência de referência distal da dor com a pressão do nódulo doloroso na SDM, enquanto que a dor na SFP é local e não se irradia.

Tratamento da SFP. O tratamento da SFP foi recentemente revisado (Buckelew) em detalhes, com relação as suas eficácia e base científica.

O tratamento amplamente aceito na SFP tem sido:
1. Orientação ao paciente (Smythe), baseada em explicação da natureza da doença. Isso deveria ser factível se pudesse ser explicado ao paciente que o alívio pode ser esperado, a incapacidade ser diminuída e a recidiva prevenida. Contudo, essa não é a experiência da maioria dos profissionais. Garantir ao paciente que a doença não é fatal traz pouco benefício. Explicá-la somente seria possível se o profissional soubesse claramente que ele próprio compreendesse e acreditasse.
2. O tratamento sintomático com calor, massagem, gelo, TENS, etc, não é específico e, quase sempre, de valor limitado, com pouco ou nenhum resultado. Como terapia de placebo para alívio temporário é valiosa para paciente, desde que não seja dispendiosa, aditiva ou prolongada indefinidamente.
3. Os exercícios físicos são, provavelmente, de maior valor, pois aumentam as endorfinas (serotonina) no corpo. Infelizmente, os exercícios no grau requerido são pouco aceitos e feitos pelo paciente, devendo ter duração significativa, ser feitos com a tolerância de algum desconforto e ainda requerem autodisciplina. Eis um tipo ativo de terapia, e a maioria dos pacientes com SFP requer terapia passiva feita *com* eles e não *por* eles.
4. Avaliação de fatores de estresse mecânico e emocional. A avaliação dos fatores de estresse mecânico é muito valiosa, mas pode ser difícil de implementar no programa de tratamento. Os fatores emocionais não são de fácil determinação ou aceitação pelo paciente e, em geral, são muito difíceis de alterar.
5. O uso de tricíclicos, que também são aumentadores da serotonina, é valioso. Conforme mostrado por Moldofsky (1980), restauram o padrão de sono mais fisiológico. Por serem modificadores do humor, seu benefício contribui para a idéia que a SFP seja uma doença psicogênica.

6. A intervenção psicológica envolve biofeedback, condicionamento operativo, auto-hipnose, aconselhamento e até psicoterapia. Todos têm seus defensores, embora faltem ainda bons estudos controlados para determinar o valor a longo prazo de cada uma dessas abordagens.

A conclusão de Buckelew é que o tratamento da SFP constitui abordagem de reabilitação multidisciplinar, porém faltam estudos para confirmar quais aspectos de uma disciplina em particular vai fornecer resultados melhores a longo prazo. Todos os métodos devem ser tentados com a mente aberta, mas nenhum pode ser insistido *ad infinitum* quando houver evidência de benefícios insuficientes.

Síndrome da dor miofascial

Os critérios sugeridos (McCain e Scudds) para aceitar o diagnóstico de SDM, a segunda das SDMC, são os seguintes:
1. sensibilidade local em um ou alguns pontos no sistema musculoesquelético;
2. um padrão distinto de dor referida;
3. a presença de uma banda retesada e palpável dentro do músculo sensível;
4. resposta de contração local a uma pancadinha;
5. fraqueza muscular associada e movimento limitado.

A presença de pontos-gatilho ativos e palpáveis que referem dor ao serem palpados sugere o diagnóstico de SDM. Esses locais específicos não são miotômicos ou dermatômicos, mas dispõem supostamente de padrão específico (Travell e Simons) (Figura 10.13).

O pressuposto de que as condições de SDM e SFP são psicogênicas, sugerido por estudos como o do Minnesota Multiphasic Personality Inventory (MMPI) encontram incidência mais alta de anormalidades nos pacientes com SFP do que nos portadores de artrite reumatóide. A síndrome do cólon irritável, os distúrbios do sono, as cefaléias e as parestesias periféricas sem o acompanhamento de doença orgânica estão bem-documentadas como padrões de doença psicológica.

Até que se disponha de maior conhecimento sobre a relação neurofisiológica do sistema muscular com as condições emocionais vegetativas, é redundante negar a existência de SFP e apenas afirmam que tais condições sejam puramente psicológicas. Assumir que a etiologia seja psicogênica não minimiza ou elimina os aspectos debilitantes e incapacitantes.

O tratamento dos sintomas musculoesqueléticos da SDM é essencialmente o preconizado por Travell e Simons, chamado de *estiramento e espalhamento* dos feixes musculares dolorosos envolvidos, e injeções de 0,5% de procaína nos locais-gatilho palpáveis. Travell e Simons também defendem os exercícios de flexibilidade, treinamento de postura, modificação das posturas ocupacionais deficientes, condicionamento e avaliação, além de intervenção psicológica quando indicada.

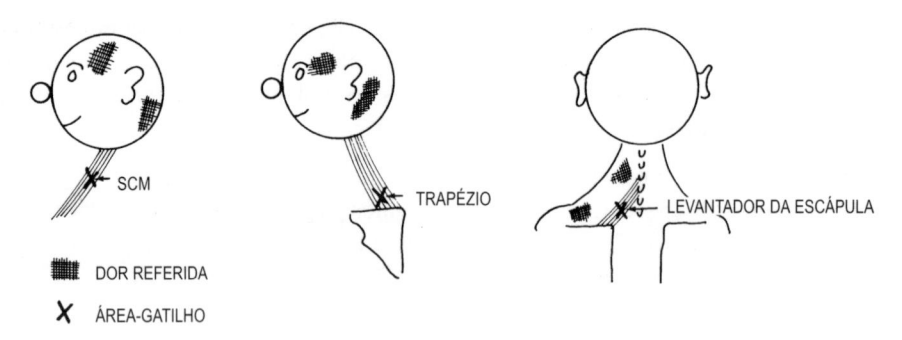

Figura 10.13 Pontos-gatilho e dor referida. As áreas sensíveis em várias partes do pescoço e ombro, quando irritadas, podem referir dor em locais distais.

Síndrome de dor e disfunção temporomandibular

A síndrome de dor e disfunção temporomandibular (SDDT), originariamente chamada de síndrome de Costen por ter sido descrita por este autor, é uma artralgia da articulação temporomandibular (ATM). Há numerosas teorias, muitas relacionadas à má-oclusão dental, mas também aludindo aos fatores associados de tensão musculoesquelética e postura. Tal aspecto precisa ser mencionado em qualquer dissertação sobre a dor no pescoço e no braço.

A dor é sentida na região da ATM, levemente acima do ouvido, e associada com sintomas desconfortáveis e até dolorosos na mastigação: abertura, mordedura, mastigação e movimentos laterais rotatórios da mandíbula. O paciente pode apresentar bruxismo. Ele é geralmente noturno, mas ocasionalmente pode ser diurno. Há um estalo na mandíbula quando ela se abre.

O tratamento da SDDT inclui avaliação e correção da oclusão dental. Um procedimento cirúrgico interarticular pode ser necessário se o(s) menisco(s) estiver(em) lesado(s) e perturbando o movimento articular. Devem ser empregados todos os métodos de relaxamento – tais como biofeedback, condicionamento operante, auto-hipnose, meditação – bem como terapia e condicionamento postural.

DOR NO OMBRO POR PERICAPSULITE

Em virtude de a dor no ombro ser referida a partir da coluna cervical, a mera presença de dor no ombro dificulta a consideração de diagnóstico diferencial.

A dor e a incapacidade no ombro geralmente têm uma base mecânica por capsulite a partir de um tendão inflamado do supra-espinal. A anatomia funcional do ombro (Figura 10.14) revela que a principal lesão patológica é uma *tendinite por impacto* do tendão do supra-espinal (Figura 10.15). Isso pode ocorrer por abuso, tal como movimentos excessivos acima da cabeça ou por trauma direto, da mesma forma que uma queda sobre o braço estirado. A anamnese delineia a lesão, e o exame revela o local tecidual da lesão e a incapacidade resultante.

Figura 10.14 Relação tecidual da articulação glenoumeral.

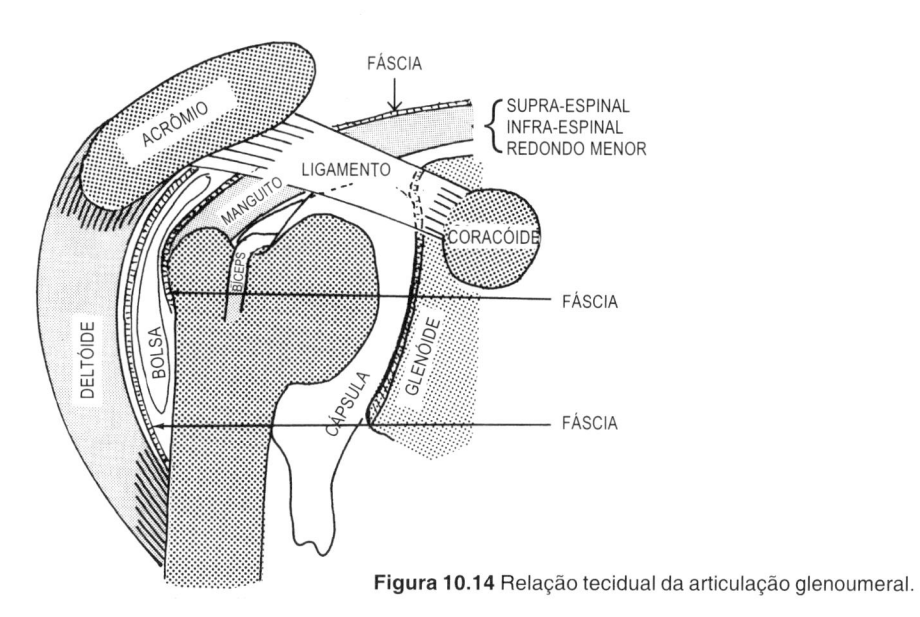

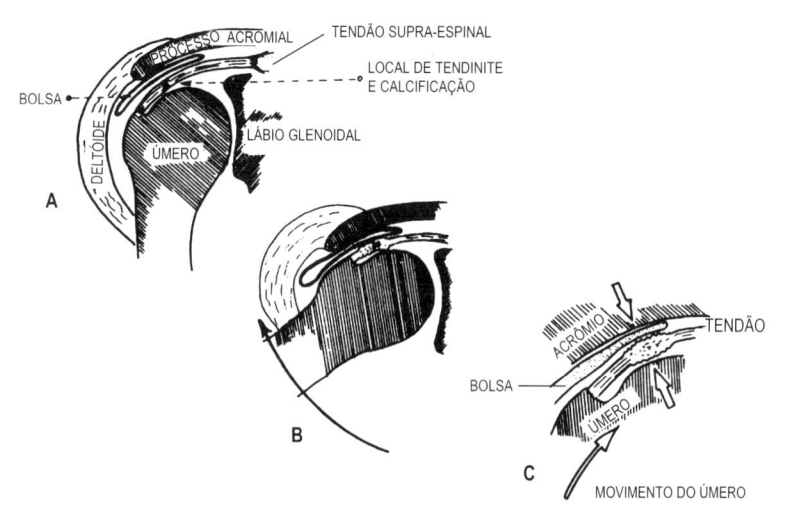

Figura 10.15 Movimento glenoumeral. (A) Relação normal do úmero no lábio glenoidal sob o processo acromial acima. O tendão do supra-espinal corre nesse sulco e é protegido pelas bolsas subacromial e subdeltóidea. No movimento normal, a cabeça umeral abaixa ao abduzir, e o tendão e a bolsa movimentam-se livremente. (B e C) O tendão está fragilizado, inflamado ou até calcificado; assim, colide entre o úmero e o processo acromial na abdução do braço, resultando em tendinite aguda e bursite secundária.

A tendinite do supra-espinal causa abdução limitada e dolorosa do braço na articulação glenoumeral (Figura 10.16). Na tentativa de abduzir o braço, a falha do movimento nessa articulação faz com que o ritmo escapuloumeral seja excessivo na fase escapular; o ombro sobe em vez de o braço abduzir (Cailliet, 1981).

A ruptura do manguito rotador pode ser completa ou parcial. Em uma ruptura completa, o tendão do manguito é desconectado do tubérculo maior; assim, não pode mais rodar externamente a cabeça do úmero. A abdução e a rotação externa ativa não são mais possíveis. Qualquer tentativa de abdução do braço é feita somente com o movimento escapular.

Em uma ruptura parcial do manguito, se sobrarem suficientes fibras intactas, algumas – embora enfraquecidas – permanecem fazendo abdução. Porém, as fibras rompidas se amontoam, o que provoca uma reação dolorosa semelhante à da tendinite; também, elevação e dor no local de abdução.

A dor na região do ombro pode originar-se de patologia e não ser dor referida de problema da coluna cervical. Pela elevação crônica, como resultado de patologia glenoumeral, os músculos escapulares que elevam o ombro – a parte superior do trapézio e os músculos interescapulares – podem causar dor no pescoço, bem como na região interescapular. Um exame cuidadoso delimita qual componente é responsável pela dor no ombro.

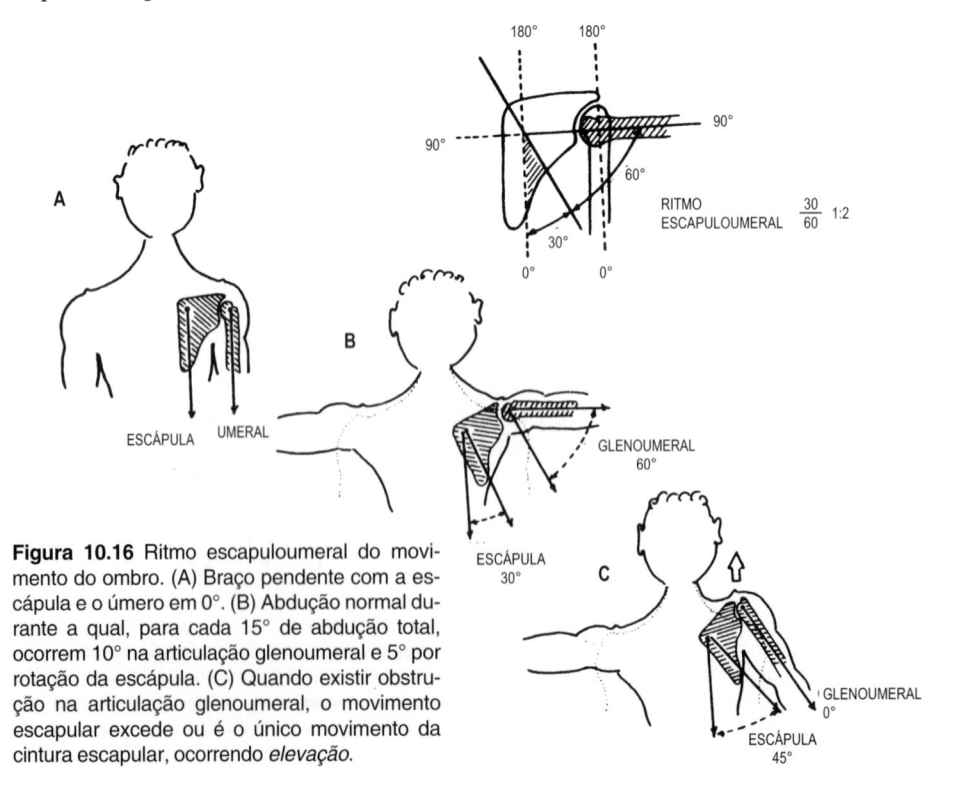

Figura 10.16 Ritmo escapuloumeral do movimento do ombro. (A) Braço pendente com a escápula e o úmero em 0°. (B) Abdução normal durante a qual, para cada 15° de abdução total, ocorrem 10° na articulação glenoumeral e 5° por rotação da escápula. (C) Quando existir obstrução na articulação glenoumeral, o movimento escapular excede ou é o único movimento da cintura escapular, ocorrendo *elevação*.

O dorso curvo decorrente da postura da cabeça para a frente contribui para a ocorrência de tendinite do supra-espinal e dor cervical discogênica. Em pessoas de idade avançada ou com má postura, indivíduos tensos com atividades diárias agravantes, podem coexistir tanto a radiculite cervical quanto a peritendinite do ombro. Ambas demandam avaliação e terapia apropriadas. O diagnóstico diferencial do ombro é coberto aqui, mas não a terapia da sua patologia.

SÍNDROME DO TÚNEL DO CARPO

A dor ou parestesia sentida na mão, que ocorre a partir da compressão do nervo mediano no punho, mais freqüentemente mimetiza a parestesia referida a partir da coluna cervical. A diferenciação da compressão no punho do nervo mediano da radiculite cervical ou compressão do feixe neurovascular (SDT) constitui grande desafio na prática clínica. Ambos podem ocorrer simultaneamente, o que complica ainda mais o diagnóstico preciso e o tratamento apropriado.

Os sintomas cardinais da *síndrome do túnel do carpo*, pela compressão do nervo mediano, são a parestesia e a dor referida nos dedos e na mão, na distribuição do nervo mediano (Figura 10.17). Os achados clássicos incluem a dormência nos dedos, fraqueza muscular, inépcia e possivelmente alterações tróficas tardias sentidas nos dedos. A parestesia é essencialmente dormência e formigamento, chamados de *agulhadas*, que despertam o paciente durante a noite ou nas primeiras horas da manhã. A dor apresenta um caráter em queimação, e a pessoa afetada pode qualificar a inépcia como "deixando as coisas caírem".

A verificação objetiva da hipoalgesia ou hipoestesia é a perda do tato e da sensibilidade de agulhada nos dedos polegar, indicador e médio – a distribuição do nervo mediano. A sensibilidade dos dedos anular e mínimo é em geral poupada, porque essa área é a região dermatômica do nervo ulnar. Observa-se fraqueza nos miótomos do nervo mediano: o abdutor do polegar e o oponente do polegar. Nos casos de compressão prolongada, observa-se a atrofia da eminência tenar.

Uma forma de diagnóstico é o teste de Phalen, que requer a reprodução da parestesia do nervo mediano pela flexão do punho e a sua manutenção nessa posição. Por acreditar-se que a causa dos sintomas seja a falta de vascularização do nervo mediano dentro do túnel do carpo, a aplicação do torniquete de um aparelho de pressão sobre o antebraço e inflando-se acima da pressão arterial por um período de tempo pode reproduzir os sintomas.

A percussão digital direta sobre o nervo mediano na área palmar pode gerar sinal positivo de Tinel, ou seja, choque na distribuição do nervo mediano. O alívio dos sintomas pelo uso de um imobilizador ou injeção com anestésico e esteróide no túnel do carpo não é somente terapêutico, mas também diagnóstico. Os testes diagnósticos diferenciam a parestesia digital da radiculopatia cervical ou da compressão do nervo mediano no túnel do carpo.

A confirmação objetiva da compressão do nervo mediano no túnel do carpo é feita com EMG e estudos da velocidade de condução nervosa. Na compressão de raiz cervical, a velocidade de condução nervosa seria normal, mas a EMG tende a revelar irritação ou desmielinização similares aos exames dos dermátomos e miótomos C5 e C6. É obrigatória a avaliação por um eletromiografista qualificado, assim como a avaliação dos exames. Os achados iniciais podem ser normais, mas mudar após um período de compressão. O tratamento é empregado para ambas as condições – coluna cervical e punho – enquanto se aguarda os resultados dos estudos de EMG.

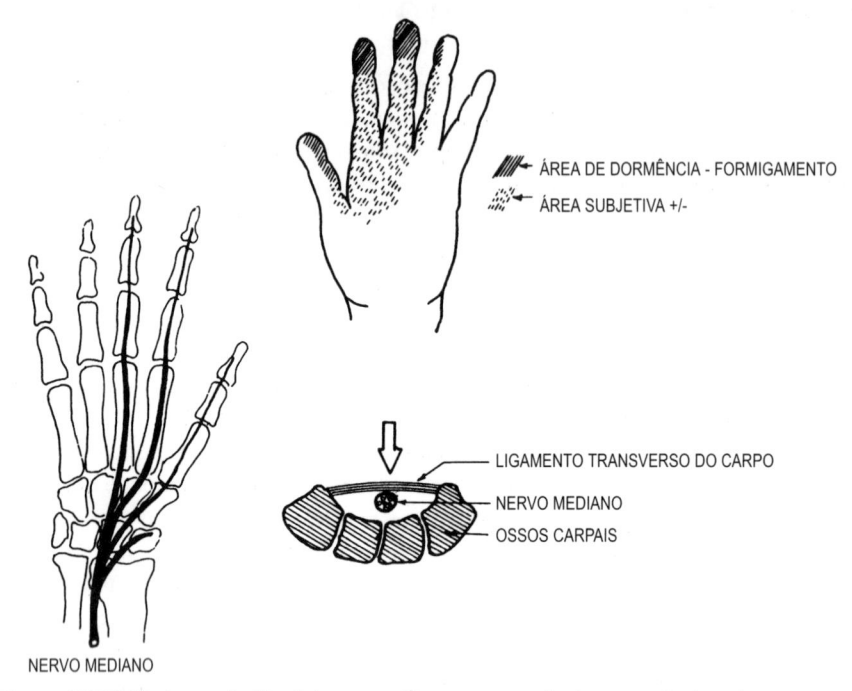

Figura 10.17 Síndrome do túnel do carpo. Ocorrem parestesia e anestesia pela compressão do nervo mediano ou sua circulação na fileira óssea distal do carpo, no punho. A compressão ocorre entre os ossos carpais e o ligamento transverso carpal. A principal distribuição é mostrada. É de significado clínico a ausência de disestesia subjetiva e objetiva do dedo mínimo. A compressão do compartimento é clinicamente reproduzida pela flexão sustentada da mão sobre o antebraço.

NEURITE DO PLEXO BRAQUIAL

Essa neurite relativamente rara deve ser sempre afastada nos casos de parestesia e fraqueza de membro superior se houver dor dermatômica associada. O início é agudo e quase sempre consiste de dor intensa no ombro e para baixo, no braço. A fraqueza da mão e do braço é precoce e freqüente, envolvendo todos os nervos periféricos das extremidades superiores. Logo no início sente-se dormência em muitos dermátomos.

O diagnóstico é difícil, a menos que a neurite ocorra após uma série de injeções de plasma ou doença viral grave. A etiologia é quase sempre desconhecida. Os testes de doenças inflamatórias são de valor limitado, e os estudos precoces de EMG não são indicativos. O diagnóstico é clínico, pela gravidade subjetiva e pelo envolvimento de *todas* raízes nervosas do plexo.

O tratamento é de suporte, com o objetivo de diminuir a dor. Estão indicadas as aplicações locais de gelo, imobilização com tipóia ou elevação para alívio. Talvez sejam necessários medicamentos orais ou intramusculares durante a fase aguda inicial. A estimulação nervosa transcutânea ou o bloqueio do gânglio estrelado podem ser de algum valor. A terapia de reabilitação é necessária para superar a paresia residual ou a dor crônica resultante.

SÍNDROME OMBRO-MÃO-DEDO

Este exemplo de distrofia simpático-reflexa (DSR) não deve ser confundido com radiculopatia cervical. Por apresentar sintomas e achados similares, merece menção.

Na síndrome ombro-mão-dedo, a movimentação limitada, com freqüência, é acompanhada por dor, edema, frieza, sudorese e alterações na coloração da mão. Um tipo de queimação está geralmente associado a dor na mão.

Há, freqüentemente, estágios na DSR. Primeiro há queimação subjetiva, frieza, e um aspecto azulado na mão, que está úmida e inchada. A pele é macia, pálida e extremamente dolorosa ao toque, ar ou pressão. Essa fase pode preceder uma de fraqueza, firmeza do edema e amplitude limitada de movimento articular dos dedos. A condição pode progredir para um estágio mais grave de atrofia, fraqueza e rigidez, embora indolor.

O tratamento precoce é obrigatório para prevenir a progressão da mão para um apêndice inútil com dor crônica intensa. Sua relação com a radiculite cervical é aparente pela gravidade, pelas rápidas e características mudanças na mão, e pela distribuição difusa para mais de um miótomo e dermátomo, além da total limitação de movimento do ombro.

RESUMO

Muitas condições mimetizam os sintomas da radiculopatia cervical na extremidade superior, tanto localmente quanto distalmente. Por isso, é obrigatório que se estabeleça um diagnóstico diferencial preciso para assegurar o tratamento apropriado.

O diagnóstico apropriado parte do conhecimento completo dessas condições que podem estar presentes como causa de sintomas similares ou em adição à radiculopatia cervical. O pré-requisito para que isso ocorra é o completo conhecimento da anatomia funcional e a habilidade de obter a maioria dos sintomas com uma anamnese cuidadosa e manobras de exame físico.

A compreensão da patomecânica, bem como o tecido da nocicepção local e referida levam ao cuidado acertado do paciente incapacitado.

REFERÊNCIAS BIBLIOGRÁFICAS

Berg, PV: Myofascial pain syndromes. Postgrad Med 53:161, 1973.
Bonica, JJ: Management of myofascial pain syndrome in general practice. JAMA 133:732,1957.
Buckelew, SP: Fibromyalgia: A rehabilitation approach. A Review. Am J Phys Med Rehabil 68(1):37, 1989.
Cailliet, R: Shoulder Pain, ed 2. FA Davis, Philadelphia, 1981.
Cailliet, R: Soft Tissue Pain and Disability, ed 2. FA Davis, Philadelphia, 1988.
Cloward, RB: Cervical diskography: A contribution to the etiology and mechanism of neck, shoulder, and arm pain. Ann Surg 150:229,1947.
Costen, JB: A syndrome of ear and sinus problems dependent on disturbed function of the temporomandibular joint. Ann Otol Rhinol Laryngol 43:1, 1934.
Forster, FM and Kiesel, JA: Brachial plexus neuritis. Bulletin of Georgetown University Medical Center 5:74, 1951.
Gage, M and Parnell, H: Scalene anticus syndrome. Am J Surg 73:252,1947.
Graham, W and Rosen, P: The shoulder-hand syndrome. Bull Rheum Dis 12:227,1962.
Gunn, CC and Millbrandt, WE: Tenderness at motor points and aid in the diagnosis of pain in the shoulder referred from the cervical spine. JAOA 77:196, 1977.
Hall, CD: Clinical Concepts in Regional Musculoskeletal Illness. Grune & Stratton, London, 1987, p 227-244.
Johnson, EW, Wells, RM, and Duran, RJ: Diagnosis of carpal tunnel syndrome. Arch Phys Med Rehabil 43:414, 1962.
Kraft, GH, Johnson, EW, and LeBan, MM: The fibrositis syndrome. Arch Phys Med Rehabil 49:155, 1968.
Kraus, H: Use of surface anesthesia in treatment of painful motion. JAMA 116:2582, 1941.
Kraus, H: Trigger points. NY State J Med 73:131, 1973.
McCain, GA and Scudds, RA: A review article: The concepts of primary fibromyalgia (fibrositis)-clinical value, relation and significance to other chronic musculoskeletal pain syndromes. Pain 33:273,1988.
Michele, AA, et al: Scapulocostal syndrome (fatigue-postural paradox). NY State J Med 50:1353, 1950.
Molberg, E: Shoulder-hand-finger syndrome. Surg Clin North Am 40:367, 1948.
Moldofsky, H and Lue, FA: The relationship of alpha and delta EEG frequencies to pain and mood in "fibrositis" patients treated with chlorpromazine and L-tryptophane. Electroencephalogy Clin Neurophysiol 50:71,1980.
Moldofsky, H, et al: Musculoskeletal symptoms and non-REM sleep disturbance in patients with "fibrositic syndrome" and healthy subjects. Psychosom Med 37:341,1975.
Nachlas, IW: Scalenus anticus syndrome or cervical foraminal compression. South Med J 35:663, 1942.
Roos, DB: The thoracic outlet is underrated. Arch Neurol 47:327, 1990.
Simons, DG: Special review, muscle pain syndromes, Part II. Am J Phys Med 55:15, 1975.
Smythe, HA: "Fibrositis" as a disorder of pain modulation. Clin Rheum Dis 5:823,1979.
Smythe, HA and Moldofsky, H: Two contributions to the understanding of the "fibrositis" syndrome. Bull Rheum Dis 28:928, 1977-1978.
Sola, AE and Kuitert, H: Myofascial trigger point pain in the neck and shoulder girdle: 100 cases treated by normal saline. Northwest Medicine 54:980,1955.
Tegner, W, O'Neill, D, and Kaldegg, A: Psychogenic rheumatism. Br Med J 2:201,1949.
Thorburn, W: The seventh cervical rib and its effect upon the brachial plexus. Medico-Chirugical Transactions 88:109, 1905.

Travell, JG and Simons, DG: Myofascial Pain and Dysfunction: The Trigger Point Manual. Williams & Wilkins, Baltimore, 1983.

Tsairis, P, Dyke, PJ, and Mulder, DW: Natural history of brachial plexus neuropathy. Arch Neurol 27:109,1972.

Tyson, RR and Kaplan, GF: Modern concepts of diagnosis and treatment of the thoracic outlet syndrome. Orthop Clin North Am 6(2):507,1975.

Urschel, HC, et al: Objective diagnosis (ulnar nerve conduction velocity) and current therapy of the thoracic outlet syndrome. Ann Thorac Surg 12:608,1971.

Urschel, HG, et al: Objective diagnosis (ulnar nerve conduction velocity) and current therapy of the thoracic outlet syndrome. Ann Thorac Surg 12 (6):603, 1971.

Wilbourn, AJ: The thoracic outlet syndrome is over diagnosed. Arch Neurol 47:328, 1990.

Woods, WW: Personal experience with surgical treatment of 250 cases of cervicobrachial neurovascular compression syndrome. Journal of the International College of Surgeons 44(3):273,1965.

Yunus, M, Masi, AT, and Aldag, JC: Criteria studies of primary fibromyalgia syndrome (PFS) (abstr). Arthritis and Rheumatism 30:27C, 1987.

ÍNDICE

Os números das páginas seguidos por um f indicam figuras, os seguidos por t, tabelas.

A

Acessórios, ligamentos atlantoaxiais, 39, 40f
Acupressura, para disco cervical herniado, 158
Adson, tipo de reação de, 209-210
Agonista-antagonista, contração, 84
Alares, ligamentos, 39, 39f
AM. *Ver* Amplitude de movimento
Amplitude de movimento (AM)
   ativa, 78
   chicote, lesão do e, 111-112
   exame musculoesquelético e, 88-90
   passiva, 78
Anatomia funcional, 21
   coluna cervical, 21-23
      unidades funcionais da, 23-43, 24f, 26f, 27f, 29f, 30f, 32f, 33f, 34f, 35f, 36f, 37f, 38f, 39f, 40f, 42f
   coluna vertebral, Normal, 21, 22f, 23f
Anterior, síndrome do escaleno, 208-210, 209f, 210f, 211f
   tratamento da síndrome do desfiladeiro torácico, 211-212, 212f, 213f, 214f
Ânulo, 25-28, 26f, 28f, 29f
Apical (suspensório), ligamento, 39, 40f
Aracnóide, revestimento, 53
Artrite, 72-73
   categorização da, 77

Ativa, amplitude de movimento, 78
Atividades, diárias
   chicote, lesão do e, 115-118
   para disco cervical herniado, 163, 170f, 171f
   postura da cabeça para frente e, 94, 95f, 96f
Atlas: primeira vértebra cervical (C1), 36-37, 36f, 37f
ATM, síndrome, 95-96
ATM. *Ver* Temporomandibular, articulação e síndrome da disfunção
Autonômico-somática, interação no nível medular, 83f
Autônomo, sistema nervoso, 82-84
Áxis: segunda vértebra cervical (C2), 37-39, 38f

B

Barré-Lieou, síndrome de, 57-58, 131
Biofeedback, 87-88
Braço e pescoço, locais teciduais e mecanismos de dor no, 69-74, 70f, 72f, 74f
Braço, pescoço e mão, diagnóstico diferencial de dor no. Ver Pescoço, braço e dor na mão, diagnóstico diferencial de
Braquial, plexo, 206
Braquial, plexo, neurite, 226-227
Braquialgia, 70f
Braquiorradial, reflexo, teste do, 152f

C

C1, 36-37, 36f, 37f
C2, 37-39, 38f
Caído, ombro, postura do, 91-93
Calor, para disco cervical herniado, 158
Capitais, mobilizadores, 41, 42f
Carpo, síndrome do túnel do, 225-227, 226f
Cefaléia, pós-traumática, 127-130, 128f, 129f
Central, lesão medular, aguda, 131-132
    achados no exame e, 132, 133f
        teorias do mecanismo de, 132, 133f
        tratamento de, 132, 133f
    sintomas de, 132
Cervicais, nervos, 45, 46f
    nervo occipital maior, 45-55, 47f, 48f, 48f, 31f, 32f, 51f, 52f, 53f, 54f, 55f, 56f
Cervical, colar, 159f, 158-159
Cervical, colar, lesão do chicote e, 110-111
Cervical, coluna, 21-24
    cinética, 29
    efeito da gravidade sobre a, 210f
    estática, 29
    lesões da, classificação das, 121-122, 125f
    lesões da, mecanismos de, 104-105
    postura, efeito da, 211f
    postura, efeito na, 183f
    subluxações da. *Ver* Subluxações, da coluna cervical: lesão do chicote
    unidades funcionais da, 23-24
        atlantoccipital, articulação, 34, 35f
        atlas: primeira vértebra cervical (C1), 36-37, 35f, 38f
        áxis: segunda vértebra cervical (C2), 37-39, 38f, 38f
        foraminal, abertura, 32-34, 33f, 34f, 35f
        função ligamentar, 41
        ligamentos, do segmento cervical superior, 39-41, 38f, 39f, 40f
        pescoço, musculatura do, 41-43, 42f
        vértebras cervicais: segmento cervical inferior, 23-24, 32-34, 25f, 26f, 27f, 29f, 31f, 32f
        vértebras cervicais: segmento cervical superior, 34
Cervical, doença do disco, 137-141, 139f
    dor radicular neurogênica e, 141-145, 143f, 142f, 144f
    núcleo pulposo extruso e, 146
    radicular, localização do nível, pelo exame clínico, 146-153, 148f, 149f, 150f, 151f
    radicular, nível, resumo do, 153-155, 153f, 154f, 156

tratamento do disco cervical herniado, 155-157
tratamento não-cirúrgico, 159f, 160f, 162f, 157-171, 163f, 164f, 165f, 166f, 167f, 168f, 169f, 170f, 171f
Cervical, disco, dor cervical e, 70
Cervical, disco, herniado, tratamento do, 155-157
    não-cirúrgico, 157-158
    exercícios, 163, 166f, 167f, 168f
    imobilização, 159f, 160f, 158-159, 160
    intervenção psicológica, 163, 164, 171
    medicação, 158-159
    mobilização, 159-161
    modalidades, 158
    repouso, 158
    tração, 161, 162-163, 162f, 163f, 164f, 165f, 166f
Cervical, imobilizador, 156, 158-159
Cervical, irritação de raiz, 153f, 154f
Cervical, mielopatia espondilótica, 193-198, 195f, 196f, 197f
    confirmação laboratorial da, 200, 200f
    exame da, 198
    osteoartrite e, 193
    prognóstico da, 199
    sintomas da, 198-199
    tratamento da, 201
        conservador, 201-202
Cervical, miosite de tensão, 89-90
Cervical, mobilizadores, 41, 42f
Cervical, postura normal, 89-92
Cervical, radiculite, por espondilose, 183-186, 185f
    patologia de raiz nervosa por, 185-188, 187f, 188f
Cervical, radiculite, tração manual e teste da abdução do braço na, 150f
Cervical, tração, no leito, 164f
Cervical, tração, supina, 189f
Chicote, lesão do,
    definição de, 100
    exame físico da, 104-109, 105f, 106f, 108f
        lesão aguda leve e, 109-120, 110f, 111f, 112f, 113f, 114f, 115f, 116f, 117f, 118f, 119f
    fase subaguda: leve, 112-120, 113f, 114f, 115f, 116f, 117f, 118f, 119f
    hiperextensão, lesão aguda grave, 120-121
    hiperflexão, lesões por, 121-127, 121f, 122f, 123f, 124f, 125f, 126f
    história e exame físico de, 104-109, 105f, 106f, 108f
        lesão aguda leve e, 109-120, 110f, 111f, 112f, 113f, 114f, 115f, 116f, 117f, 118f, 119f

lesão mecânica na coluna cervical, avaliação da, 103-105
lesão medular central, aguda e, 131-132
   achados no exame e, 132
   sintomas da, 132
   teorias do mecanismo da, 132, 133f
   litígio e, 120
   medicamentos e, 120
   pós-traumática, cefaléia, 127-131, 128f, 129f, 130f
   pós-traumática, vertigem, 130-131
   queixas de, 102-103
Ciática, 72f
Cinética, da coluna cervical, 29
Claviculocostal, síndrome, 212, 215, 216f
Colágeno, fibra de, 25-28, 29f
Coluna, cervical. *Ver* Cervical, coluna
Comprimido, nervo occipital maior, 45

D

Degenerativa, doença discal. *Ver* Espondilose
Degenerativa, espondilose. *Ver* Espondilose
Depressão, postura na, 95-96
Deslizamento, do disco, 138
Discal, compressão mantida, 86
Discal, estágios da evolução na degeneração, 177f
Discal, herniação, interna, 140
Discal, possíveis resultados da direção da herniação, 144f
Discogênica, dor, 71
Discografia, 70-71
Discutível, "ombro caído", síndrome do desfiladeiro torácico (SDT), 205
Dor, e incapacidade, doença discal cervical e. *Ver* Cervical, doença discal
DSR, 226-227
Dura-aracnóide, bainha de raiz nervosa no canal intervertebral, 52f
Dural, bainha, 53
Duro, herniação do disco, 184

E

Elétrica, estimulação para disco cervical herniado, 158
Embebição, 176
Entorse, 72-73, 100
Epidural, espaço, 53
Escaleno anterior, síndrome do, 209f
Escapulocostal, síndrome, 216-217, 218, 217f
   tratamento da, 217-218
Esclerotômica, área, 71

Espasmo, 107, 146
Espasmo muscular, 89-90
Espinal, medula
   suprimento arterial da, 197f
   tratos sensitivos e motores da, 196f
Espinal, medula, lesões
   central aguda, 131-132
   achados no exame e, 132
   sintomas da, 132
   teorias de mecanismo da, 132, 133f
   tratamento da, 132, 133f
Espondilite, deformante. *Ver* Espondilose
Espondilose, 175-176, 177f
   diagnóstico e tratamento de, 188-189, 189f
   mecanismo de, 178f
   osteofitose, 176-178, 178f, 179f, 180f
   radiculopatia cervical por, 183-186, 185f
   patologia de raiz nervosa por, 185-188, 187f, 188f
   sintomatologia de, 178-183, 181f, 182f, 183f
   tratamento e diagnóstico de, 188-189, 189f
Estática, coluna cervical, 29
Estenose, 186-187, 188f
Exame do pescoço, 79-80

F

Fadiga, curva de, 85
Foraminal, variações na abertura, 181f
Frente, postura da cabeça para a, 91-92, 91f, 93-94
   atividades da vida diária e, 94, 95f
Funcional, anatomia. *Ver* Anatomia funcional

G

Gama, alça, do sistema nervoso, 84
Gelo para disco cervical herniado, 158
Golgi, sistema de, 81, 82f, 85

H

Hiperextensão, lesão por, aguda e grave, 120-121
Hiperflexão, lesões, 121-127, 121f, 122f, 123f, 124f, 125f, 126f
   aguda leve, 122-127, 126f
Hipertensão, exercícios prejudiciais à coluna cervical, 96f

I

Imobilização, 78
Imobilização, para disco cervical herniado, 159f, 160f, 158, 159-160
Impacto, tendinite de, 222
Indiscutível, síndrome axonopática neurogênica do desfiladeiro torácico, 205

Interescapular, suprimento nervoso motor à região, 140
Interna, herniação discal, 140
Intervertebrais, discos, 25
Intervertebral, forame, 50f, 52f, 53f
 fronteiras anatômicas do, 185f
Isométrica, contração muscular, 80-81
Isotônica, contração muscular, 80

L
Ligamento amarelo, 41, 53
Ligamento nucal, 41, 40f
Ligamentos do segmento cervical superior, 39-41, 38f, 39f, 40f
Liso, contração do músculo, 84
Litígio, lesão do chicote e, 120
Lombar, coluna, versus coluna cervical, 138
Lordose, gravidade e, 67
Luschka, articulações de, 25
Luschka, nervo, 57-58
Luxação, 78, 100

M
Magnética, imagem da ressonância, 87-88
Maior, nervo occipital, 45-56, 47f, 48f, 49f, 50f, 51f, 52f, 53f, 54f, 55f, 56f
Mão, braço e pescoço, diagnóstico diferencial de dor em. *Ver* Pescoço, braço e mão, dor, diagnóstico diferencial de
Massagem, para disco cervical herniado, 158
MEC. *Ver* Mielopatia espondilótica cervical
Mecanismos, de dor no pescoço, e do pescoço, 77
 trauma e, 77-80
  pela postura, 90-96, 91f, 92f, 93f, 94f, 95f, 96f
  por tensão, 80-90, 82f, 83f, 86f, 87f
Mecanismos e locais teciduais de dor no pescoço e no braço, 69-74, 70f, 72f, 74f
Medicação para disco cervical herniado, 158-159
Miofascial, dor, 73-74
Mobilização, para disco cervical herniado, 159-160, 161
Modalidades, para disco cervical herniado, 158
Mole, herniação do disco, 184
Muscular, contração, 80-81
Muscular, espasmo, 89-90
Musculoesquelética, síndrome da dor, crônica, 218-219
 miofascial, síndrome, 220-222, 222f
 primária, síndrome da fibromialgia, 218-221
 temporomandibular, síndrome da dor e disfunção, 222
Musculoesquelético, exame, 88-89

N
Nervos, cervicais. *Ver* Cervicais, nervos
Nervosa, dor, 79
Nervosas, raízes, 47-53, 52f, 53f, 54f
Neurogênica, dor radicular, 141-145, 142f, 143f, 144f
Neurogênica, dor, 71
Núcleo, pulposo, 25-28, 28f
 extruso, 146

O
Occipitoatlantoaxial, articulação, 34, 35f
Occipitoatlantoaxial, ligamentos, 38f
Oitava, raiz, irritação da, 154f
Ombro, alongamento do, 117f
Ombro-mão-dedo, síndrome, 226-227
Ortostatismo, apropriado, 91-96, 91f, 92f, 93f, 94f, 95f
Osteoartrite, 178, 180f, 182f
Osteoartríticas, mecanismo de alterações nas articulações facetárias, 180f
Osteofitose, 176-178, 178f, 179f, 190f. *Ver* também Espondilose

P
Passiva, amplitude de movimento, 78
Patológica, do canal vertebral largura, 200
Peitoral menor, síndrome do, 215-216
Pericapsulite, dor do ombro, 222-225, 223f, 224f
Periférico, esquema de nervo, 187f
Perirradicular, bainha, 53, 54f
Perturbadores, 84
Pescoço, braço e mão, dor no, diagnóstico diferencial de, 205-208, 206f, 207f
 anterior, síndrome do escaleno, 208-211, 209f, 210f, 211f
 tratamento da síndrome do desfiladeiro torácico, 211-212, 215, 212f, 213f, 215f, 214f
 braquial, neurite do plexo, 226-227
 carpo, síndrome do túnel do, 225-227, 226f
 claviculocostal, síndrome, 212, 215-215
 escapulocostal, síndrome, 216-217, 217f
 tratamento da, 217-218
 musculoesquelética, síndrome da dor crônica, 218-219
 dor temporomandibular e síndrome disfuncional, 222
 miofascial, síndrome, 220-222, 222f
 primária, síndrome da fibromialgia, 218-221
 ombro-mão-dedo, síndrome, 226-227
 peitoral menor, síndrome do, 215-216
 pericapsulite, dor no ombro e, 222-225, 223f, 224f

Pescoço, dor no e por causa do, 77
  trauma, 77-80
    pela postura, 89-96, 91f, 92f, 93f, 94f, 95f, 96f
    por tensão, 80, 89-90, 82f, 83f, 86f, 87f
Pescoço e braço, locais teciduais e mecanismos de dor no, 69-74, 70f, 72f, 74f
Pescoço, exame do, 79-80
Pescoço, movimento, 28-34, 30f, 32f
Pescoço, musculatura do, 41-43, 42f
Plasticidade, da medula espinal, 34
Plicada, bainha não, 54-55
Ponto-gatilho, dor referida, 222f
Posterior, ligamento longitudinal, 39, 40f, 53
Pós-traumática, cefaléia, 127-131, 128f, 129f
Pós-traumática, dor cervical, 109
Pós-traumática, vertigem, 130-131
Postura, 61, 62f
  apropriada, sensação de, conceitos do desenvolvimento da, 65-66, 67f
  atividades diárias e, 66
  cervical normal, 89-101
  com a cabeça para a frente, 212f
  conceitos do desenvolvimento da, 65
  conceitos neurológicos da, 63-65, 64f
  definição de, 61
  depressão e, 95-96
  desenvolvimento da, cronológico, 61-63, 62f, 63
  em pé, apropriada, 91-92, 91f, 92f, 93f, 94f, 95f
  exercício de distração para a melhoria da, 213f
  exercício de distração para o treinamento de, 213f
  influências adquiridas na, 66
  má, de pé, 96f
  no útero, 61-63, 62f
  trauma por, 90-96, 91f, 92f, 93f, 94f, 95f, 96f
Pressão, 72-73, 100
Pressão, ponto de, para disco cervical herniado, 158
Pronador teste do reflexo, 152f
Protetor, espasmo, 78
Protetora, limitação, 88-89
Protruso, disco, 138, 145
Pseudo-articulações, 178
Psicológica, intervenção, para disco cervical herniado, 163, 164, 171

R

Recíproco, relaxamento agonista-antagonista, 81-81
Referida, dor, 72-73, 138
Referida, pontos-gatilho e dor, 222f

Reflexa, distrofia simpático-, 226-227
RM, 87-88
Rompido, disco, 138
Rotador, ruptura do manguito, 224-225

S

SDM. Ver Síndrome de dor miofascial
SDMC. Ver Síndromes dolorosas musculoesqueléticas crônicas
SDT. Ver Torácico, síndrome do desfiladeiro
Septo, 53
Sétima raiz cervical, irritação da, 154f
Sexta raiz cervical, irritação da, 153f
SFP. Ver Primária, síndrome de fibromialgia
Simpática, cadeia, 56
Simpático, sistema nervoso, 56-58, 57f, 58f
Sinuvertebral, nervo, 57-58
SOMI, órtese cervical, 160f
Subluxação, 78
Subluxações, da coluna cervical; lesão do chicote, 99-103, 100f, 101f
  anamnese e exame físico de, 104-109, 105f, 106f, 108f
  lesão aguda leve e, 109-120, 110f, 111f, 112f, 113f, 114f, 115f, 116f, 117f, 118f, 119f
  exame físico de, 104-109, 105f, 106f, 108f
  lesão aguda e, 109-120, 110f, 111f, 112f, 113f, 114f, 115f, 116f, 117f, 118f, 119f
  lesão em hiperextensão, aguda grave, 120-121
  lesão medular central aguda, 131-132
    achados no exame e, 132
    sintomas de, 132-132
    teorias do mecanismo de, 132, 133f
    tratamento de, 132, 133f
  lesões em hiperflexão, 121-127, 121f, 122f, 123f, 124f, 125f, 126f
  aguda leve, 122-127, 126f
  pós-traumática, cefaléia, 127-131, 128f, 129f, 130f
  pós-traumática, vertigem, 130-131
  trauma mecânico na coluna cervical, avaliação de, 103-105
Supina, tração cervical, 189f
Supraclavicular, espaço, 207
Sustentada, contração muscular isométrica da musculatura cervical, 84-85

T

Teciduais, locais, e mecanismos de dor no pescoço e no braço, 69-74, 70f, 72f, 74f
Tectório, ligamento, 39

Temporomandibular, articulação, artralgia, 95-96
Temporomandibular, síndrome de dor e disfunção, 222
Tensão, síndrome de miosite por (SMT), 85
Tensão, trauma por, 80-90, 82f, 83f, 86f, 87f
Terminais, órgãos, proprioceptivos, postura e, 63-64
Torácico, síndrome do desfiladeiro (SDT), 205-208
   tratamento da, 211-212, 215, 212f, 213f, 214f
Tração, lesão do chicote e, 111-112
Tração, para disco cervical herniado, 159-160, 161, 162f, 163f, 164f, 162-163, 165f, 166f, 167f, 168f, 169f, 170f, 171f
Translação, exercício de, 113, 114f
Transverso, ligamento, 39, 38f
Trauma, 77-80
   categorização do, 77
   pela postura, 90-96, 91f, 92f, 93f, 94f, 95f, 96f
   pela tensão, 80-89, 82f, 83f, 86f, 87f
Três pilares, conceito da coluna com, 103-105
Tríceps, exame manual do, 150, 151f

U

Ultra-sonografia para disco cervical herniado, 158

V

Vertebral, anquilose. *Ver* Espondilose
Vertebral, trajeto da artéria, 58f
Vertebral, largura patológica do canal, 200, 200f
Vertebral, coluna normal, 21, 22f, 23f
Vertebral, nervo, 56
Vertigem, pós-traumática, 130-131
Vestibular, postura e sistema, 63

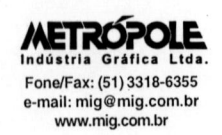

METRÓPOLE
Indústria Gráfica Ltda.
Fone/Fax: (51) 3318-6355
e-mail: mig@mig.com.br
www.mig.com.br